安田裕子
Yasuda Yuko

不妊治療者の人生選択

ライフストーリーを捉える
ナラティヴ・アプローチ

新曜社

はじめに

生殖は、人間が存在する限り絶えることのない、種の保存のための自然の営みである。子どもをもちたいという欲求は、社会文化的な影響を受け、住まう地域によってその特徴に違いがあるにせよ、多くの人がもち合わせているものだろう。不妊はこうした欲求が阻害された状態であり、子どもを産み育てるという、思い描いていた人生を実現することができないために、不妊の夫婦は2つの重大な危機に直面する。1つは、女性としてあるいは男性として、生理的に備わっているはずの機能を発揮することができないことによって起こる危機である。とりわけ、幼い頃から思春期・青年期を通して、産む性として自己を認識してきた多くの女性にとって、子どもをもちたいにもかかわらず妊娠・出産できないということは心理的な危機となる。もう1つは、種の保存という側面とも密接に関連しているが、夫婦や家族の関係性の問題として捉えられる危機である（森 1995）。不妊は、子どもという愛着対象の喪失、アイデンティティ形成への影響、対人関係での葛藤や困難など、種々の問題を生じさせ（Rosen & Rosen, 2005）、個人・夫婦・家族にとって多岐にわたる心理的・発達的危機として経験される。

不妊治療は、望んでも子どもをもつことができない不妊の夫婦の、希望の拠り所になっている。特に、近年の生殖補助医療技術の高度化・先端化は、自然には受胎することのできない、あるいは受胎しにくい夫婦の生殖を補助するものとして、重要な役割を果たしている。そして、こうした生殖補助医療技術の発展に伴い、不妊治療現場における心理的な支援の必要性が指摘されている。筆者は臨床心理学を専門に学んできたが、不妊に悩む女性たちの子どもをもつことへの切なる願いを女性として理解できた。そして、人工的に受胎することの是非という問題を超えて、不妊治療における心理的支援を、単に施術前後の支援として捉えるのではなく、女性の人生という生涯発達の中に位置づけて捉えることの必要性と重要性を、強く認識することとなった。本書は、こうした問題意識が筆者の中に立ち上がってきたことに端を発している。

不妊治療に通う人々にその経験をお聴かせいただきたいと思いながらも、その場を見つけることができないでいたなかで、治療でも受胎することなく、養子縁組で子どもをもつことを考えた女性に出会う機会を得た。彼女たちは子どもをもちたいという望みを叶えるために不妊治療に通ったが、結局は受胎しなかった。しかし、それで諦めるのではなく、子どもを産むことができなくても育てたいと、子どもをもつことにまつわる思いの変化を経験していた。このように認識が変わる過程で彼女たちは、子どもをもつことをめぐって不妊治療や養子縁組という社会制度に向き合い葛藤しながらも、危機的状況を乗り越え、夫婦関係や家族関係を築いていた。とりわけ、不妊治療をやめる選択は、子どもをもちたいと切に願い、子どものいる家族を築くという思い描いていた人生設計の転換をはからざるを得ないことを意味しただけに、程度の差こそあれ重要な意思決定であったと考えられる。実際、進歩する生殖補助医療技術の可能性に強い期待を寄せていたがゆえに、不妊治療をやめる選択ができず、治療が生活の中心を占める状態に膠着したまま、苦悩している女性が数多くいる。

こうして本書は、高度化・先端化する生殖補助医療技術の恩恵を受けることのできなかった女性、すなわち、不妊治療でも受胎することのなかった女性に、焦点をあてることとなった。不妊治療を試みた女性が、不妊であることや治療をどのように経験し、受胎しない現実に折り合いをつけ、いかに治療をやめる選択に至ったかということに着目したいと考えたのである。

不妊治療をやめる選択は、さらに、その後の人生展望へとつなげていく必要がある。たとえば、治療をやめる選択は、養子縁組で子どもをもつ選択へとつながりうるのであり、それは、子どもをもちたいと願う人々にとって新たな人生の道筋が開かれることと捉えることができる。もっとも、現代の日本社会では、不妊治療で子どもをもつことができなかった場合に養子縁組で子どもをもつ選択をすることは、少数派のなす選択であるかもしれない。しかし、実際に、血縁の有無に関係なく子どもを育てたいと考え、養子縁組で子どもをもつという次の選択を見据え、不妊に悩んだ過去から未来に向けて人生を再構築していこうとする人々がいる。

血や遺伝子上のつながりを重んじる傾向にある日本社会では、女性は子どもを産んでこそ一人前とする発達観や、血を分けた子どもがいる家族が普通だとする家族観が、一般的であるといえる。こうした日本の社会文化的背景のもとで、不妊で子どもを産むことができず、養子縁組で非血縁の家族を築く選択をする女性たちは、社会的に二重のマイノリティ経験を背負わされた人々だという見方ができる。本書は、そういう人々の、子どもをもつことをめぐる当事者経験を、それぞれの人生文脈のなかに位置づけながら明らかにしていく。そして、彼女たちの経験をもとに、他の、不妊に悩む人、不妊治療でも受胎することが難しく治療を続けることとは異なる選択を意識し始めた人、子どもを産むことができなくても非血縁の子どもを育てたいと考える人に対して、なにがしかの支援を提供することができれば、非常に嬉しいことである。

また、本書では、未婚の若年女性の中絶経験も補足的に扱っている（第8章）。不妊と中絶は、一見相容れないことであるように思えるかもしれない。しかし、子どもをもつことをめぐる女性にとっての選択を考えた時、不妊と中絶は、むしろ大いに関連しているのである。そして第1章で述べるように、生殖補助医療技術の進歩という切り口からも、不妊と中絶は切り離して考えることができないものであるといえるだろう。さらには、ジェンダーの観点から、子どもを産むことに関する歴史的・文化的・社会的な価値観の生成過程を捉え直した時、不妊と中絶の関連性が浮き彫りになるのである。

不妊治療者の経験を主題に、女性が子どもをもつことをめぐる人生選択とその経験を捉え、生涯発達の観点から考察した本書が、当事者の経験を理解するための一助となり、今後さらに実践的な支援を立ち上げる手だてとして役立つならば幸いである。

目次

装幀＝難波園子

第1章　生殖補助医療技術の発展とその問題点

第1節　受胎が目指される不妊とその治療

1　不妊を捉える社会的なまなざし

不妊とは、「生殖年齢の男女が妊娠を希望し、ある一定期間、性生活を行っているにもかかわらず、妊娠の成立をみない状態（単一の疾患ではない）」と定義される（堤 2002）。生殖機能が正常である男女の場合、3ケ月以内に50％、6ケ月以内に70％、1年以内に90％近くの妊娠が成立するという統計に基づいて、日本ではその期間を2年とするのが一般的である（日本産科婦人科学会用語委員会）。不妊の夫婦は10組の男女に1組の割合である（杉山 1993; 石原 1998）とされていたが、最近はその組数が増えており、7組に1組の割合で不妊の夫婦が存在するといわれている（堤 2004）。こうした割合の算出には、国政調査やその他の調査の資料における、結婚2年以内に妊娠しない夫婦の組数が参考にされている（柘植 1999）。また、国立社会保障・人口問題研究所による２００７年の実態調査（5、９３２人対象）では、不妊を心配したことのある夫婦は25・８％、つまり4組に1組の割合で存在し、子どものいない夫婦に至っては、その割合は44・7%にのぼるとされている。そして、同調査で、実際に不妊の検査や治療を受けたことがある、またはその時点で受けていた夫婦は、全体の13・4%であったことが報告されている（小泉・平山・上野・菅沼・照井・柏木 2009）。

こうしたことは、結婚して子どもができない状態が、不妊であるかもしれないという不安を駆り立てるものであり、さらには、「結婚しても子どもができない＝不妊である」という社会認識が存在していることを物語っている。実際には、2年以上経てから自然に妊娠する場合もあり、また、妊娠していない状態は自然な状態でもある。しかし、20世紀以降のヒトの生殖機構の解明や科学技術の開発は、不妊治療の領域では生殖補助医療技術として発展し、子どもを望むにもかかわらず妊娠しにくい夫婦は不妊治療の対象となっていった。

他方で、不妊であるかどうかにかかわらず、染色体異常などの避けることのできない原因により、妊娠初期の流産が15%程度の確率で生じている。妊娠したことに気づかないまま、最初の数週間以内に妊娠が終了していることは多く、出産に至るのはわずか25%であるという報告もある（Boklage, 1990）。荒木（1998）は、ヒトはもともと動物の中でも妊娠しにくく、生殖機能に問題のない夫婦が排卵周期に性生活を営んだとしても、周期当たりの妊娠率は20代でも25%程度であると述べている。そもそも生殖には、精子と卵子が出会い、受精し、卵管を通過して、子宮に着床し、妊娠が継続し出産に至るという、数段階にも及ぶ複雑な過程があり、生殖のメカニズムの次元で、生命が誕生することが奇跡であるとさえ思わされる。

不妊は、女性に原因がある場合、男性に原因がある場合、双方に原因がある場合、さらに、機能性不妊といって、検査では異常がないにもかかわらず妊娠に至らない場合に大別される。女性側の原因としては、排卵障害（卵巣内で卵胞が育たない、排卵されない）、卵管障害（卵管が細かったり詰まっていたりするため、精子と卵子が出会うことができない、子宮外妊娠する）、子宮頸管《けいかん》粘液の異常（子宮体部と膣《ちつ》をつなげる子宮頸管を覆っている子宮頸管粘液が、少なかったり精子との相性が悪かったりするために、精子が子宮内に入ることができない）などがある。男性側の原因には、乏精子症（精子の数が正常よりも極端に少ない）や精子無力症（精子の運動率が低下している）、精子奇形症（精液の中に奇形の精子が多い）、無精子症（精液中に精子が全く見あたらない）などがあげられる。

男女間での不妊原因の割合に関しては、平成9年度厚生省心身障害研究「不妊治療の在り方に関する研究」における実態調査（117、071人対象）では、男性因子による不妊が25・9％、女性因子による不妊が65・3％、機能性不妊が21・5％とされている（男性因子と女性因子には重複がある）。しかし、男性因子による不妊が36・3％、女性因子による不妊が43・6％、機能性不妊が20・1％であるとし、男女比がおよそ1対1・2であることから、不妊に占める男性と女性の責任率はほぼ同じとする報告例もある（平野 1995）。このように、報告者により不妊原因の男女の割合が一定せず、正確な比率の提示は困難である（三浦 2004）。不妊原因は男女同程度であるが、本当の原因は検査をしてもわからないことが多いという指摘もある（小泉ら 2009）。

不妊原因として、他に、受精がおこらない受精障害、胚（受精後の受精卵が発生しつつある状態のものであり、多細胞生物の個体発生の初期のもの）が子宮内膜に着床しない着床障害などがある。これらは、体外での精子や卵子の操作を可能にした生殖補助医療技術により、把握することができるようになった障害である。つまり、体外受精－胚移植（以下、体外受精）や卵細胞質内精子注入法（以下、顕微授精［1］）の出現により、体外での操作で精子と卵子の受精が成功しなかった場合は受精障害であることが、そして、体外での操作で受精したにもかかわらず着床しなかった場合は着床障害であることが、わかるようになった。また、機能性不妊は、器質的疾患がなく機能的異常のみが認められる不妊症と理解されてきたが、臨床的には現在の診断技術では原因をみつけることが困難な不妊症と定義されている。したがって今後、生殖生理学の進歩により種々の原因が解明されれば、機能性不妊の頻度も低くなる（日本不妊学会 1996）。

このように、治療すべき器質的疾患がなくても、「生殖年齢の男女が妊娠を希望し、ある一定期間、性生活を行っているにもかかわらず、妊娠の成立をみない状態」という定義に照らして不妊症と診断され不妊治療の対象となること、また不妊原因の診断は生殖補助医療技術の発展のもとにあることから、不妊は社会文化的な影響を色濃く受けるものだといえる。子宮や卵巣や卵管などの生殖器官の疾患のために妊娠が困難になっていることももちろんあり、疾患を治療すべく不妊原因を追究する必要がある場合もある。しかし、とりわけ生殖補助医療技術の高度化・先端化に伴い、疾患の治療よりもむしろ受胎が目的化される傾向にあり、このことは他の医療との対比において生殖医療に特徴的なことである。実際、不妊の原因を治療せずに受胎が目指されており（小泉ら 2009）、不妊治療は不妊を治す治療ではないというパラドックスがあるといえる。たとえば、卵管閉塞が不妊原因であると診断された場合、卵管の塞がりを治して通過性を良くし、精子と卵子を出会わせるようにするのではなく、精子と卵子を採取して受精させ、その受精卵を子宮に直接戻す体外受精を行う傾向にある。こうしたことは、生殖器官に不必要な外科的処置を施すことなく、子どもを授けるという不妊治療の目的に適った、生殖医学上適切な判断なのかもしれない。しかしその判断が、生殖補助医療技術の発展を背景にした、治療現場における受胎への絶対的な価値に支えられたものであることを認識しておくことは、生殖補助医療技術の高度化・先端化にまつわる問題点を把握するにあたって重要なことである。なお、進歩する生殖補助医療技術の動向については本節2で、不妊治療現場における受胎を第一とする価値観については第2節2で述べる。

また、不妊原因が男女のいずれにあっても女性が圧倒的に治療の対象とならざるを得ない（Burns & Covington, 1999; 白井 2004; 宮田 2004）のも、不妊治療に特徴的なことである。ジェンダーの観点からは、生殖補助医療技術が女性の身体を治療の対象とするように発展してきたことが指摘されている（柘植 1996a）。生殖には強固なジェンダーバイアスがかかっており、新しい技術を開発・進展させようとする科学的ベクトルと、子どもをもつことが女性の幸福であるという信念のベクトルとが、ナイーブに結合してしまっているのである（浅井 2005）。

ここでは、不妊を捉える社会的なまなざしを、生殖補助医療技術の発展を背景に説明した。次いで、生殖補助医療技術の高度化・先端化に焦点をあてて、華々しく語られる不妊治療の実施の拡大の動向と、その普及に付随して生じているさまざまな問題について述べる。

2　生殖補助医療技術の発展と不妊治療の動向

生殖技術とは、もともとは畜産分野を中心に繁殖や品種改良のための技術を指す言葉であり、ヒトに関してこの言葉が多用されるようになったのは比較的最近のことである（柘植 1995）。柘植（1995）は、生殖技術という用語を、生物医学的な知識に基づいて開発・応用されたヒトの生殖にかかわる技術・方法に限って用いるとしたうえで、生殖技術を次のように3種類に分類している。

①産まない（産ませない）ための技術。ホルモン避妊薬や開発中の避妊ワクチン、ホルモンの作用をブロックして流産を誘発する人工初期流産剤など、生理、内分泌学や免疫学などの知識を基盤として、この半世紀間、妊娠・出産を避けるための技術はめまぐるしく発達してきた。人工妊娠中絶もここに分類することができる。こうした技術の開発は、女性もしくはカップルが受胎調整を望むという理由からだけではなく、直接的・間接的に国家レベルでの人口抑制政策によっても支えられてきた。

②不妊の人々が産む（不妊の人々に産ませる）ための技術。不妊治療や生殖補助医療技術と呼ばれているものがここに分類される。ホルモン剤や排卵誘発剤などによって、受胎に向けて身体を整えるなど直接治療する方法と、直接不妊原因を治療するのではなく、人工授精や体外受精や顕微授精によって、受胎を阻んでいるものを代替する方法とがある。後者について、たとえば、卵管閉塞が不妊原因であると診断された場合、卵管閉塞を治すのではなく、受精卵を子宮に直接戻す体外受精を行うことは先に述べた。

③生命の質を選別するための技術。現在では、胎児の初期発達段階で、遺伝的性質や形態について、かなりの情

報が得られるようになっている。遺伝病遺伝子および染色体異常の有無は、羊水検査（妊娠子宮に長い注射針に似た針を刺し、羊水を吸引して得られた羊水中の物質や胎児細胞をもとに、染色体や遺伝子異常の有無を調べる。妊娠15～18週と、かなり胎児が大きく育ってから実施される）や絨毛《じゅうもう》診断（膣からかもしくは腹部に針を通して、胎盤の絨毛を採取し、染色体、酵素、ＤＮＡを調べる。妊娠９～11週に行うことができるが、検査自体技術的に難しく、また感染および流産誘発率は３～10％前後と高めである）によって、遺伝子や染色体のレベルでの検査が可能である。また、胎児レントゲンや超音波画像診断などを用いて、胎児の内臓や骨格や体表の奇形の有無が検査できる。検査で異常がみつかった場合には、人工妊娠中絶か、胎児治療か、新生児治療か、または治療を停止して死を待つかといった判断を要する。さらに、体外受精を行い受精卵の段階で遺伝病の診断をし、遺伝病遺伝子をもたない受精卵だけを子宮に戻す方法が行われ始めている。

このように、生命の質を選別するための③の技術は、①の産まないための技術や②の不妊の人々が産むための技術と組み合わされて用いられる。以下では本書の主題である不妊治療に照準を合わせて、生殖補助医療技術の高度化・先端化の動向を概説する。

人工生殖の歴史は紀元前4世紀に遡るが（宮嶋 2008a）、人に対する不妊治療は、イギリスで18世紀に、人工授精により妊娠・出産の成功例があったことを契機に確立していった。１９６０年代には、クロミフェンなどの排卵誘発剤が開発され、排卵障害による不妊症に対する治療が可能となった。そして１９７０年代には、卵管のマイクロ・サージェリー（手術用顕微鏡下で行う手術）が行われるようになり、卵管障害による不妊症の人々にも妊娠の可能性が見いだされるようになった。日本で不妊治療が一般化し始めたのは、排卵誘発剤を使用した治療による５つ子の多胎妊娠ならびに出産が、マスメディアによって大々的に取りあげられてからである（宮田 2004）。

不妊治療には、女性を対象とした治療として、薬や注射で卵巣を刺激し卵胞を育てて排卵を促す排卵誘発法や、卵巣機能不全に対するホルモン療法、排卵時期にあわせて指導を行うタイミング療法などがある。これらの治療には諸検査も含めて健康保険が適用される。それ以降の治療段階である人工授精や体外受精や顕微授精は、機能不全や疾患部分に直接治療を施すというよりも、妊娠を阻んでいるものの代替として受胎を補助する治療法である。そのため健康保険は適用されず、また治療費は不妊治療施設によって異なっている。疾患の治療ではなく受胎を促すという人工授精以上の不妊治療の性質は、必ずしも健康を害する病気ではない人々が、希望しても妊娠できない状態のために治療の対象となるという、不妊の特徴を浮き彫りにしている。

人工授精は、精子を体外に取り出して女性の膣に人工的に送り込む治療法で、夫の精子を用いる配偶者間人工授精（Artificial Insemination by Husband：以下ＡＩＨ）と、第三者の男性の精子を用いる非配偶者間人工授精（Artificial Insemination by Donor：以下ＡＩＤ）がある。ＡＩＤは、精子の形状や数や運動率における問題をはじめ、高度の乏精子症や無精子症など男性側を原因とする不妊夫婦の受胎を目的に、非配偶者である第三者から提供された精子を女性の子宮に注入する方法である。その処置法からも推測できるように、ＡＩＤは技術的には高度な治療法ではない。１９４９年に慶應義塾大学病院で、日本で初めてＡＩＤで子どもが生まれており、誕生数は１万人以上にのぼる（大野・椎名・高橋・山口・佐藤・小林・飯塚 1980）。ＡＩＤには、精子提供者の匿名性を固守し、また、治療を受ける夫婦と生まれてきた子どもの権利を保護するという理由により、実施自体を秘密にすることを前提に行われてきたという歴史的・社会的背景がある。したがって、生まれきてた子どもが1万人以上であるといってもその実数は明らかではなく、また、ＡＩＤで生まれてきたこと自体を知らされていない人々がほとんどである。

１９７８年にイギリスで初めて体外受精により子どもが誕生して以降、卵子や精子や受精卵を体外で操作する不妊治療の総称を、生殖補助医療技術と呼ぶ。宮嶋（2008a）は、体外受精に関する学問小史の時期区分（森崇高 2005）をもとに、紀元前4世紀から始まる人工生殖の歴史を5期に整理した。そして、人に対する人工授精が日本で初めて成功した１９４９年から体外受精が成功した１９７８年までを第4期に、１９７８年から体外受精が普及した現在までを第5期としている。長い人工生殖の歴史において、人への適応がなされ、生殖補助医療技術として発展したのが最近であることが、このことからわかるだろう。

生殖補助医療技術として現在主に実施されているのは、体外受精と顕微授精である。体外受精は、卵子を体外に取り出して試験管やシャーレで卵子と精子を受精させ、胚を培養して子宮腔内に移植する不妊治療である。この方法により、卵管が細かったり詰まったりして通過性が良くない卵管通過障害、自然には排卵しない排卵障害などによる不妊症の人々が、受胎への望みをつなげることができるようになった。日本では1983年10月に、東北大学で初めて体外受精により子どもが誕生している。体外受精に代表される生殖補助医療技術と、その技術進展とともに現出してきた社会文化的動向とをあわせて、「生殖革命」と呼ぶ。1988年には、日本産科婦人科学会により、冷凍保存した体外受精卵の子宮移植が認可されている。

顕微授精は、顕微鏡を用いて卵子の中に精子1個を注入して授精させ、胚を培養して子宮内に戻す方法である。ベルギーで1992年に、顕微授精による妊娠・出産が初めて成功した。また日本でも1992年に、顕微授精で初めて子どもが誕生している。顕微授精の適応は「難治性の受精障害で、これ以外によっては妊娠の見込みがないか極めて少ないと判断される場合」(日本産科婦人科学会)であり、体外受精を行っても受精しないか、あるいは受精しないと判断される夫婦が対象となる(日本不妊学会 1996)。この方法では、運動性や形態にかかわらず1個の精子があれば、また、精子形成過程で減数分裂後に生じる精子となる手前の精子細胞でも、授精が可能である。顕微授精の登場により、男性不妊のためにAIDを必要とする症例が激減し、今日では、顕微授精は重症の男性不妊症に対する一般的な不妊治療法として定着するに至っている(柴原 2004)。このため、顕微授精以降の生殖補助医療技術の進展は、「生殖革命の第二幕」といわれることもある(石原 2005)。

1999年の時点で、国内の不妊夫婦のおよそ3分の1にあたる285、000人が不妊治療を受けているとみられているが、このうち1割強は体外受精および関連する生殖補助医療技術を受けている(江原・長沖・市野川 2000)。

生殖補助医療技術の治療成績に関しては、１９９９年で、体外受精は1採卵あたりの臨床妊娠率[2]が19・7％、１移植あたりの生産率が16・8％であり、また、顕微授精は1採卵あたりの臨床妊娠率が21・0％、１移植あたりの生産率が18・5％である（吉村 2002）。ただし、その割合は母体の年齢層によって大きく異なり、高齢になるほど数値が低くなる。20歳代の女性であれば40％程度であるものが、30歳代では20％台となり、40歳代からは1歳刻みで低下し、43歳でほぼ０％になる（小泉ら 2009）。また、生殖補助医療技術を利用する人口が増えており、２００６年の生殖補助医療技術の実施数は１３９、４６７周期であり（小泉ら 2009）、１９９９年との比較からもその増加は顕著である。周期とは、排卵誘発、採卵から始まる一連の治療のことであり、双生児が生まれても1周期と数える。出生児数に関しては、毎年全出生児の1％にあたる1万人以上が生殖補助医療技術で誕生すると報告されていたが（久保2001）、この割合は増加傾向にある。１９９９年には出生児数は１１、９２９人であった（吉村 2002）が、２００６年には１９、５８７人にのぼり、全出生児における割合としては55人に1人が生殖補助医療技術で誕生していることになる。そして２００６年までの生殖補助医療技術による累積総出生児数は、１７４、４５６人に達している（小泉ら 2009）。

生殖補助医療技術を実施する施設は、日本初の体外受精児が１９８３年に誕生した3年後から、日本産科婦人科学会に登録することが義務づけられている。登録数は、当初は30施設にすぎなかったが、１９９２年には２３７施設、１９９８年には４４８施設にのぼっている。この数は、当時のイギリスにおける登録施設数のおよそ6倍であり、人口あたりにすると3倍の施設数になる。２０００年3月末には、登録施設数は４７４施設になり、その内訳は、「体外受精およびギフト[3]の臨床実施に関する登録施設」が４７４施設、「ヒト胚および卵の凍結保存と移植に関する登録施設」が２８２施設、「顕微授精の臨床実施に関する登録施設」が２２３施設となっている（菅沼 2001）。日本では、生殖補助医療の設備や技術についての取り決めや法規制がほとんどなく（市野川 2001）、日本産科婦人科学会に登録されていない施設を含め、生殖補助医療技術を実施する施設数が増加しており、医療従事者側の利益を追求した経営

表１－１　日本産科婦人科学会会告での取り扱われ方

不妊治療の種類	不妊治療の概要	会告
非配偶者間人工授精(AID)	第三者の精子を妻の子宮に注入する	容認
非配偶者間体外受精		
精子提供	第三者の精子と妻の卵子を医学的に受精させ，受精卵を妻の子宮に戻す	禁止
卵子提供	夫の精子と第三者の卵子を医学的に受精させ，受精卵を妻の子宮に入れる	禁止
胚提供	第三者の受精卵を妻の子宮に入れる	禁止
代理懐胎		
代理出産	夫婦の受精卵を第三者の女性の子宮に入れ，その女性が妊娠・出産する	禁止
代理母	夫の精子を第三者の女性の子宮に注入し，その女性が妊娠・出産する	禁止

宮嶋（2008a）を一部変更

による混乱という側面をもち合わせていることは否定できない。

他方、日本で体外受精により初めて子どもが生まれた１９８３年以降、非配偶者が関与する第三者からの提供による精子・卵子・胚を用いた不妊治療（ＡＩＤを除く）および代理懐胎は、日本産科婦人科学会によって規制されてきた。これらの不妊治療に関する、日本産科婦人科学会の会告での取り扱われ方が、医学的に正当なものとして表１－１のように整理されている（稲熊 2007; 石井 2006; 宮嶋 2008a; 所 2000; 殿村 2007）。

代理懐胎は、健康な卵子をつくる能力はあるが、何らかの理由で子宮が機能しない女性に対し、第三者が子宮を提供して挙児をはかる方法である。代理懐胎には、代理出産と代理母とがある。代理出産は、不妊夫婦の受精卵を妻以外の女性の子宮に移植する方法であり、代理母は夫の精子を妻以外の女性の子宮に人工授精する方法である（日本不妊学会 1996）。代理懐胎は、現在日本では、請け負った女性に高いリスクを負わせるものであるという理由により認可されていない。したがって、代理懐胎をするために海外へと不妊治療に出向く夫婦がいる（小泉 2001）。過去には、80組以上の日本人夫婦が渡米し、代理懐胎によって１００人以上の子どもが誕生している。

また、ＡＩＤを除く、第三者からの精子・卵子・胚の提供による不妊治療に関しては、日本産科婦人科学会の規制に法的拘束力がない中で、１９９６年には、ある業者がインターネットを用い、営利目的による精子斡旋業務を開始した。１９９８年には、姉妹間での卵子提供による体外受精を実施し出産に至ったことが、長野のある開業産婦人科医によって公表されている。こうした状況を苦慮し、当時の厚生省（現厚生労働省）は、精子・卵子・胚の提供による不妊治療に関する法整備についての検討を開始した。まず２０００年12月に、生殖補助医療技術に関する専門委員会によって、「精子・卵子・胚の提供等による生殖補助医療のあり方についての報告書」が出され、この報告書を土台に、２００３年4月には、厚生科学審議会生殖補助医療部会によって「精子・卵子・胚の提供等による生殖補助医療制度に関する報告書」が出された。そしてこの報告書を受けて、精子・卵子・胚の提供による不妊治療に関する法整備や支援体制の構築を目的とした、医学、心理学、社会福祉学、法学にわたる多角的な研究が行われた。心理学と社会福祉学にわたる領域からは、不妊治療経験のある女性とその夫を対象に、質問紙ならびに一部インタビュー調査によって、精子・卵子・胚の提供による不妊治療への賛否、生まれてくる子どもの出自を知る権利と子どもへの告知の問題などを捉え、必要な支援体制の検討を行う研究がなされている（岩﨑・梅澤・安田 2005; 2006; 2007; 森・梅澤・安田 2007; 安田 2007）。しかし、こうした精子・卵子・胚の提供による不妊治療に関する法整備や支援体制は、未だ具体的な実現化の動きをみないままである。

以上みてきたように、卵管障害があれば絶対的な不妊といわれた時代から、卵管に障害があっても体外受精による妊娠が可能な時代が急速に訪れた。また、男性不妊としてあげられる乏精子症や無精子症の場合には、非配偶者の精子を人工的に受精させるＡＩＤという方法がとられ、さらに顕微授精の出現により、男性不妊のためにＡＩＤを必要とする症例が激減した。近年の生殖補助医療技術は驚くべき発展・変遷を遂げ、自然には受胎しにくい人々の大きな希望の拠り所となっている面があるといえよう。しかしその一方で、多胎妊娠（2人以上の胎児が同時に子宮内に存在する状態）や凍結保存した胚の処分や胎芽（受精卵が着床した時点からの、胎齢8週未満の赤ちゃん。体内で骨の形成が始まると胎芽期は終了し、胎児と呼ばれる）の選択などの、新たなジレンマや倫理的問題を生み出してもいる（ブライ

アン & ヒギンズ 2002/1995; 宮田 2004; 押尾 1994)。胎児数が多くなるほど、循環器系への負担や妊娠中毒症など母体へのリスク、ならびに、未熟児が生まれる確率やその結果として起こる児の障害へのリスクが高くなる(日本不妊学会 1996; 菅沼・若原・小谷 2000)。また男性不妊の原因の多くが性染色体の異常や遺伝子の欠損に起因しており、顕微授精の実施により同じ遺伝形質をもった児が誕生する可能性があるために、不妊症が遺伝病といわれる時代が来ることも危惧されている(永井・星 2001)。さらに、AIDの例にみるように、非配偶者である第三者からの提供による不妊治療の実施によって、生まれてくる子どもや提供者に及ぶ、出自にまつわる複雑な問題が発生することが予測される(第6章第1節を参照)。高度化・先端化する生殖補助医療技術と不妊治療の適応の広がりを、賛美し推奨するばかりではない視点が重要であるといえる。

3　不妊治療に関する心理社会的支援

生殖補助医療技術が発展し、その適応に広がりがみられる中で、不妊治療を受ける人々を対象とした支援が実施されている。それは、不妊相談支援の取り組みと治療費の助成とに大別することができる。

不妊相談支援は、2001年から2014年までの(当初は2010年までとされた)21世紀の母子保健の取り組みの方向性や指標を示した「健やか親子21」の事業として位置づけられている。その目標として、「誰もが希望に応じて不妊治療を受けられる社会環境の整備」および「不妊相談を始めとした情報提供体制の整備とカウンセリングを含む利用者の立場に立った治療方法の標準化」などがあげられた。具体的な実施内容としては、不妊専門相談センターを全都道府県に整備すること、治療を受ける際に専門家によるカウンセリングを受けることができる割合を100%にすること、「不妊治療における生殖補助医療技術の適応に関するガイドライン(仮称)」の作成などが掲げられた。2005年の第1回中間評価では、いずれに関しても目標を達成あるいは達成しつつあると評価されると同時に、課題として、不妊専門相談センターの質的な評価の必要性や、不妊カウンセラーの配置が生殖補助医療技術を実施する施設に偏っていることなどが指摘された（武藤 2007）。なお、不妊専門相談センターは、2011年7月現在、全国の60自治体（46都道府県と8指定都市と6中核市）で、大学や病院、女性センターや保健所内などに設置されており、2014年までにすべての都道府県・指定都市・中核市に整備することが目標とされている（厚生労働省 2011）。

不妊治療費の助成については、厚生労働省が少子化対策の一環として、2004年度に予算を25億4000万円計上し、2005年から健康保険が適用されない治療に対し、全都道府県と政令指定都市および中核都市が支給額を半分ずつ折半するかたちで費用を助成する「特定不妊治療費助成事業」（「特定不妊治療」とは体外受精ならびに顕微授精のこと）が開始された。事業開始時には、この助成を受けることができる夫婦の条件として、「妊娠の見込みがない夫婦か、妊娠の見込みが極めて少ないと医師に診断された夫婦であること」「夫および妻の所得合計額が650万円未満であること」「法律婚夫婦であること」の3つが定められた。3つ目の「法律婚夫婦であること」という限定条件は、体外受精の実施を婚姻している夫婦に限るとする日本産科婦人科学会の規定に準じ、1983年の東北大学における初の体外受精児の誕生を機に、学会の倫理委員会によって設けられたものである（下開 2007）。また助成金額は、年間10万円を上限として通算2年間までとされた。しかし2007年度からは、助成対象と助成金額が緩和され、所得制限額については730万円未満が対象となり、年度当たり1回10万円で2回まで、通算5年間の支給が可能となった。さらにその後、年度当たり1回15万円で2回までと変更されている。なお、2009年の第2回中間評価では、不妊治療を受ける人々が専門家によるカウンセリングが受けられる割合を100％にするために、例えば特定不妊治療費助成事業の実施医療機関の指定要件に、不妊カウンセラーや不妊コーディネーターの配置を加えることを検討する必要性が記されている（厚生労働省 2010）。

他方で、こうした国家による政策に対する批判の声もまた存在する。それは、子どもをもつことを選択する自由への、国家的圧力だとする主張である（鈴木 2002）。武藤（2007）は、不妊に関する相談支援や不妊治療の質の向上・

標準化に関することは母子保健政策の中で、そして、治療費の助成については少子化対策の中で取り扱われている現状を懸念し、不妊が、母子保健政策ならびに少子化対策の枠組みから離れたところでは議論しにくくなっているという問題点を指摘している。とりわけ厚生労働省の「少子化対策プラスワン」に基づく「特定不妊治療費助成事業」による経済面での支援は、結果として、「少子化→不妊症解決→不妊治療の選択」という一方向の流れをつくり出しているという捉え方ができる。伊藤（2006）は、少子化問題の抜本的な解決は、子どもを産みやすくする環境整備や社会改革であるにもかかわらず、少子化の原因を女性が妊娠しないという不妊の問題として単純化し、生殖補助医療技術が不妊を解決する切り札とされてしまっていることに、警鐘を鳴らしている。

不妊の夫婦が増えているといわれ、また、生殖補助医療技術が高度化・先端化する中で治療を受ける選択が一般的になっている現状において、不妊治療に関する社会的支援の拡充は必須である。しかし、こうした社会的な支援が、不妊に悩む人々を、治療をする選択へと強圧的に向かわせるものになっているのであれば本末転倒である。したがって、少子化対策とは切り離したうえで、不妊治療を選択した夫婦への支援を検討するとともに、治療をしない選択、ならびに治療をやめる選択を保障するような支援もまた必要であると考えられる。

以上、第1節では、不妊を捉える日本社会の有り様、生殖補助医療技術の高度化・先端化を背景とした不妊治療の適応の広がり、ならびにその拡充とともにある社会的支援について述べ、これらに付随するさまざまな問題を指摘した。そして、不妊治療で受胎することにのみ絶対的な価値づけをするわけではない視点、すなわち、治療をしない選択や治療をやめる選択を見据えることの必要性・重要性を指摘した。第2節では、ミクロな不妊治療現場に焦点を移し、より具体的に、治療をやめる選択の重要性について述べる。

第2節　不妊治療をする選択、不妊治療をやめる選択

1　不妊治療をする選択へと駆り立てられる女性たち

昨今、不妊治療をする選択は一般的なものとして認識されるに至っているが、そうした動向は、生殖補助医療技術の発展とともにあるといえる。1978年にイギリスで初めて体外受精によって子どもが誕生した時には、体外受精で生まれた子どもは「試験管ベビー」と表現されて大きく報じられ、人々に非常に大きな衝撃を与えた。また、イギリスの社会保険制度や医学研究所を支援する学術団体や組織も、体外受精を決して支持しなかった。生殖補助医療技術の高度化・先端化は、身体への侵襲性の高さへの懸念を中心に倫理的な論点を含めてさまざまに、物議を醸したのである（石原 2005）。それが今や、欧米や日本などの生殖医療先端諸国では、55人に1人が、体外受精やそれに類する生殖補助医療技術によって出生するに至っている（小泉ら 2009）。1992年以来実施されている顕微授精に関しても、当初は、生殖への人為的介入の程度が体外受精よりもさらに強いものとして、一般社会からは倫理的・人道的に受け容れ難い治療法として認識された。しかし、顕微授精による出生数も年数の経過とともに増加し、1992年に35人であったものが、1996年には2、588人にのぼっている（井上 2005）。こうしたわずか数年間における、顕微授精で誕生した子どもの出生数の増加には目を見張るものがあるが、顕微授精を選択し治療を受けた人の数はさらに多いことになる。生殖補助医療技術が高度化・先端化する中で、受胎しにくい女性が実子をもつために不妊治療を選択するという現代的動向が、顕著になりつつある。

他方で、不妊治療に通う女性にとって、治療の先の見通しにくさがストレスになっていることが指摘されている

(大日向 2001)。なぜならば、生殖補助医療技術の効果には不確実な部分が大きいからであり、星(2003)は、その理由を次の4つの点から説明している。1つ目は、不妊原因には、排卵した卵子の卵管への取り込み、受精、受精卵(胚)の卵管での発育と輸送、胚盤胞の子宮内膜への着床など、治療できない部分があることがあげられる。体外受精や顕微授精の場合は、胚あるいは胚盤胞を子宮に直接移植するため、卵管への卵子の取り込みや胚の輸送の過程は必要ないが、受精や胚の発育、胚や胚盤胞の子宮内膜への着床は、生殖補助医療技術でも操作しきれない部分である。2つ目に、不妊原因には複数の因子が関与していることが多く、いくつかの要因を改善または治療しても、すべてが正常になったとは言い切れないことがあげられる。関連して3つ目に、すべての不妊原因を調べるのは難しいことがある。そして4つ目に、たとえ明らかな不妊原因がなくても、男女それぞれの生殖機能が常に安定しているとは限らず、着床に至るさまざまな過程で正常に働いた時にのみ妊娠が成立するという偶発性の影響があげられる。

こうした理由による生殖補助医療技術の効果の不確かさゆえに、不妊治療に通う女性が多大なストレスを受けながらも、受胎への希望が先に引き延ばされ、治療への関与を過剰に長期化させている面があることを否定できない。また、当事者女性は、妊娠率が20%程度あることへの期待感から、経済的基盤を整え、不妊治療に対する前向きな姿勢を維持し、妊娠できると望みを抱き続け、心理的な落ち込みや自己コントロール感の喪失を防ごうとする(Davis, 1987; Debra & Catherine, 1991)。このように、いったん治療を始めると、ストレスを抱えながらもますます強迫的な妊娠願望を抱く女性が跡を絶たず、妊娠することに一縷の望みを抱く女性と生殖医学の進歩に賭ける医者との、果てしないマラソンが始まることが指摘されている(北村 2007)。

不妊治療を選択し継続する要因について、阿部ら(阿部・宮田・岡部 2002)は、体外受精を継続する意思決定を支える価値体系を、「規範」と「欲求」との連動の点から検討している。「規範」とは、不妊治療への関わりをどうすべきかという判断基準を意味し、「夫の挙児への期待」「両親の挙児への期待」「挙児への支援」と関連している。不妊女性の「子どもが欲しい」という内発的な動機に、夫や両親の挙児への期待や挙児をはかる支援の存在が重なって不妊治療継続への動機づけが高まるのだが、そのバランスは不妊原因や治療経過によって常に変動する。「欲求」は、種々の「規範」に応じたいという考えに導かれたものであり、「治療への経済的基盤」「女性自身の心身の準備態勢」「治療への期待」と関連する。つまり、「規範」に応じたいと、「治療への経済的基盤」や「女性自身の心身の準備態勢」を整え、「治療への期待」をもつのである。一方、不妊治療を継続しても不確実性を伴う体外受精はなかなか成功することなく、よって、自己の人生設計や将来展望が明確にならない感覚を抱いてもいる。こうした不安に対処しようとして、ますます、夫や両親の挙児への期待と支援に応えようと、治療への経済的基盤や心身の状態を整え、生殖補助医療技術に期待をかけ、体外受精を継続する意思を強固にしていくのである。こうした心理メカニズムにも、生殖補助医療技術の高度化・先端化を背景に、不妊に悩む当事者女性が、不妊治療を継続する選択に駆り立てられる有り様をみてとることができる。

2　受胎が目指される不妊治療現場

不妊治療現場は、不妊に悩む当事者女性の「子どもが欲しい」という切実な願望を叶える場である。治療現場における、治療に関する医療従事者の価値意識と治療の実施は、当事者女性が「子どもが欲しい」と受胎することを望んでいるのだからという、「患者のため」を標榜する医師たちの典型的な語りと呼応する。

しかし実際には、とりわけ不妊治療法のステップアップ時の選択に際し、医師の認識と子どもを望む当事者女性の希望とが、噛み合っていない場合があることが指摘されている（森・村本 1997）。医師は「患者のため」に不妊治療を施していると認識しているが、実は自分自身のジェンダー観に基づいて治療を進めているのであり、その結果、患者と医師との間で、治療に臨む認識や態度にずれが生じているという（柘植 1996a）。生殖補助医療技術の必要性を主張する医師は、不妊の身体を「治そう」「受胎させよう」と治療を推し進め、不妊の女性が治療に苦しんでいることに対しては無視するか、あるいは仕方のないこととして済ませているのである（柘植 1999）。さらに、医師のこうした態度が、「医師－患者」間における、「受胎させる－受胎させてもらう」といった上下関係を含む立場の違いを介してより父権的な色合いを帯び、確固たる指導となって、不妊治療を受ける女性に伝達されている可能性がある（安田 2005b）。医師は、不妊の女性は不妊治療を受ける努力をして当然であると考え、身体的・精神的・経済的・時間的に多大な犠牲を払って治療に通う女性の苦悩を当然伴うべき代償であるとみなし、治療に挑戦することで不妊の女性を評価しようとする。治療現場における、こうした医療従事者の価値意識が、不妊に悩む当事者女性の治療のやめられなさを維持している現実の一端を見過ごすことはできない（安田 2006b）。不妊治療現場で、治療を施す医師とのやりとりの中で、不妊に悩む当事者女性は、引け目や負い目や劣等感、自尊心の低下、怒りや憤り、哀しみや無念さなど、さまざまなマイナスの感情を抱いているのである。

また、たとえ女性がそうした医師の態度や姿勢に疑問をもち不満を抱いていたとしても、不妊治療現場では、「受胎させてもらう」対象であると自ら認知している当事者の声が聴き取られにくいのが実情である（安田 2005b）。岩崎ら（2006）は、不妊治療で受胎し治療の現場から離れた妊娠中の女性から、「不妊治療は病院主体であり、やめる選択への支援が足りない。病院で治療している間は、子どもを産む以外のことを考える機会があまりに少ない」と、受胎することに価値を置き医療従事者主体で進んでいく不妊治療に、違和感や異議を唱える声を掬いあげている。また、受胎することが目指され目的化されることにより、その目的を達成した受胎後に、通常妊娠の過程で育むべき親としての発達がなされにくい場合があることが指摘されている（宮田 2004）。

不妊に悩む当事者女性は確かに、「子どもが欲しい」と切望し、期待をかけて治療に通い始めるのだろう。しかし、不妊治療に通う過程で、治療に拘束された精神状態になっていく女性も多い（中澤 2001）。そうした心理メカニズムとして次のことが指摘されている。まず、治療が開始された時点で不妊であるというアイデンティティが正式なものとなる。その不妊アイデンティティが治療に通う中で自己の中核となり、不妊以外のアイデンティティをもちにくくなる。こうした状況下で、当事者女性は不妊に対する感情を余計に冷静に処理できなくなるのである。他方で、受胎することを目指し治療に積極的になることで、不妊アイデンティティを脱ぎ捨てようとする。しかしこの段階では皮肉なことに、不妊という事実を何とか変えようとして治療に全力をあげることによって、不妊アイデンティティがかえって膨張してしまう（Olshansky, 1987）。不妊治療に拍車がかかるこうしたマイナスの連鎖の中で、不妊に悩む当事者女性には、治療をし続ける以外の選択肢がすっかり見えなくなってしまう危険性がある。

3　不妊治療をやめる選択 ── その後の人生を展望する転換点として

平山（2001）は、不妊症患者の心理を理解する際の重要な概念の1つにコントロール感をあげ、不妊症経験はこの感覚をすべて失わせる性質をもっていると指摘する。不妊治療をする以外の選択肢が認識できなくなっていく事態は、コントロール感の低下もしくは喪失を顕著に示していよう。さらには、治療過程で自分自身がコントロール感を失ってしまった状態に衝撃を受ける女性は少なくない（伊藤 2007）。安田（2006b）は、顕微授精で受胎した妊娠7ヵ月の女性が、不妊治療をし続ける過程で、妊娠することだけを、しかも障害のない子どもを産むことばかりを考えるようになった自らの治療経験について、「何で私がそういうふうになっちゃったのかわかんないんですよね」と、困惑の表情を浮かべて語ったことを記している。不妊女性は、治療をすることの意味が不明瞭になりながらも治療を継続し、その過程において自律性を失い、治療をする選択の範囲内でしか意思決定をすることができなくなる傾向にあるといえる。そして、不妊治療をやめる選択を意識化することすらままならず、治療への関わり方を、自分自身の生活や人生に位置づけて考える視点が希薄になっていく。こうした視野の狭まりは、『今』の生活だけでなく、女性の生き方そのものにも大きな影響を与えるもの」（信岡・鈴木 2001）であるといえる。こう考えるなら、不妊治療現場における、受胎することを第一目的とする価値観をいったん横に置き、治療をやめる選択を1つの転換点として捉えることの必要性が明確になってくる。

こうした不妊治療をやめる選択への着眼は、治療をする選択をむげに排除するものではない。それは、不妊治療をやめる選択ができずにいる不妊女性の苦しみに、なにがしかの支援の道筋を開くという目的意識に基づくものである。立岩（2005）は、「ある価値が、ある一定の対象の人々を苦しくさせており、その価値を受け入れるべき根拠がないならそれは否定されてよい。その価値のもとでなされる個々の決定を非難することはできないとしても、その人が決めたことだからとそのまま肯定すればよいということにはならない」と述べている。「子どもが欲しい」と望む不妊女性の思いが、否定されてもよい価値、つまり、受胎するためなら女性に犠牲を強いて当然とする、医療従事者主導の価値の影響を多分に受けているのなら、当事者女性たちが治療をし続ける選択にのみ向かっていくような有り様は、検討し直されて良いのではないか。

ましてや、不妊治療でも受胎しない女性がいることを考慮すれば、治療をやめる選択を捉える視点を導入することは重要である。不妊原因を治療したり、体外受精や顕微授精で受胎する方法によっても、不妊であるというアイデンティティを解決し得ない女性も実際に存在する。その場合、どこかの時点で、不妊治療をやめる選択をし、子どもをもたない、あるいは養子を迎えるといった選択により、今後の生活設計や人生展望の転換を図っていくことが、決定的に重要になってくる（Olshansky, 1987）。

実際に、生殖補助医療技術を駆使しても、必ずしも受胎できるとは限らない現実がある。それにもかかわらず、生殖補助医療技術の高度化・先端化を過度に価値づけ賛美する社会の風潮が、不妊治療に通えば受胎できるとする世間一般の誤った考えを増長させ、不妊に悩む女性を否応なしに治療に向かわせ、治療をしない選択を困難にさせている面があるとすれば、それは大きな問題である。現代社会において生殖補助医療技術が普及し、その適応に広がりをみせているからこそ、不妊治療をやめる選択をした当事者女性の経験が重要なのである。

第3節　支援を目的とした生涯発達心理学的研究へ

表1－2　不妊治療者への支援を目的とした生涯発達心理学的研究

		研究対象者		
		不妊治療中	不妊治療後	
研究目的	支援の有用性や効果の検討	Ⅰ		
研究目的	感情・認知や経験の把握	Ⅱ	受胎した Ⅲ	受胎しなかった Ⅳ

1　先行の研究を捉える枠組み

ここで、不妊治療をする人々ならびに治療経験者への支援を目的とした先行の研究を概観しておきたい。本書の、不妊治療をやめる選択ならびに治療後に及ぶ人生を捉えるという観点に照らして、研究の対象者が「不妊治療中の人々であるか／不妊治療後の人々であるか」と、その研究が「実践的な支援内容の有用性や効果の検討に焦点をあてているか／研究対象者の感情・認知や経験の把握に焦点をあてているか」の２つを軸にして、整理してみよう（表１-２）。

表１-２のⅠは、治療中の人々を対象に、実践的な支援内容の有用性や効果の検討に焦点をあてた研究である。Ⅱは、治療中の人々を対象に、感情・認知や経験の把握に焦点をあてた研究である。Ⅲは、治療後の人々を対象に、感情・認知や経験の把握に焦点をあてた研究である。そしてⅣは、本書の元となった筆者の研究である。不妊治療後の人々を対象に、感情・認知や経験の把握に焦点をあてているが、治療後の人々の中でも、とりわけ治療でも受胎しなかった人々を対象とした点が特徴で

ある。

以下、ⅠからⅢまでの先行研究を順に概説してゆく。そのうえで、不妊治療でも受胎しなかった人々を対象に、感情や認知を含めた当事者経験を生涯発達心理学の観点から捉えることを目的とする本書Ⅳの位置づけを明確にしたい。

2　不妊治療中の人を対象に支援の有用性や効果を検討した研究

Ⅰの、不妊治療中の人々を対象に、実践的な支援内容の有用性や効果の検討に焦点をあてた研究に関しては、たとえば、体外受精を受けている女性の情緒的なサポート源の有無と、サポート源が無い場合の孤独感と不安の強さを明らかにしたもの（森・遠藤・前原 1994）があげられる。これは、サポート源が無い場合の心理状態を捉え、サポート源が有る場合と比較することを通じて、支援の有用性を明確にする研究として位置づけることができる。支援の欠如がもたらすマイナス面を浮き彫りにしたこうした研究は、実践的支援の必要性や有用性を検討する研究の基盤となっていよう。

実践的な支援の有用性や効果の検討に焦点をあてた具体的な研究としては、不妊カウンセリングへの期待を質問紙調査したもの（伊東・鈴木・鹿戸・佐藤・渡辺・関・柳田 2001）、日本の伝統的家族観と現代の家族観、女性の性と生殖に関する権利など、不妊の女性や夫婦への社会的承認を目的とした小冊子の効果を、治療中の女性を対象に質問紙調査したもの（末次・森 2001）、治療中の心理的支援を目的としたグループの有用性を、グループ参加者を対象に質問紙調査を実施したもの（Lentner & Glazer, 1991; 伊藤・福田・蔵本 2002）などがあげられる。伊藤（2009）は、女性患者を対象にフリートークを中心とした非構造のグループを病院内で月1回開催し、3年間ののべ参加者数の傾向を分析し、その80％以上を占めた少数回利用（1～2回）の参加者の参加の背景についてまとめている。そして、伊藤ら（2002）の調査の知見を援用し、不妊に悩む女性がグループを少数回のみ利用することの意義を検討している。荒木

（2009）は、生殖医療と不妊心理がぶつかり合って生じる諸問題に着目し、問題をいかに解決するかに関するテーマを各回で設定し、不妊当事者への援助を目的に、当事者、心理士、医師、看護師で構成される10回のセミナーの実践報告を行った。そして、参加した不妊当事者の声から得た関係性の問題とその解決の手がかりについてまとめている。また、より具体的・実践的な支援として、心身へのアプローチを目的にした行動療法プログラムによる効果研究があげられる（Domar, Seibel, & Benson, 1990）。この研究では、プログラム実施による不安や抑鬱や疲労感の減少が捉えられ、さらに、プログラム終了6ケ月以内におよそ3割の女性が妊娠したという効果が明らかにされている。こうした、行動療法など具体的な療法を用いた構造化プログラムの実践例は、日本では大変少ない。

以上まとめたように、支援の対象は個人からグループまで幅があり、実践の程度や内容、実践的意義も多様だが、これらの研究は不妊治療現場で具体的に役立つ支援ツールや支援のあり方を検討するものとして位置づけられる。

3　不妊治療中の人を対象に感情・認知や経験を検討した研究

Ⅱは、不妊治療中の人々を対象にした、感情・認知や経験の把握に焦点をあてた研究である。不妊治療を受けている人々の一般的な心理は、臨床的には、情動ストレスと不安に大別される（清水・千石 1991）。情動ストレスには、羨望、失望、劣等感、悲観などがあり、これらの生起要因には、子どもをもつことができない焦燥感、母性を発揮することができない喪失感、夫や舅や姑への責任の重圧などがあげられる。もう1つの心理的特徴である不安は、検査や治療に伴う痛み、治療結果に対する恐怖感などによる（森 1995）。多くの先行研究では、不妊や不妊治療に伴う心理的影響に関心が向けられ、不妊の女性はストレスや不安が強く、神経症や鬱に近い傾向がある、という捉え方がなされてきた（長岡 2001）。森（1995）によれば、１９７０年代から１９８０年代初頭にかけて、こうしたストレスや不安を捉える研究の多くが、当時の不妊治療の主流であった排卵誘発剤、ホルモン療法、人工授精、卵管形成術などを受けていた女性を対象に、心理検査を用いて実施された（飯塚・小林 1976; Bell, 1981; O'Moore, O'Moore, Harrison, Murphy, & Carruthers, 1983）。このように当時の研究が心理検査を使用して実施されていたことからは、ストレスや不安の発生の有無や程度を、不妊に悩む女性の人格特性など個人的要因とむすびつけて理解しようとする面が強かったことが推測される。

近年では、ストレスや不安を個人の内面との関連で捉えつつも、不妊の心理社会的な側面に着目し、さらには支援とつないでいこうとする研究が散見される。たとえば、西脇（2000）は、不妊治療中の女性が抱える心理社会的問題に関するストレス因子を探究している。新津ら（新津・篠原・森井泉・花里 2001）は、不妊治療を受ける決断とそれに伴う心理社会的要因について、妻と夫を対象に質問紙調査を実施した。そして、治療を受ける妻と夫それぞれの意思決定を、不妊に対する社会認識との関連で捉えようとしている。千葉ら（千葉・森岡・柏倉・斎藤・平山 1996）は、不妊治療が社会に普及する中で、治療期間が長期継続化していることを問題として取りあげ、ストレス状況の変化の有り様と治療期間に応じた支援について検討している。また、北村ら（北村・藤島・岡永 2002）は、ストレスの一因である劣等感に焦点をあて、自尊感情の低下と支援の検討を目的とした事例研究を行っている。そして、長岡（2001）は、不妊治療中の女性が抱えている悩みと取り組みを捉え、自尊感情との関連を探る質問紙調査を実施した。その中で、長岡は、「不妊の経験から新しい価値を見いだす」「気楽に構える」などの、治療中の女性の前向きな取り組みを明らかにし、不妊の女性はさまざまな悩みを抱えながらも自分なりのやり方で対処し、時には不妊を肯定的な体験に変えていこうとしていると指摘する。

１９８３年以降、体外受精や顕微授精に代表される生殖補助医療技術の発展とその実施に広がりがみられる中、とりわけ生殖補助医療技術の適応となった人々を対象に、感情・認知や経験を捉える研究が数多く行われるようになった（阿部ら 2002; 遠藤・森・前原・斎藤 1996; 平山・吉岡・出口・向田・高橋 1998; 岸田 1995; 宮田 2004; 森 1995; 森ら 1994; 森・森岡・斎藤 1994; 信岡・鈴木 2001）。生殖補助医療技術を選択するまでには、それ以前の段階の不妊治療を長期にわたって受けている場合が多く（森 1995）、不妊に特有なストレスや不安を幾度も感じてきたことが推測される。不妊の人々が体外受精を選択するまでには2回以上の危機状態を体験しており、体外受精を選択する時点では既に、精神的に不安定な状態にあることが指摘されている（Craig, 1990）。

体外受精前の不妊カウンセリング時に調査を行った研究（Freeman, Boxer, Rickels, Tureck, & Mastroianni, 1985）では、およそ20％の人々が情緒的な危機もしくは人格上の難しさを示したことが報告されている。また、体外受精を選択して以降、体外受精を受ける過程での不安感も強い（森 1995）。生殖補助医療技術を受けている夫婦には、「妊娠するまで何でも試みざるを得ない、追い詰められた状態」「不妊治療と生活の折り合いの難しさ」「夫婦関係や性的関係の崩壊」「夫婦それぞれの不妊や治療に対する個人的意味に関連する個別な反応」「財政上のストレス」「期待と絶望の繰り返し」といった心理的課題があることが指摘されている（Olshansky, 1988）。平山ら（1998）は、生殖補助医療技術による妊娠反応の結果が陰性時の心理状態と対処方法、生殖補助医療技術に関する考え方に関する質問紙調査研究を実施した。そして、患者は生殖補助医療にストレスを感じながらも大きな期待と希望をもって繰り返し治療に臨んでいること、その過程において社会的な支援は少なく、患者は孤立した状況にあることを明らかにした。森ら（森・森岡・斎藤 1994）は、体外受精を受けている１０２人の女性を対象に心理検査を行い、不妊治療に積極的な者がおよそ75％と非常に多いこと、しかし同時に、妊娠の見通しに関してはおよそ半数近くが悲観的であり、60％以上の者が治療に対する焦燥感に駆られていたことを報告している。また森ら（1994）は、岸田・近藤（1986）が抽出した不妊女性の悲嘆とデーケン（1983）による12段階の悲嘆プロセスをもとに、①ショック期、②否認・逃避、③怒り、④不当惑、⑤恨み、⑥罪悪感・自責、⑦空想形成・幻想、⑧孤独感・落ち込み、⑨あきらめ・受容、⑩希望・期待、⑪新しいアイデンティティの誕生、という分析基準を作成し、半構造化インタビュー（44ページを参照）を行って、不妊治療中のおよそ30％の者が内向的な心理状態にとどまっていることを明らかにした。こうした知見の蓄積から、体外受精を受ける人々の不安や焦燥感を軽減し、悲嘆のプロセスを促す支援が必要とされている（森 1995）。

一方、不妊治療をしている女性は、悲嘆のプロセスの途上にいることを自覚化しにくい状態にある。なぜならば、不妊症の診断は決定的なものではなく、原因がはっきりしないことが多く（星 2003）、治療を試みてもいつ成功するのか予測もつかないなど、不妊であること自体が不確かな体験である（長岡 2001; Sandelowski, 1987）からである。こうした不確かさは、不妊治療を受ける夫婦のストレスの大きな要因の1つとなっており（Sandelowski & Pollock, 1986）、体外受精を受ける場合、さらに生殖補助医療技術が有する不確かさによって膨れ上がる。遠藤ら（1996）は、疾病に関する不確かさのモデル（Mishel, 1988）を枠組みに、体外受精を初めて受ける女性が認識する不確かさが、不安や希望に評価されていく過程の特徴を明らかにした。この研究では、不確かさには、状態、診断や重篤性、治療、結果や経過に関するものが存在すること、また、不妊であることを解釈・理解しようという自覚がなく、過去に不妊治療に関して希望と失望を繰り返し、医師に対して不信感がある場合に、不安と希望の連鎖がより強くなることが明らかにされている。そして、この知見を踏まえ、次の3つの支援が検討されている。1つ目は、対象者が必要としている情報を見極めて、一般的な情報だけでなく個別に情報提供するという支援である。2つ目は、不妊治療から適度な距離をおいて、治療を休みつつ趣味を楽しみながら、治療を続けることができるように支援することである。不妊治療に没頭すると、希望を抱いては失望するという連鎖を引き起こしてしまうのである（Blenner, 1990）。これらに関連して3つ目に、希望を膨張しすぎないように関わるという支援があげられている。こうした支援は、不妊であることそのものや不妊治療の不確かさから当事者女性が自己を律し、自尊心を保つために有効である。不妊治療を受ける女性が自己の尊厳を維持するには、職業など受胎すること以外の社会活動を大切にしつつ、自分の受ける治療に関する決定権をもたせ、治療をやめると決めた場合はその決断を支援することが重要である（Woods, Olshansky, & Draye, 1991）。ウッズら（Woods et al., 1991）は、支援の焦点として、自己の尊厳を維持すること、人間関係や社会資源の活用を勧めること、悲しみや辛さを少しでも軽くするためのコーピング（対処行動）を促すことの3つをあげている。

クレイグ（Craig, 1990）は、不妊患者の心理状態を分析し、治療期間を3段階に分け、各段階における不妊カウンセリングの目的と内容を次のように検討・整理した。第1段階は2年未満の期間である。第1段階では、情報を提供し、罪悪感・不安・怖れ・怒りなどの感情を浄化させ、本人の意思決定を円滑にすることを目的としたカウンセリングが提案されている。第2段階は2年から5年の期間である。第2段階では、新しい不妊治療を受けるかどうかの意思決定をしたり、不妊に関連した心理的な問題を解決しようとする夫婦へのカウンセリングが行われる。第3段階では、5年以上の治療経験のある人が対象となる。さらに利用できる治療がなくなり、子どものいない状態に適応しようとする夫婦が含まれる。高度な生殖補助医療技術であっても成功率が20%程度と決して高くはないこと、選択可能な不妊治療が増えたことによって治療期間が長期化する傾向にあることを考え合わせると、第3段階は、治療をやめる選択を含めた意思決定に際し、非常に重要な段階である。不妊治療に期待をかける当事者の希望を見極め、それまでの希望の転換を図ることができるような関わりや支援もまた重要である（阿部・宮田 2002）。

森・村本（1997）は、不妊治療をしている夫婦の認知に関する研究から、治療の継続や中止を決定した他の女性に関する情報を、治療を受けている人に提供し、治療にデッドラインを設けたり子どもなしの人生を考える方向性が選択肢の1つとしてあることを示す支援の必要性を述べる。また、阿部ら（2002）は、女性の体外受精を継続する意思決定における価値体系を、「規範」と「欲求」の観点より明らかにした研究知見から、不妊治療の終結に関する支援を次のように検討した。すなわち、体外受精を継続することは、単に、夫や両親への期待や支えに報いようと「規範」に従うものではないことや、体外受精を継続することの自分にとっての意味を、女性自身が再確認できる機会を提供する必要があるのである。森（1995）もまた、治療の終結への意思決定に関する支援の開発が必要であると述べ、不妊を受容し心理的に解決する「和解（Reconcil）」（Olshansky, 1987）を促す支援の重要性を指摘する。和解とは、具体的には、子どものいない人生や養子を迎えるという選択により不妊アイデンティティの解決を図ることである（Olshansky, 1987）。

体外受精をはじめとした高度な生殖補助医療技術を受ける過程で生じる感情や認識の変化を、詳細に把握することを目的に、質的な分析を行った研究も見られる。岸田（1995）は、メンニング（Menning, 1980）が明らかにした不妊の問題を抱えている人の8つの情緒反応である「驚き」「否認」「孤立・分離」「怒り」「罪意識」「抑鬱」「悲嘆」「解決」をもとに、体外受精の適応となった女性の情緒的変化を捉えている。また、信岡・鈴木（2001）は、体外受精を受けている女性にインタビューを行い、体外受精をめぐる経験に焦点を定め、現象学的方法に基づき質的な分析を行った。そこでは、「医療従事者に対して肯定的な思いと否定的な思いを感じている」ことが、治療過程での経験のテーマの1つとして捉えられている。信岡・鈴木（2001）の研究は、治療現場では明らかにされにくい医療従事者への否定的な反応も含め、当事者女性の視点から経験の把握を目指したものであるといえよう。

以上みてきたように、不妊治療中の人々を対象に感情・認知や経験を捉える研究は、質問紙調査やインタビューを実施し、数量的な把握もしくは臨床事例の分析や質的分析を行うなど研究法が多岐にわたりながらも、複数の研究が蓄積されている。

4　不妊治療後の人を対象に感情・認知や経験を検討した研究

Ⅲの、不妊治療後の人々を対象に感情・認知や経験を捉えた研究には、次のものがあげられる。西脇ら（西脇・神林・菅野 2001）は、不妊治療で受胎した女性を対象に、妊娠初期（妊娠16週未満）、妊娠中期（妊娠16週から27週）、妊娠末期（妊娠28週以降）の各時期に質問紙調査を行い、妊婦の不安、自己受容性および対児感情を測定している。また、西村ら（西村・湯舟・中村・馬場・松尾 2001）は、不妊治療を受け出産した女性を対象に、治療中から出産後に至る現在までの不安を捉えることを目的に質問紙調査を行い、不安の変化の有り様について、自然妊娠との比較を行っている。これらの研究は、「不安を軽減し、自己受容性を高めるための適切な援助のあり方を探るための基礎的知見を得る」（西脇ら 2001）、「安心して治療を受けることができ、無事出産できるよう、より効果的な援助につなげたい」（西村ら 2001）と記されているように、不妊治療によるストレスや不安、自己受容性や対児感情の変化を捉えることを通じて、より具体的で適切な支援へとつなげることを意図したものである。

不妊治療現場では受胎が目的とされており、受胎した後は、不妊治療を専門とする医療施設から産科のある一般の医療施設に転院することになる。したがって、妊娠後の追跡やフォローがなされにくいのが実情であるといえる。だからこそ、不妊治療中のみならず、治療で受胎に成功した、あるいは出産に至った患者の治療後を追い、不安や自己受容性の時間的変化の様相を把握し、時期に応じた適切な対処法を検討すべく知見を積み上げることが望まれる。その点で、Ⅲは、不妊治療後の人々を研究の射程に入れることの重要性が際だつ研究群であるといえる。

5　本書の位置づけ

以上、ⅠからⅢまでの先行研究を順に概説した。そのうえで指摘したいのは、受胎を目指す不妊治療現場の価値観をもとに、研究知見を治療に還元するという研究者側の立場性がもたらす限界についてである。つまり、そうした研究をする者の立場がある種の妨げとなり、研究知見が生活や人生の中で不妊や不妊治療に苦痛を感じている人々の救いになり得ていないことに、十分に自覚的になる必要があるのではないだろうか。Ⅱで取りあげた信岡・鈴木（2001）の研究は、現象学的な分析方法により当事者の視点から経験を把握することを目的としたものであり、不妊治療現場における医療従事者への否定的な反応も含めて捉えている。しかし、それでもなお、受胎を第一目的とする治療現場の価値観を背負って研究を行うという研究者側の立場性が、無意識的であれ、当事者女性の語る内容や自らの分析視点に影響を与えているのではないだろうか。この点に、よほど自覚的になる必要があると考えられる。

武藤（2007）は、２００１年からの母子保健計画として始まった「健やか親子21」の事業である不妊専門相談センターの評価に関する調査を取りあげ、不妊専門相談センターの事業内容や目的、相談を受ける側の姿勢や関わり方、そして相談者からもちかけられる相談内容が、不妊専門相談センターの設置場所に大きく方向づけられていることを最大の問題点として指摘している。たとえば、不妊専門相談センターが病院内に設置されている場合、不妊治療に関する相談内容が多く、また、相談を受ける側が相談を受ける前の時点で受診を促すことすらあったという。こうしたことは、相談を受ける側も相談する側も、「不妊の悩みをもつこと＝《イコール》不妊治療の対象」「相談者＝不妊患者（候補）」として受けとめやすい環境に身を置くことになることを示唆していよう。

一方、女性センターなど病院外の施設に設置されている不妊専門相談センターでは、必ずしも「子どもができにくいという悩みをもつこと＝不妊治療の対象」「相談者＝不妊患者（候補）」とは考えない素地があり、よって相談を受ける側に不妊治療以外の相談内容や医療機関への不満などを受けとめる準備ができていて、また、相談する側にもそうした期待があり実際に語られる場合が多い。こうした、不妊専門相談センターの設置場所の違いによって自ずと生じる認識や対応の違いが、不妊という状態がもたらす苦悩を不妊治療と分けて聴くことができるかどうかに大きく影響しているのである。したがって、相談を受ける場がどこに設置されているか、相談を受ける者がどのような立場を有しているかによって、相談自体が、不妊や不妊治療をめぐって苦しむ相談者の救いになり得ていない場合があることを指摘することができるだろう。

こう考えるなら、受胎に価値を置く不妊治療現場に知見を還元する立場からではなく、治療と利害関係のない立場から、受胎することにのみ価値づけすることなく不妊当事者の経験を捉えることが重要になってくる。このことは、第2節3で指摘した、「不妊治療でも受胎しなかった女性の治療をやめる選択」を捉える視点と重なるものであり、同時に、本書Ⅳの位置づけをより明確に輪郭づけている。

以上より、本書Ⅳの位置づけをまとめると次のようになる。本書は、不妊治療後の人々を対象とする研究の中でも、とりわけ治療では受胎しなかった人々を対象に、受胎を目指す価値から距離をおいた立場において、インタビューにより、感情や認知を含めた当事者経験を長い時間軸の中で捉えることを目的とする。

不妊に悩む当事者女性は、西欧近代的医学－その他の医療、医者－患者、男－女、夫－妻、子どものいる人－不妊の人、といった非対称的関係性が成立している複数の領域が重なり交差する場所にいる（柘植 1996a）。こうした網目系（やまだ 2006b）の場に身を置く不妊当事者の経験を、受胎することを強く価値づける不妊治療現場の外に身を置く立場から、受胎に至らず治療をやめたその後を含めてプロセスとして捉える視点は、受胎することのなかった当事者女性の生涯発達を捉える観点と分かちがたくむすびついている。

第2章　理論的・方法論的な基盤

第1節　不妊治療でも受胎しなかった成人期女性の生涯発達

1　生涯発達心理学とはどのような学問か ―― 生涯発達を捉えるモデルから

生涯発達心理学は、「乳幼児期、児童期、成人期、老年期など個々の時期の発達を寄せ集めたものではなく」（やまだ 1995）、「おとなの時期における変化や老人期の衰退を中心とした変化をも含み込む」（無藤 1995）学問である。生涯発達心理学の考え方の導入は、発達の捉え方を大きく変えることとなった（無藤・やまだ 1995）。

生涯発達心理学の最も重要な仕事の1つに、「どのような立場に立脚して何に焦点をあててどのようにものを見るかという『観点』を明らかにすること」（やまだ 1995）がある。やまだ（1995）は生涯発達心理学におけるものの見方を網羅して6つのモデルにまとめているが、ここでは本書で基盤とする重要な2つのものの見方、「両行モデル」および「過程モデル」について述べる。

「両行モデル」は、多目的・多次元の発達が同時併行的に進むことを強調するモデルである。すなわち、「矛盾の同時存在」「対立物の共存と並行」「両価値の存在」を意味し、これらは「ふたつながらにおこなわれていくこと」を指している。

「両行モデル」は、次に示す5つの観点を、モデルの中に組み込んでいることが特徴的である。

①対立物の存在と緊張関係を認め、その間に、闘争ではなく共存と併行を考える。

②特定方向の発達ゴールを想定せず、多方向への発達を同時・併存的に考える。必ずしも継時的に前の機能を引き継いだり分化したり統合するという意味ではなく、偶発的で試行錯誤的な多方向への移動が同時に生じることが仮定される。

③生涯発達の時間軸そのものの多方向性を認める。時間軸は直線的な進行方向をもたず、「過去－現在－未来」の関係は、いずれも相互の双方向的コミュニケーションによって変容可能であるとされる。過去は、現在からどう見るかによって異なる意味をもち、未来は、現在の志向性によって異なるものとなる。

④1つの方向の発達の中にも同時に多義的な意味づけや両価値を認める。よって、同じ現象でも観点の違いや意味づけ方によってプラスにもマイナスにもなる。また、ある現象をマイナスであるとともにプラスであるというように、2つの観点から同時にみる見方になる。

⑤価値評価や基準そのものの時間的変化、観点や立場による空間的変化、意味変化を認める。同じ現象や行為でも、条件や時間経過や意味づけ方によって変形し変化することを認めるのである。

これらの特徴のうち、本書においてはとりわけ③と④と⑤が有用である。③と⑤はともに、「過去の経験を振り返って語り意味づけ、今後に向かっていこうとする、ライフストーリーを捉えるアプローチ」と密接にむすびつく。そして④は、生殖補助医療技術が高度化・先端化する社会動向を背景に、不妊治療でも受胎しなかった女性の経験を捉える本書を広く支える観点である。つまり、生殖補助医療技術の発展を賛美・推奨し、不妊治療の成功率に価値をおく科学や医学の立場ではなく、受胎を価値づける治療現場の外に身を置く立場から、治療でも受胎しなかった女性の経験を捉えるという目的に照らして重要である。このことからは、不妊治療を経験した「当事者の視点」に着目することの必然性が浮かび上がってくる。これら3つの観点は、生殖補助医療技術が進歩する現代的動向の中で、不妊治療でも受胎することのなかった女性の生涯発達を、当事者の視点から、長い時間軸の中での意味づけを含めて捉える本書の、理論的・方法論的基盤をかたちづくっている。

「両行モデル」では、ある機能を獲得する過程ではある機能を喪失し、また、ある面から評価すると高次になったり成功であっても、別の面から評価すると低次になったり失敗とみなされるというように、同時に両価的な見方をする。かつ、獲得をプラスあるいはポジティブ、喪失をマイナスあるいはネガティブと固定的な価値基準では見ず、喪失がプラスになる場合があることを積極的に想定し、喪失そのものをポジティブに眺める「発達における喪失の意義」が導かれる。

もう1つ本書が基盤とする「過程モデル」は、発達が向かうゴールや目的・価値意識を考慮に入れず、完成体のイメージをもたずに現象を記述するモデルである。多岐にわたる変化過程を想定し、ゴールへの到達よりも変化や生成や移行の過程そのものを強調する。このモデルは、ライフストーリーを時間軸に沿って人生径路と選択の観点から捉え提示するという点において本書に有用であり、後述する複線径路・等至性モデル（TEM）も、このモデルにあてはまる（詳しくは第3節を参照）。

2　子どもを産み育てることを超えた女性の生涯発達

近年、生涯発達心理学において成人期以降の発達が着目される中で、子どもを産み育てることを通じた女性の発達に関する質的研究が蓄積されている。たとえば、胎動への語りをもとに初産妊婦33人の母子関係の変化を検討したもの（岡本・菅野・根ヶ山 2003）、母親3人の子ども誕生後の苦悩とその解消過程を2年間で数回のインタビュー調査を行い記述・分析したもの（氏家・高濱 1994）、2歳児の母親25人に半構造化インタビューを行い、子どもの反抗や自己主張に対する母親の適応過程を検討したもの（坂上 2003）、第一子が0歳から3歳で、家庭で子育て中心の生活をしている女性11人を対象に、ナラティヴ（詳しくは第2節を参照）に着目し、女性にとっての子育ての意味を、生き方や人生との関連において明らかにしたもの（徳田 2004）などがあげられる。

　女性の生涯発達において、子どもを産み育てることは重要かつ貴重な営みである。しかし、成人期の女性の発達的価値が、子どもを産み育てることにのみ収斂されてしまうわけではないだろう。実際に、女性の社会進出、晩婚化や非婚化が進む現代の動向のもとで、子どもをもたない人生を選択する生き方も市民権を得つつある。その背景には、キャリアを優先する中で、産むと決められない、すなわち「未妊」の女性たちが存在し（河合 2006）、成人期女性の現代的な特徴とされてもいる。こうした現象は、成人期女性のアイデンティティの確立を子どもを産み育てることにのみ求めようとする社会の価値観が時代とともに変化しつつあることを反映していよう。竹家（2007）は、子どものいない人生を主体的に選択した人とそうでない人との発達過程の差異を解明することを目的に、41歳から50歳の、10年以上のキャリアがあり子どものいない女性8人と、不妊治療経験がある女性3人を対象に、エリクソンの生成継承性（generativity《ジェネラティビティ》）の観点から、彼女たちにとっての子どもがいないことの意味を検討している。

　しかし他方で、伝統的な「結婚する＝子どもをもつ」という家族観や、子どもがいて一人前という発達観が依然として根強く浸透しているのも事実である（森 1995; 村本 2005）。こうした状況下で、子どもをもたない人生を自ら選択したわけではない不妊女性の苦悩は大きく、彼女たちへの社会的な理解は未だ立ち後れている面があることを否定できない。また、そうした伝統的な社会通念を、必要以上に自らの価値観としている女性たちが少なからず存在する。不妊治療に通う女性の中には、子どもをもつことができないことに関する世間の理解の乏しさを強く意識して、生きにくさを感じている人がいる。さらに、現代に特徴的なのは、「自らの命をつないでいきたい」という願望を実現することができないために、不妊がマイナスのこととして認識されてしまうことである。不妊は、子どもをもつという普通に思い描いていた将来像が叶えられないことによる喪失感、他の女性とは違ってしまったという疎外感や孤独感、新しい命を宿すことができない身体への欠損感、それらに伴う自尊心の低下などをもたらし、自分自身のことを否定的に認識させてしまう経験なのである（Malik & Coulson, 2008）。

ここで、喪失がプラスになる場合があることを積極的に想定し、喪失そのものをポジティブに眺める「発達における喪失の意義」というものの見方が活きてくる。「発達における喪失の意義」という観点は、「ある（有）」ことを中心に世界を眺める世界観から「ない（無）」ことを中心に世界を眺める世界観へ、あるいは「ある（有）」と「ない（無）」とを等価において、その生成・変化過程に注目して眺める世界観への転換を意味している（やまだ 1995）。こうした世界観の転換に立って不妊治療でも受胎しなかった女性の経験を捉えるならば、次のような読み替えができるだろう――不妊であることにより、子どもを産み育てるという思い描いていた自己像や家族像が崩壊するほどの衝撃を受けた女性たちは、不妊治療によってもそうした人生展望を実現することのできないという二重の喪失に直面した。しかし、このような悩み苦しむ経験を経て、たとえ子どもを産み育てることができなくても、あるいはできないからこそ、新たに開かれる方向性や歩むことのできる道があると認識を転換し、実子を産み育てる以外の営みに自らのアイデンティティを探究していった、というように。そして、こうした彼女たちの生成・変化の過程に、不妊治療でも受胎することのなかった成人期女性の生涯発達を見て取ることができるのである。

成人期の女性が、子どもを産み育てることの他に、活躍したり発達したりする場や可能性は、生涯にわたって存在しているといえよう。自らの命をつないでいくことができないという喪失感が、不妊である女性の、次世代に向かう未来展望の断絶をもたらしうる。しかし、受胎‐子産み‐子育てという一連の営みを通じて血縁や遺伝子を後世に引き継いでいくことだけが、成人期女性の発達の指標となりはしない。たとえば、近隣や地域を含む社会での活動や就労を通じて、他者と関係をむすびつながりを育む中で次世代を育てること、非血縁の親子関係や家族関係を築くこと、そして、知恵や技、造形物などを後世に残し継承していくことなども、成人期の女性がなしうる重要な営みなのである。

第2節　ライフストーリーを捉えるナラティヴ・アプローチ

1　ナラティヴとは

ナラティヴ研究は、20世紀に始まる「実在概念から関係概念へ」、つまり、意味や価値が素朴にそのものとして「ある」と捉える見方から、意味や価値は記号と記号の関係によってつくられると捉える見方への変化という、大きな世界観の転換を土台として始まった。この潮流は１９９０年以降に急速にナラティヴによる認識論や方法論の変革を生み、ナラティヴ・ターン（物語的転回）と呼ばれている。ナラティヴ研究は、今日では心理学において「古くて、新しい」質的方法（やまだ 2007a）の中核をなすようになった。医療や心理臨床の実践現場においても、上記と関係しながらナラティヴ論が発展し、学問横断的な新しい潮流になっている（やまだ 2007b）。

ナラティヴは、通常「物語」あるいは「語り」と訳され、「広義の言語によって語る行為と語られたもの」の両方をさしている（やまだ 2006b; 野口 2009）。広義の言語には、映像、身体、建築、芸術、パフォーマンス、都市など、あらゆる記号化されたものも含まれる（やまだ 2007b）。また、日常語の「ストーリー（story 物語・話）」や「話をする（telling a story）」も、ナラティヴとほぼ同義、あるいは交換可能な概念として用いられる（やまだ 2007b; グリーンハル 2008/2006）。一方で、両者の概念とその用い方の微妙な違いを論じる立場もある。たとえば、マクレオッド

(2007/1997) は、ナラティヴ・セラピーの意義と役割を検討する立場から、「〈ナラティヴ〉という語は、1つのまとまりをもった心理援助的談話を指すために用いるのに対して、〈ストーリィ〉という語はある特定の出来事の説明を指すために用いることが有益である、と思うようになっています」と述べている。

本書では、「ナラティヴ」をはじめとするこれらの言葉が広い意味で交換可能なものであるという立場に立ち、以下では、引用する文献に倣いながら、「ナラティヴ」という表記を中心に、「物語」「語り」「ストーリー」のいずれかを用いる。

2 ナラティヴ・アプローチの特徴と機能

人が世界を認識するそのしかたには、科学的な思考に基づいて、抽象的で命題的な認識を通じて世界を表象するパラディグマ的認識(論理実証モード)と、自らの経験を語るストーリーを通じて組織化する物語的認識(物語モード)との2通りがある。科学の理論や数字も含めてあらゆる思考は物語行為の一形態とみなすべきであり、人間には唯一の認識様式、つまりナラティヴしかない、と主張する立場もある(Howard, 1991)。それは、物語的認識によってパラディグマ的認識を包括する立場であるといえ、それまでに優勢であった科学的な思考に基づく世界観へのカウンターバランスとして生じた見解であるといえるだろう。だが、こうした極端な立場は、ナラティヴの意義を明確にしようとする他のナラティヴ論者から激しく批判されている(Russell & Luciarello, 1992; Vogel, 1994; マクレオッド 2007/1997)。本書でも、この2つのモードを区別する立場をとる。

論理実証モードでは、「それは事実かどうか?」「事実経過の脈略になっているか?」という問い方をする(Hermanns, 1984; Schütze, 1983)。そうであるか/ないか、の世界である。それに対して、物語モードでは、語り手と聴き手の相互行為の文脈で、経験の組織化のされ方、物語の語り方とプロセス、多種の意味づけを重視する(ブルーナー 1998/1986; やまだ 2000a, 2006b, 2007b, 2007c）。ナラティヴ・アプローチは、論理実証モードではなく、物語モードによる研究である。

ナラティヴの特徴として、「筋立て」「時間的秩序」「意味づけ」が、多くの研究者によって重視されている。哲学者アリストテレスは、ギリシアの物語を定義づける特徴の1つとして「筋立て」をあげ、登場人物の意図的な行為に応じて出来事を並べたりつなぎ直したりすることであるとした（グリーンハル 2008/2006）。筋は、いつ、どこで、だれが、なにを、なぜ、どのようにおこなったか、という出来事や行動の展開過程を示す（桜井 2005a）。アリストテレスは、「時間配列」もまたギリシアの物語の特徴の1つであり、出来事や行動が時間に沿って展開することであると述べる。アリストテレス以来の考え方として、リクールなどの物語論者も、「始まり－中間－終わり」という時間的秩序と調和的形態を重視している（やまだ 2007c）。ホワイト&エプストン（1992/1990）は、時間による出来事の直線的シークエンス化がストーリー立てには必要であるとし、「筋立て」と「時間的秩序」とが相互関係にあることを強調している。

ブルーナー（Bruner, 1991, 1998/1986, 1999/1990）は、意味を伝達する手段として物語ることの中核的な特徴を取り出そうと試み、世界の表象形態としてのナラティヴには鍵となる特徴があり、その1つに、経験を順序に従って秩序立てる力が存在することを主張した（マクレオッド 2007/1997）。

他方、やまだ（2000b）は、時間的秩序を前提にせず、物語を「2つ以上の事象をむすびつけて筋立てる行為」と定義する。「むすび」（結び・産み）方によって意味が変容したり、新しい意味が生まれることが、物語にとって本質的に重要だと考える「生成的定義」である（やまだ 2007c）。

語りにおける「意味づけ」の定義は、研究者や研究目的によって異なり、大きく次の3つの方向性がある。1つ目は、個人の主体性や自己、主観的意味や当事者の意味づけを重視する方向である。2つ目は、人間が経験を組織立てる方法、つまり編集行為として「意味づける行為」を中心テーマとする方向である。3つ目は、社会的構成や社会表象としてのナラティヴを扱い、「社会的意味」を大きくみる方向である（やまだ 2008）。また、こうした「意味づけ」の定義に関する3つの方向はそれぞれ、研究の方向性という点からさらに2つに分かれる。一方は、語り手に寄り添い、著者性、主体、一人称、自己を重視する、「個別事例」「物語的自己」「物語的アイデンティティ」「自伝」「カウンセリング」的ナラティヴ研究である。もう一方は、より一般化したナラティヴ生成プロセスのモデル化を探究したり、社会・文化・歴史的生成プロセスを重視する「モデル生成」「共同行為」「社会構成」「民族誌」的ナラティヴ研究である（やまだ 2008）。

「意味づけ」にはどういう機能があるのだろうか。桜井（2005b）は、語りを、現実の世界との対応を示す筋で構成される〈指示的機能〉をもつ部分と、語り手の態度や価値判断によって話す動機や理由や経験の意義が指し示される〈評価的機能〉（Labov, 1972）をもつ部分とに分けた。〈評価的機能〉は、経験の語りに対する現在の時点からの評価の語りというべきものである。そして桜井（2005a）は、出来事が筋によって構成されている語り、つまり語られた内容を〈物語世界〉と呼び、内容に対する語り手の評価や態度を表す語り、つまりいかに語られているかを示す部分を〈ストーリー領域〉と呼んだ。まとめると、意味づけは語られた内容とそれに対する語り手による評価の産物であり、それぞれに語りの機能が備わっている。〈物語世界〉が〈指示的機能〉を、〈ストーリー領域〉が〈評価的機能〉を有し、語りが筋立てられ意味づけられるのである。

グリーンハル（2008/2006）は、物語の機能を「参照的（模倣的）視点」「変容的（反模倣的）視点」「遂行的視点」の3つに整理する。「参照的（模倣的）視点」は〈指示的機能〉と、そして「変容的（反模倣的）視点」や「遂行的視点」は〈評価的機能〉と、近い機能を有している。「参照的（模倣的）視点」とは、出来事に関する報告そのものに物語の機能をみる視点である。それに対し、「変容的（反模倣的）視点」は、出来事の意味を変容させることに語りの機能をみる視点である。自分が経験した出来事について語ることは、単なる出来事の描写ではなく、そのことを通して自己を創造する行為なのである。そして「遂行的視点」では、経験を振り返ることによりも、むしろ今後に向かって行為する側面に力点が置かれている。マッティングリー（Mattingly, 1998）は、フィールドワークを通して、病いの物語が、診察室という「舞台」で演じられる1つの演劇であることを明らかにした。またゴッフマン（Goffman, 1981）は、社会的行為者は望ましい自己を演じることによって、慢性の病いのような困難な状況に直面する力を得ると述べている。自分にとって重要な出来事を物語ることによって、過去の経験を筋立て意味づけ、未来に向けて自己を創造的に生成することができるのである。

それでは、物語はいかにして筋立てられ意味づけられるのだろうか。筋立ては、平凡な日常生活に生じる裂け目として「困難」が起こることに始まる（ブルーナー 1998/1986）。たとえば病いの物語では、患者である当事者自身が降りかかる困難をどれくらいうまく回避したり立ち向かうのか、もしくは回避しそこねたり立ち向かうことができないか、ということが語り出される。民話や昔話などの口承文芸の構造分析においても、まずは緊張をもたらす「苦難」が導入される。それに続いて転機などの「危機」が訪れ、変身や克服などの「解決」が図られる。このように、「苦難」「危機」「解決」の3要素が基本となっている（桜井 2005a）。物語はこうした筋立ての構造を備えながら、筋立ての類型という点では、古典的には、悲劇、喜劇、冒険劇、恋愛劇、風刺劇、通俗劇が存在する（グリーンハル 2008/2006; 桜井 2005a）。

自らが経験した重い病いを著作に描いたフランク（2002/1995）は、病いの物語を「回復（奪還）の物語」「悲劇の物語」「探求の物語」「混沌の物語」の4つの型に整理した。「回復（奪還）の物語」では、主人公である患者が医療制度を上手に利用し、望んでいた健康を回復する。「悲劇の物語」では、主人公である患者は、重大な病気を克服しようと苦戦するが、医療の無力さと人々の思いやりのなさに直面する。「探求の物語」では、主人公である患者は、自身の不治の病いの意味と目的を見いだすための旅に乗り出す。そして「混沌の物語」では、物語は一貫性を欠き、満足が得られず、意味を見いだすことができない（グリーンハル 2008/2006）。

このように、それぞれの型は特有の筋を有するが、それぞれが単独に物語として完結するとは限らない。自分自身、あるいは他者に向かって繰り返し物語が紡がれる中で、たとえば「悲劇の物語」であったものが「回復の物語」や「探求の物語」として語り直されたり、あるいは「探求の物語」として語られていたものが「混沌の物語」に移行するというように、それぞれの型の物語を編み込みながら、新たな筋立ての物語が産み出される。

またナラティヴは、誰が誰について語るのか、という観点から特徴づけることができる。エリオット（Elliott, 2005）は、個人が自分の経験について語ったものを「ファースト・オーダー・ナラティヴ」と呼び、そして、主に研究者などが社会的世界を理解するために語ったものを「セコンド・オーダー・ナラティヴ」と呼んだ。「セコンド・オーダー・ナラティヴ」の場合、語られるのは、労働者階級、女性、病者、障害者といったある社会的カテゴリーに属する人々であることが多い。また、こうした社会的カテゴリーの人々の物語を聴き、「まさしく私の物語だ」という実感を伴った場合、それは、「コレクティブ・ストーリー」となる。「コレクティブ・ストーリー」は、ある個人の物語であると同時に、ある社会的カテゴリーに属する人々に共通する集合的な物語である（野口 2009）。

語りには、個人に独特な語りと、コミュニティに流通するものとしての「モデル・ストーリー」や、より広い社会での「マスター・ナラティヴ」が重層化されて含まれている。「モデル・ストーリー」とは、ある一定のコミュニティの中で機能するストーリーであり、黙して語ることのなかった人々が、それを参照することで自己を語ることが可能となるものである。「マスター・ナラティヴ」は、コミュニティを越えて社会的に機能するイデオロギーであり、社会文化的慣習や規範を表現するとともに、政治的に妥当性を与えられた表現形態をとる、ある社会や時代に支配的なものである（桜井 2005b）。ナラティヴは、個人的な行為の形式であると同時に社会的・対人的な行為の形式でもある。ナラティヴの最も重要な社会的次元は、私たちが、〈語られた世界〉（MacIntyre, 1981; Mair, 1989; Sarbin, 1986）に生きているという事実の内に存在する。つまり、家族、社会集団、文化の構成員であるためには、その集団に属する人々がもつ伝統や価値観を担うストーリーを知っている必要があり、言い換えれば、そこで語られたストーリーは、どれもその集団における既存のストーリーの膨大なストックから引き出されているのである（マクレオッド

2007/1997)。

従来の心理学は論理実証モードに立っていたため、内と外、主観と客観、原因と結果、独立変数と従属変数、実験者と被験者、研究者と研究対象は、厳しく区分されていた。しかしナラティヴ・アプローチでは、このような二元分割を超えて、人と人とのあいだでやりとりされる「ナラティヴ」を扱う。方法論としてのナラティヴ・アプローチは、共同生成されたナラティヴを研究対象にして、インタビューや会話のように口頭で語られる相互行為的なやりとりによる語られ方、物語の構成の仕方、意味づけ方、語りの変化プロセスなどを問う研究が適している（やまだ 2007b, 2008）。

このように、ナラティヴの特徴や機能、ナラティヴによるものの見方には、新しい世界観や人間観が含まれており、それは科学的・抽象的・命題的な認識を通じて世界を表象する論理実証モードでは捉えられない。ナラティヴ・アプローチは、心理学の研究方法を根本的に変えつつある（やまだ 2006a, 2006b, 2007b, 2007e）。

ナラティヴを捉える主要な方法としては、インタビューが用いられることが多い。次に、ナラティヴモデルによる人間観と方法論に立脚したインタビュー法について述べる。

3　対話的ナラティヴとしてのインタビュー法 ―― ライフストーリーの産出

インタビュー法は、主に、インタビューを構成する質問項目や言い回しや順番をどの程度厳格あるいは柔軟にするか、インタビューという相互作用場面における聴き手の関与や応答の柔軟性や即興性をどの程度認めるかによって、構造化インタビュー、半構造化インタビュー、非構造化インタビューの3つに区分される（徳田 2007）。半構造化インタビューは、事前に質問する項目や枠組みをある程度構造化したうえで、インタビュー場面では語り出された内容によって適宜質問を加え、聴き手の関与を柔軟にする方法である。半構造化インタビューは、人間の経験する世界に開かれた方法として関心が寄せられ、また実際にも頻繁に使用されている（フリック 2002/1995）。なお、事前に作成された、一連の回答カテゴリー群の制限された質問を行う構造化インタビューと対比して、半構造化インタビューと非構造化インタビューを一括して扱う立場もある（徳田 2007）。やまだ（2006a）は、非構造化インタビューは、インタビューを受ける人の主体性や自由度を最大限に尊重するものであるが、「非構造化」という程に何ら構造化がなされていないわけではないと述べ、非構造化インタビューという呼び名の検討をはじめとして、インタビューを方法論として整備する必要性を述べる。非構造化インタビューは、ある程度の合理的な質問ストラテジーや、生成的に展開する構造をもち、また、十分な準備と訓練に時間を必要とするのだ（やまだ 2006a）。こうした指摘を踏まえ、ナラティヴを捉えるインタビュー法の開発を進めていくことが重要である。

半構造化インタビューや非構造化インタビューでは、録音してデータとして収集し、テクストに変換して分析し、結果・考察を提示して、それが他者に読まれるというプロセスを通して、ナラティヴとしての新たな人生が産出される（フリック 2002/1995）。こうしたナラティヴ・テクストの構成と提示の対話的なプロセスを理解するには、ミメーシスという概念が有用である。

ミメーシスとは、もともとは「模倣」を意味するギリシア語で、象徴的世界を産出・変換する行為、たとえば文学や絵画を、現実の解釈として捉える概念として、美学と文学理論で用いられてきた。現在では、人間が世界の理解を表現する際の一般原理として扱われている。語られたことばや文字におこされたことば＝テクストも、ミメーシスである。

リクール（Ricoeur, 1981）は、文学的テクストに関するミメーシスの3つの形式を次のように述べる。ミメーシス1は、日常的また学問的解釈における、人間の行為および社会や自然の出来事に関する先行理解のことである。この先行理解から創作がなされ、テクストと文学の性質をもった第2の形式へと移る。ミメーシス2は、社会的または自然的世界の経験がテクストへと加工される変換作業である。テクストは、日常生活で他者に語られる話であることもあれば、ある種の記録や研究目的で作成されるものである場合もある。ミメーシス3は、解釈を通したテクストの理解という変換作業である。記録、本、新聞などの日常における理解のこともあれば、研究に関する筆記記録やトランスクリプトなどの文書、および学問的テクストに関する学問的解釈を指すこともある。よってミメーシス3は、テクストの世界と聴き手や読者の世界との接点となる。

こうしたミメーシスの3つの形式によるプロセスは、経験の構成と解釈の相互作用として捉えることができる。インタビューによるナラティヴの産出とそこで用いられるテクストにあてはめると、ミメーシス1は「語り手の側で、経験を口頭の語りや報告などに変換する際」に、ミメーシス2は「それに基づき研究者がテクストを構成し、解釈する際」に、ミメーシス3は「その解釈が日常の文脈に還元される（たとえば研究成果が読まれる）際」に認められる（フリック 2002/1995）。このように人生に関するナラティヴは、単なる事実経過のコピーではない。人生とナラティヴとの間のミメーシスは双方向に行われ、ナラティヴは人生を模倣し、人生はナラティヴを模倣する（Bruner, 1987）。やまだ（2007d）は、インタビューでの対話、多種のテクストの対話、自分自身との対話、テクストの読者との対話、こうした何重もの語りの連鎖と対話の中で、新たな意味生成に出会うことになると述べる。インタビューによる「対話的ナラティヴ」（やまだ 2008）は、アクチュアルに相互作用し、相互に文脈から離脱して自律しうる、生成的に変容可能な有機体である。語り手が人生を物語り、聴き手が聴き取り解釈し、読み手に届けられるという一連のプロセス、さらには、それが読み手の視点から再び語られるという循環的なプロセスを通じて、新たな人生が生み出されるのである。なお、このようなインタビューのプロセスだけではなく、過去のプロトコル・テクストの読み返し、詩や日記や文献などのテクスト分析も、対話的ナラティヴとして扱われる（やまだ 2008）。

ナラティヴを対象とするインタビュー法であっても、微妙な立場の違いがあることに注意したい。フリック（2002/1995）は、ナラティヴをデータに用いて語り手の経験世界の構造を把握しうるインタビュー法として、ナラティヴ・インタビューとエピソード・インタビュー（Flick, 2000）をあげる。フリックの述べるナラティヴ・インタビューでは、研究上の関心はライフヒストリー全般に向けられ、場合によっては特別な時期やテーマに焦点が絞られる。そして、語られた出来事は、語り手が行為者として経験したように報告するのが原則とされる（Schütze, 1976）。一方エピソード・インタビューでは、特定の領域に関する経験は、具体的な状況や事実にむすびついて組織化されるエピソード的知識と、抽象化され一般化された仮定や概念に基づく意味論的な知識の形式とで、貯えられ想起されると考える。つまり、状況的でエピソード的な文脈を志向するナラティヴと、そうした文脈から離れた概念的で規則志向の知識のための論証とが組み合わされている。プラマー（Plummer, 2001）は、「実証主義的な極」と「解釈的な極」の2極を据え、各種インタビュー法は、認識論的背景によってこの2極間のどこかに位置づけられるとした。こうした視点を踏まえると、フリックのいうナラティヴ・インタビューとエピソード・インタビューは、ナラティヴをデータとして用いているが、物語モードを認識論的背景として「解釈的な極」に位置づくナラティヴ・アプローチに依拠するインタビュー法とは一線を画すると考えられる。

物語モードでは、私たちが語ることができるのは常に「……についての物語」であると理解される。人は自分の生に対して、理論のかたちで把握しているよりも多くのことを知っていて表現することができ、それはナラティヴとして産出される次元で利用可能となる（Hermanns, 1995）。そして過去に経験された出来事は、人の内部にすでにあるのではなく、言葉で語られることでその場でつくられる。語り手はインタビューの場で語りを生産する演技者であって、聴き手や世間、すなわち対話の相手を意識して語るのである（桜井 2005a）。

物語モードに依拠するインタビュー法では、個々のナラティヴを何らかの事実・実態・本質を示すデータとして扱うのではなく、個々のナラティヴがどのような現実を構成しているかに注意が向けられる。人生物語を捉えるインタビュー、すなわちライフストーリー・インタビューでは、高度にアクティヴで十分な深さのある語り手と聴き手の相互作用によるインタビューが目指される。桜井・小林（2005）は、ライフストーリー・インタビューについて、語り手と聴き手による相互行為によって生み出されるものであることと、「語られること」が「語る行為」と分かちがたくむすびついていることの2点が、通奏低音として流れていると述べる。その典型的な形式はアクティヴ・インタビュー（ホルスタイン&グブリアム 2004/1995）である。伝統的な標準型のインタビューでは、語り手はあらかじめ定められた形式の中で回答を表現する、事実と経験の内容を内部に保存しているだけの受動的な存在としてみなされた。それに対して、アクティヴ・インタビューでは、語り手は、事実と経験の内容を提供するプロセスに主体的に関わる能動的な存在であるとされ、また、語り出される内容は、ダイナミックに意味生成がなされる語り手と聴き手の共同的で能動的なプロセスとして捉えられる（小林 2005）。

やまだ（2006a）はナラティヴ・ターン以後の対話的なインタビュー法の大きな変化を、次の4点にまとめている。第1に、インタビューは、研究者を特権的な位置におくのではなく、人間が同じ人間として対等と位置づけられる相手から対話的に話を聴く人間科学の基礎的方法である。第2に、インタビューを行う研究者は、自覚的かどうかにかかわらず、ニュートラルな存在ではあり得ず、インタビュー場面においてアクティブな相互行為を行う協力者として位置づけられる。第3に、語り手の語りは、「記憶の貯蔵庫」「回答の容器」「正確な情報」などとして語り手の内側に固定して実在していた既存のモノとしてではなく、インタビュー状況の中で聴き手との共同生成的なやりとりによって生み出された生きものとして扱われる。第4に、インタビュー行為は、それ自体が貴重なナラティヴ研究の対象であるとともに、常に省察的に研究されるべき対象となる。

ライフストーリー・インタビューには、いま・ここの時空間で行われる〈会話〉、語り手の情報内容である〈物語世界〉、聴き手 - 語り手の社会関係において語り手の評価や態度を表す〈ストーリー領域〉の3つの異なる位相が存在する（桜井 2005a）。桜井（2005a）は、ライフストーリーの意味体系が、インタビューの相互行為を土台に築き上げられること、したがって〈ストーリー領域〉に留意する必要があること、しかしその重要性を認識しつつも、同時に〈ストーリー領域〉の限定を見極めることが大事であるとも述べる。〈ストーリー領域〉は主として相互行為によって理解されるものであるが、他方で、〈物語世界〉を構築する主導者はどちらかといえば語り手側にあり、語り手の導きによる筋立てに応じてインタビューの場から一定の自律性をもって、〈物語世界〉が成立している。ゆえに、〈物語世界〉に十分な研究関心が向けられなければ、ライフストーリー研究の元来の目的と可能性が見失われる危険性がある（桜井 2005a）。こう考えるなら、相互行為性が際立つ〈ストーリー領域〉への留意が重要視される一方で、ライフストーリー・インタビューでは、分析の照準を〈物語世界〉に合わせることもまた重要なことである。

以上みてきたように、インタビューという語り手と聴き手の対話的な相互行為の中で、新たなライフストーリーが〈物語世界〉と〈ストーリー領域〉によって構成されて生み出される。その対話的なプロセスにおいて、聴き手は、聴くべき事象に焦点をあて、語り出される内容に十分な敬意を払い、同時に、語り手の言語的表現以外にも意識を向ける。インタビューで、聴き手が自らの問いや働きかけを調整し、語り手の表情、視線、声の調子などの非言語的な情報にも十分に注意を払い、語り手の微細な感情の動きや沈黙の意味を掴まえることは大事なことである（徳田 2007）。聴き手のそうした働きかけや配慮により、語りが展開する場合もあるだろうし、また、語られないことの意味を読み解く鍵が見つかる可能性もある。一連のインタビューでは、語り手の心理状態、あるいは取りあげられる出来事によって、饒舌に語られることもあれば、うまく語れないこともあり、また、一貫しない語りが吐露される場合もある。生の現実はあまりに複雑であり、それをことばという十分ではない器で語ろうとする、語り手の格闘のプロセスがそこに存在する（やまだ 2007d）。だからこそ、まとまりなく一貫性を欠き、意味を見いだすことができないような「混沌の物語」（フランク 2002/1995）にも、今後に向かう生成や変容が秘められている可能性があるのだ。対話的なインタビューにおける、語り手の非言語表現や語られないこともまた、語り手のライフストーリーを理解するうえで重要なことを伝えてくれるのであり、そこに関心を向けることは大切なことである。

それでは、語りを生み出す格闘のプロセスにおいて、語り手はどのような経験をしているのだろうか。次に、語り手にとってのライフストーリーの意義、すなわちライフストーリーを通じた語り手の生涯発達について検討する。

4　ライフストーリーを通してみる生涯発達

「私たちは、一瞬ごとに変化する日々の行動を選択し、関連づけ、編集し、構成し、秩序づけ、経験として組織化し、意味づけながら生きている。ライフストーリー、つまり人生を物語るということは、経験を有機的に組織し、意味づける行為である」（やまだ 2007c）。

ライフストーリー研究は、日常生活で人々がライフを生きていく経験のプロセスを物語る行為と、語られた物語についての研究である（やまだ 2000b）。ライフには、「人生」「生涯」「生」「いのち」「生活」など多様な意味がある（やまだ 2007c）。ライフストーリー研究は、ライフヒストリー（生活史）、オーラルヒストリー（口述史）、ライフレビュー（人生回想）などの研究と類似しているが、核となる特徴は、ライフストーリー研究が、ナラティヴモデルに立っていることである。とりわけライフストーリー研究では、「語られた真実」に関心をもち、どのように人生経験が構成され、意味づけられているかを中心に分析を行う。たとえ語られた内容が記憶の誤りで歴史的事実とずれていたとしても、その人の「語り・物語」として分析するのである（やまだ 2007c）。ライフストーリーを聴き取り捉えることにより、当事者が、出来事をどのように自覚し、どのような物語に組み込み、どのような感情や意味づけを付与しているかといった、心理プロセスを含む物語的真実に迫ることができる（やまだ・山田 2006）。他方、ライフヒストリーやオーラルヒストリーの研究では、「歴史的事実」により関心をもつ（Mann, 1992）。ライフヒストリーは、語られたライフストーリーだけではなく個人的記録などを含めて構成される個人の伝記のことであり、オーラルヒストリーは、語られたものの中でも歴史的な経験や過去の出来事の表象に焦点があてられる、ライフストーリーの下位概念である（桜井・小林 2005）。

ライフストーリー研究では、個人の生涯を誕生から老年まで時間軸に沿って聴く研究だけではなく、幾世代にもわたって語り伝えられてきた長い時間軸のコミュニケーションや、逆に、昨日起こった出来事など短いライフを扱ってもよい（やまだ 2007c）。また、語られたものだけではなく、回想録、日記、自伝、詩の形式などとして書かれたものも含め、どのような創造的な形式でも可能である（アトキンソン 2006/1995）。

それでは、ライフストーリーは、それを創造する個人にどのような意義をもたらすのだろうか。私たちは自分自身についての物語を紡ぐことによって、自分が何者であるかを確認し、また、自分自身を変えようとする（ブルーナー 1999/1990; グリーンハル 2008/2006; Holstein & Gubrium, 2000）。過去の経験を再解釈し、まとまりのない分裂していたような自分から、望む自分になるための新しいイメージを創るのである。自己概念を創造するためには語りが決定的に重要であり、ライフストーリーは、自分の理想のイメージやアイデンティティを創りあげるのに重要な役割を果たしている（アトキンソン 2006/1995）。その顕著な例の1つである病いの語りでは、単に経験が描写され、打ち勝つための努力が描き出され、経験に意味が与えられるだけではなく、同時に、語り手の自己概念の枠組みが再創造されたり再確認されるのである（グリーンハル 2008/2006; クラインマン 1996/1988; Mattingly & Garro, 2000）。

また、私たちは、自分を変革するストーリーを創りあげるために、創造力を使い（アトキンソン 2006/1995）、そのことを通じて語り手は、力を与えられ、カタルシスを得る（小林 2005）。さらには、自分自身で語った経験について、その到達した理解や意味づけを自分自身の関心に一致した行為にあてはめることができた時、その効果は大きくなる（Mishler, 1986）。つまり、過去の自分と現在の自分とをつなぎ、その意味が見いだされ、自分の言葉で表現でき、さらに自分の人生に主体的な展望が得られた時、カタルシスの効果は絶大となるのだ。小林（2005）は、語った経験が共感的に受容されたと感じられた時にもカタルシスが得られると述べる。このように、ライフストーリーには、語り手に生成や変容をもたらす発達的・臨床的な意義が備わっている。そして、こうした生成や変容は、ライフストーリーを創造する個人が単体としてではなく、その人が生きている場所を含む網目の世界において、語り手と聴き手の相互行為の中で成し遂げられるのである。

感情や情動とナラティヴとの間に固有の関係を見いだしたサービン（Sarbin, 1989a, 1989b）は、感情や情動が、人体の生理に内在する内発的で自動的な反応ではなく、通常はナラティヴの中に位置づけられることを明らかにした。つまり、情動や感情は自己や知覚・認知の内側にあるのではなく、人々の日常生活における役割や意味にむすびついており、日常において語られるストーリーを通じて生じると考えたのである。こうした情動や感情に関する認識の仕方は、社会構成主義における世界の捉え方と分かちがたくむすびついている。社会構成主義の立場では、世界は人々や集団間でやりとりされ交渉された文化的・歴史的経過の産物であるとする。ガーゲン（Gergen, 1985）は、「自己」や「情動」といった心理学的構成概念を、社会的構成のプロセスとして再定義する方向性を見いだし、自己や情動はストーリーとともにあり、それらは語り手と聴き手との間に生まれる社会的構成物であると考えた（マクレオッド 2007/1997）。

ライフストーリー研究では、語り手と聴き手の相互行為の中で何が語られたか、人が自己の人生にどのような意味を与えているかが問われる（野口 2005; やまだ 2007b, 2007c）。こうした相互行為による見方や方法論は、変容を促す臨床場面や治療場面で特に有効である（やまだ 2008）。スペンス（Spence, 1982）は、心理療法の核心に物語的真実の概念を据え、歴史的真実と区分した。クライエントが自らの人生について語ることが、現実に起きた出来事に基づいているという前提に立つ歴史的真実に対し、物語的真実は、対話的な相互行為の中で、出来事やそれに対する情緒的反応を整合させ一貫して説明しようとする試みによって成立する。こうしたスペンスの発想は、ブルーナー、サービン、ガーゲンなどによって捉えられたナラティヴ心理学と心理療法の世界とをむすびつけた（マクレオッド 2007/1997）。

アトキンソン（2006/1995）は、ライフストーリーには、自分自身、他者、人生の神秘性、そして自分を取り巻く世界に調和をもたらす4つの変革機能があるとし、それらを「心理的機能」「社会的機能」「神秘的機能」「宇宙的機能」と呼んだ。「心理的機能」は、経験やそれに伴う感情、経験の意味を、より明確に理解させ統合させる機能である。ライフストーリーを語り、何度も葛藤に直面することよって、経験を秩序づけ、経験と感情を調和させ、自分に対する認識が深まるのである。「社会的機能」は、周りにいる人々との関係で、自分自身の経験を肯定し、その正当性を認める機能である。ストーリーを共有することにより、他者との共通性を知り、つながりを感じることができる。そして、1つの共同体であるという意識をもち、生きている社会の秩序を理解する。「神話的機能」は、固有で多様な自らの経験と人生に関する共通テーマとの一致を認識し、筆舌に尽くしがたいような究極の神秘に遭遇し、敬意の念や謙虚な気持ちを感じるという機能である。その時、時間や文化を超えた生命の輪にむすびつけられたと感じることができる。「宇宙的機能」は、周りの世界や宇宙の捉え方や、その中での自分自身の役割と居場所が示され、生きている世界に秩序がもたらされるという機能である。個人の信条、信念、世界観が、ストーリーの中で統合され、それによって、他者とどのように調和できるかに関する考え方や、世界についての理想像が示される（アトキンソン 2006/1995）。このように、ライフストーリーを語ることにより、他者、社会、生命を保持している偉大なもの、そして宇宙といった複数の場と関係性の重なりの中で、経験を意味づけ、自己概念を明確に輪郭づけることができるのである。

こうしたライフストーリーを捉える研究では、それぞれのコンテクストにいる人々が自らの経験を自分自身の声で語る多声性と、語りの共同生成とを大切にはぐくむ。そして、支配的な物語や優勢な物語に対して、「もうひとつの物語」「異なる物語」が生まれる土壌を大切にする（やまだ 2007c）。心理療法の枠組みで用いられる「物語の外在化」は、もうひとつの物語を理解するうえで重要なヒントを与えてくれる。物語の外在化とは、耐えがたい問題を客観化または人格化することであり、それによって、これまで人生をかたちづくってきた支配的な物語（ドミナント・ストーリー）から引き離す「ユニークな結果」を生じさせ、新しいストーリーであるもうひとつの物語（オールタナティヴ・ストーリー）を誕生させる。ライフストーリー研究においても同様に、もうひとつの物語を生み出すべく、多様な語り、多様なイメージ、多様な物語の同時共存を許容し、どれが正しいか、どれが成功かという問いの立て方をしない。したがって、従来は声を出しにくかったマイノリティや女性など弱い立場にいる人々の声を、積極的に聴くことになる（Josselson & Lieblich, 1993; やまだ 2006b; やまだ 2007c）。

本書は、子どもに恵まれず、そして、不妊治療でも受胎することができないという思いもよらない経験をした女性たちが、そうしたマイナスの経験を、自らの人生の中に位置づけ意味づけようとするライフストーリーを捉えるものである。彼女たちが直面した不妊や不妊治療、その後に選択した養子縁組による親子・家族関係は、社会的にスティグマを押し付けられたり、あるいは社会的マイノリティとして認識される傾向にあるだろう。また、そうした社会一般の認識を当事者自らが取り込んでしまうことが多い事象であるといえる。

しかし、当事者である女性たちは、時に自分自身に問いかけ時に他者に語りながら、自らの経験に向き合い捉え直す作業を通じて過去の経験を有機的に組織化し、自らの人生を生きていく。ライフストーリーにおける、離れた文脈や場所にある2つ以上の事象や出来事を「むすび」つけることで生まれる生成的な働きは、人生を変容させるうえでとりわけ重要である（やまだ 2006b）。語りを「むすぶ」ことにより、マイナスでしかなかった経験にプラスの意味づけがなされ、人生に質的な変容がもたらされるのである。ただし、「欠落と共に生きる」という意味は、いくつもの喪失を重ね、ことばや経験を繰り返し反芻し、苦い悲しみや疼《うず》く哀しみを我が身で語り直して、やっと腑に落ちてわかるものでもある（やまだ 2007f）。生涯にわたる発達を通して行われる絶え間ない個人的現実の構成と経験は、人を生きたシステムとして特徴づける自己組織化のプロセスと密接に関係しているという（菅村 2003）。不妊という自己概念を突き付けられ、子どもをもつという思い描いていた人生展望を大きく揺さぶられた経験を身に携えた女性たちが、自らの経験を意味づけながら今後に歩みを進め、自己を再構築していこうとする生涯発達を、ライフストーリーは浮き彫りにしてくれる。

第3節　人生径路と選択を捉えるアプローチ
——多様性と複線性を描く複線径路・等至性モデル（ＴＥＭ）

ここで、多岐にわたる変化や生成や移行の過程を想定する「過程モデル」を具現化した方法論的枠組みとして、複線径路・等至性モデル（Trajectory Equifinality Model：ＴＥＭ）を紹介しておこう。

ＴＥＭは、等至性（Equifinality《エクイファイナリティ》）の概念を発達的・文化的事象に関する心理学的研究に組み込もうと考えたヴァルシナー（Valsiner, 2001）の創案に基づく（Valsiner & Sato, 2006）。径路と選択に焦点をあてて、人の発達や人生径路の多様性・複線性をプロセスとして捉え描き出すための方法論である。ＴＥＭでは、人間は、開放システムと捉えられ、時間経過と歴史的・文化的・社会的な影響の中で多様な軌跡を描きながらも、ある定常状態に等しく（Equi）到達する（final）存在（安田 2005a）とされる。すなわち、ＴＥＭの特徴は、人間を外界と不断のやりとりを行いながらも定常状態が保たれている開放システムと捉えるシステム論（ベルタランフィ 1973/1968）に依拠する点、時間を捨象して外在的に扱うことをせず、個人に経験された時間の流れを重視してプロセスを描く点にある。

図２‐１は、ＴＥＭの枠組みを用いて描く図（ＴＥＭ図）の最小単位を示したものである。等至点、分岐点、非可逆的時間、径路という４つの基本概念が記されている。以

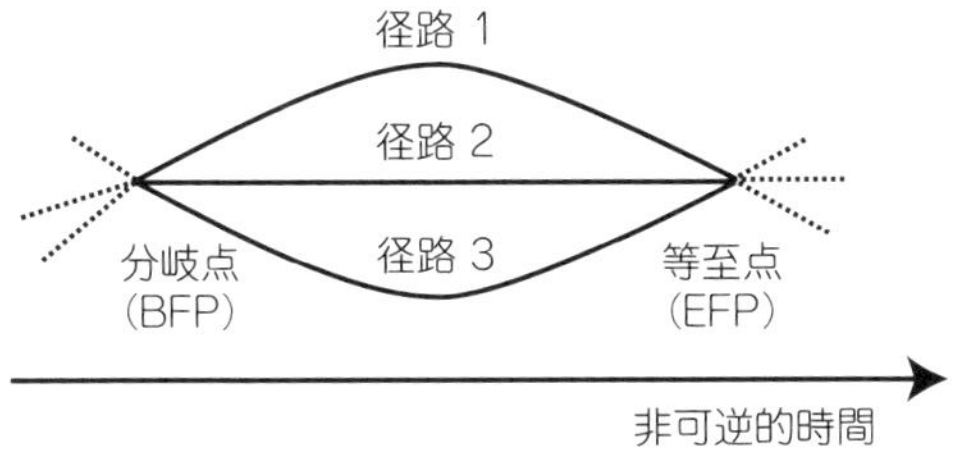

図２‐１　TEM図の最小単位（安田・サトウ 2012より一部変更）

下に、他にいくつかを加えて必要な諸概念を説明しよう。

等至点（Equifinality Point：ＥＦＰ）は、等至性の具体的な顕在型であり、行動や選択や感情などとして焦点化される。人のライフにとって何らかの意味で重要なポイントとして、研究目的に基づいて決定される。そこに至り、そこから分かれゆく結節点のようなものとして記述する。

分岐点（Bifurcation Point：ＢＦＰ）は、複数の径路が発生・分岐するポイントである。当人の生きる時間の流れのなかで生じるものである。ここにかかる諸力を捉えることによって、それまでの歩みを分岐させる力（社会的方向づけや社会的ガイド、以下で説明）の有り様を分析することができる。

非可逆的時間（Irreversible Time）とは、決して後戻りしない持続的なものとして定義された時間概念である。ある個人の行動や選択や感情が、それまでの歩みと不可分であること、事前に結果を決定できない不定さのなかで生じることを含意する。時計で計測される単位化された客観的な時間ではなく、人のライフの持続によって現れてくる、人の固有で多様なライフとともにある時間である。

（複線）径路（Trajectory）は、人の発達や人生径路の多様性と複線性を表す概念である。分岐点から等至点に至り、また等至点から分岐する経験の軌跡を描くことによって可視化される。

社会的方向づけ（Social Direction：ＳＤ）は、個人の行動や選択に制約的な影響を及ぼす、社会的な諸力を象徴的に表した概念である。そして、社会的ガイド（Social Guidance：ＳＧ）は、社会的方向づけとは逆に作用する力として概念化されている。つまり、分岐点として立ち現れる行動や選択を、促進したり助けたりする力のことをいう。

必須通過点（Obligatory Passage Point：ＯＰＰ）は、もともと地理的な概念で、ある地点に移動するために必ず通るべきポイントという意味である。「必須」とは、「通常、ほとんどの人が」という意味合いである。本来大きな自由度をもち得るはずの人間の選択や行動や感情が、一定のポイントに収束している状態が描かれる。制度や法律など、社会的・現実的な制約的な力を発見する手がかりになり、社会的方向づけの力動を分析することにつなげることができる。

可能な径路（Possible Trajectory）とは、収集された観察データやインタビューデータに直接現れてはいないが、あり得るもしくはあり得たと考えられる径路であり、点線で描かれる。図2-1では、分岐点に向かう点線、等至点から生じている点線が、可能な径路として示されている。持続的な時間の流れのなかで、あるポイント（等至点、分岐点、必須通過点）から膨大な径路や選択肢が想定可能ではある。しかし、実際には歴史的・文化的・社会的な制約を受けているので、径路や選択肢が無限に存在するわけではない。加えて、実際の研究として可視化するのは、描き出すことに一定の意義があるものに限られる。たとえば、研究目的や、扱う現象との関連で、明示することに意味がある径路があるだろう。また、価値の多様性の可視化を意図して両極化した等至点（以下で説明）を設定したり、援助的な介入・支援や生き方に対する考察的提言を研究者が行なおうとする場合に、その説明を可能にしたり理解を促すことができるように、可能な径路が示される。

両極化した等至点（Polarized EFP：P-EFP）は、等至点とは価値的に背反するような、2つ（以上）の行動や選択や感情の有り様を指し示す概念である。実際に等至点として焦点化したある行動や選択や感情に対する、補集合的なものとして示されることが多い。ある研究目的のもとで、等至点として焦点をあてた行動や選択や感情への価値の絶対化を防ぐことに、設定の意義がある。また、両極化した等至点をTEM図上に描くことで、そこに至る可能な径路が研究者自身に見えてくることもある。

TEMの分析手続きについては以降の各章で詳述する。なお、TEMの詳細については、サトウ（2009）や安田・サトウ（2012）を参照いただきたい。

第3章　不妊治療で受胎しなかった女性へのインタビュー
――協力者と方法

第1節　受胎しなかった当事者女性のライフストーリーへの着目

本書の第4章以降では、生涯発達心理学の視点から、不妊治療によっても受胎しなかった当事者女性の経験の語りを、治療の開始から、治療経験を経て治療をやめる選択をした後に及ぶ、ライフストーリーとして捉えてゆく。その際、不妊治療をしている過中にある女性ではなく、既に過去に治療をやめる選択をし、自らの経験を振り返って語ることのできる女性の語り＝ナラティヴを聴き取った。というのも浅井（2005）が指摘するように、女性の身体が生殖という次元において、歴史的に堆積された言説とそれを補強する社会的に優勢な科学の力に操作されていても、当事者である女性自身がそのことに気づかないという事態が生じうるからである。つまり「子どもが欲しい」と強い願望に突き動かされて不妊治療に傾倒している状態においては、当事者女性が自らの治療経験を端的に語ることができないことが往々にしてあると考えられるのだ。ましてや、不妊治療をやめる選択についてはなおさらだろう。不妊治療を受けている渦中では、たとえ治療をやめたい気持ちが生じたとしても、それが一体どういう性質のものなのか、たとえば一時の気の迷いなのか、あるいは苦痛から逃避したいだけなのか、それとも今後の人生設計を見据えてのことなのかを、自分自身でも明瞭に意識することが難しい場合があると考えられるのである。

もちろん、治療をやめてから時が経ち、不妊に悩んだ当時の生々しい傷つきから距離をとることができていたとしても、自らの不妊経験を語ることが困難な場面や状況があるかもしれない。過去の不妊経験にいくら意味づけを重ねようとも、必ずしも確固たる語りが展開されるというものではない。多かれ少なかれ揺らぎを伴いながら語られることがあって当然であり、むしろそうした行きつ戻りつする語りそのものが、当事者にとっての真実なのである。

そして、経験をもとに紡ぎ出されるナラティヴには、暗黙のうちに組み込まれてきた文化の物語を見直す可能性が秘められてもいる（やまだ 2000b）。柘植（2000）は、不妊に関し、「子どもが欲しいのにもかかわらず妊娠しないこと」とするのは間違いではないにしても、全く不十分であると述べる。そして、子どもができないことへの社会文化的劣等視が、単に受胎しないという身体をもつにすぎない女性をがんじがらめにし、不妊治療をする以外の選択肢を見えなくさせているのだと指摘する。治療でも受胎することのなかった当事者女性の視点から、固有で多様なナラティヴを丁寧に聴き取り捉えることは、こうした非当事者による誤解を含んだ不妊をまなざす社会認識を、問い直す作業にもなる。

第2節　インタビュー協力者

1　インタビュー協力者のエントリー

インタビュー協力者（以下、協力者）のエントリーは、筆者の知人への依頼、新聞の不妊関連記事に掲載されていた不妊治療経験者への依頼、社団法人家庭養護促進協会大阪事務所[4]（以下、協会）の電子掲示板への書き込みによる依頼、協力者からの紹介の4通りによった。

一連のインタビューは、知人であるEさん（表3-1を参照、以下同様）への依頼に始まった。Eさん夫婦とは、筆者が物心つく前から家族ぐるみでの付き合いをする仲だった。Eさん夫婦には子どもがいなかった。幼い頃に一度、どうしてEさんには子どもがいないのかと母に聞いたことがあった。その時、お腹の病気だったという説明を受けたように記憶している。Eさんは明るく朗らかでオープンな性格であったが、Eさんの口からは、「不妊」という言葉はもとより、「子どもができなかった」という話を聞いたことはなかった。筆者は、本研究テーマに着手するにあたり、ふとEさんのことが頭に浮かんだ。協力者を得るのに困難を感じていた頃だった。ためらわれる面もあったが、思い切って尋ねてみると、Eさんは不妊治療に通っていたことを明らかにした。そこで改めて、Eさんにインタビューへの協力を依頼した。

同じ頃、新聞掲載記事を通じて、不妊の自助グループを運営していたJさんを知った。Jさんは、筆者が連絡をとった時点では自助グループ活動を休止していたが、インタビュー依頼を引き受けてくれた。Jさんが、受胎せず不妊治療をやめた後に子どもを育てたいと協会を訪れたことがあったことを、後に知った。

他方で、養子縁組の研究知見から、養子縁組を希望する夫婦には、不妊で子どもをもつことができなかった人が多いこと、協会という里親・養親探しを行う団体が存在することを知った。そこで協会に連絡をとり、訪問し、協力者を募るために電子掲示板の使用の許可を得た。ここで複数人に向けたインタビュー依頼が可能となり、Aさん、Bさん、Cさん、Dさん、Fさん、Gさん、Iさんとの出会いにつながった。また、その協力者の1人からHさんの紹介を受けた。Hさんもまた、不妊治療でも受胎しない経験を経て、協会から子どもの委託を受けていた。

以上が協力者エントリーの概要であるが、こうした方法は、モース（Morse, 1998）の述べる、事例を選択するうえでの「第2選択肢」であるといえよう。モースは、意味のある事例を選択するためのより一般的な選択基準をいくつか定め、すべて満たす事例を「第1選択肢」とした。その基準とは、当該の事柄や対象に対する必要な知識と経験をもち、インタビューにおいては質問に回答することのできる立場にあること、また、観察の場合は、研究に関連するような実践を行う立場にいることである。そして、さらに省察を行い、それを言語化する能力や、質問・観察に応じる時間があり、研究に参加する準備ができている必要があることだとされる。「第2選択肢」では、こうした「第1選択肢」とは異なり、知識や経験をもち、省察して言語化する能力がある準備のできた協力者とは必ずしも限らないが、インタビューに時間を提供する意思のある協力者を選ぶ。質的研究では、事例すなわち協力者を得られるかどうかという問題が、研究を実施するうえで決定的な障壁となることがあり、その場合、第2選択肢の事例から分析を進めるのがよいとされている（フリック 2002/1995）。インタビューに協力する意思があるということは、当事者の経験への意味づけを捉える本書において重要な必要条件であったともいえる。

こうした協力者エントリーのプロセス自体が、「不妊治療でも受胎することなく、子どもを育てたいと養子縁組を考えた女性の経験を捉える」という本書の着眼点を明確にするものとなったことは、特筆しておきたい重要なことである。なぜなら、質的研究では、調査プロセスにおいて次第に何が問題なのかが明らかになるような視野（局所的視野）をもっていることを自覚し、研究プロセスの透明性を高める必要があるからである（松嶋 2004）。調査対象は、見方や立場によって同時に異なる複数の意味を有し、この同時性ゆえに、調査者は常に局所的な視点しかもち得ない。つまり、何かが見えているということは、同時に、何かが見えていないことになる。松嶋（2004）は、質的研究は、いかに優れたものであれ、それを単純な真実として受容すべきではないとする。そしてむしろ、誰がどのような視点からそのように読み取っているのかを考慮に入れ、ある研究が現象のどの部分を見せ、どの部分を見えなくしているかを反省的に検討すべきだと述べる。協力者エントリーのプロセスと本書の骨子をかたちづくるプロセスとがともにあったという点では、本書では、パットン（Patton, 1990）の述べる「強度の高い事例のサンプリング」の方法を用いたといえよう。すなわち、「不妊治療でも受胎することなく、しかし子どもを育てたいと養子縁組を考えた女性の経験を捉える」という、研究上の焦点となる特徴やプロセスなどがどの程度強烈に事例に現れているかという判断との摺り合わせの中で、エントリーを行い、協力者を得たということができるのである。

次に、インタビューの実施による語りデータの収集について述べる。

2 語りデータの収集

インタビューは200X年[5]3月から200X+2年1月にかけて実施した。協力者が安心して話すことができることを第一に、協力者が希望する場（協力者の自宅、喫茶店）で、筆者自身がインタビューを行った。インタビューの内容は、不妊治療を始めて以後、治療をやめてインタビュー実施現在に至るまでの経験であり、具体的には次の質問項目を準備した。それらは、「不妊治療内容」「不妊治療や医療従事者に対する治療中の気持ちや考え」「受胎しないという状況における気持ち」「夫や親や友達、近隣の人など、周囲の人々との関係性」「不妊治療中に支えにしていたこと」「不妊治療に関して希望する支援体制」「生殖補助医療技術に関する考え」「不妊治療への健康保険の適用に関する考え」「養子縁組を意識し、試みた経緯」「（養子縁組をした場合の）非血縁の家族を築く経験」である。

こうした質問項目は、不妊治療でも受胎せず、養子縁組で子どもをもつことを考えた協力者の、「経験にまつわる基本情報」「経験の時間的変化」「経験の背景となる文脈」「経験から生じた考え・評価」を捉えられるよう構成されていたといえる。これらの質問項目を事前に協力者に伝えたうえで、当日は、話の流れに応じて順不同で話すことができるようにインタビューを進めた。そして、より掘り下げたい箇所については焦点化質問を適宜行った。

インタビューは、基本的に女性に依頼した。なぜなら、不妊原因がどうであれ圧倒的に女性が不妊治療の対象となるのであり（白井 2004）、また、非血縁の子どもを育てる過程においても、現代の日本では、養育上の実質的な関わりは女性が主となると考えたからである。ただし、インタビューに夫が同伴する場合もあった（Dさん、Gさん）。また、Aさんに関しては、男性がインタビューに応じ、妻が同伴するかたちとなった（表3-1を参照）。

基本的には、各協力者に1回ずつインタビューを実施した。例外として、Cさんには2回インタビューを行った。Cさんへの1回目のインタビューは、不妊治療をやめた後、養子縁組を試みている途上で実施した。そして2回目のインタビューは、1回目のインタビューのおよそ2年後、養子縁組により子どもの委託を受けた後の時期に、非血縁の家族を築く経験に焦点をあてて行った。

インタビュープロセスは、事前に許可を得たうえで、カセットテープあるいはミニディスクに録音した。録音を断った協力者1人に関しては、インタビュー時に書き留めた記録を、インタビュー直後に再構成した。録音したのべ10人分（Cさんは2人分として計上、録音を拒否した協力者の分は除く）のインタビュー時間は平均107分（最短39分、最長204分）に及び、すべてを逐語録に書き起こした。

他に、協会の職員から話を聴き、知見の提供を受け、さらに、協会で開催された研修会へのフィールドワークを行った。また、不妊治療専門病院の不妊カウンセラーや女性センターの心理カウンセラーを対象にインタビューを実施した。こうした活動の中で得た知見もまた本書に活かした。

3　インタビュー協力者の概要と各章へのデータの適用

協力者は、子どもを望み不妊治療を行い、しかし治療では受胎することなく養子縁組を考えた、北は東北地方から南は近畿地方に至る地域に在住の10人であった（表3－1）。順に、各協力者のプロフィールの概要を述べる。

【Aさん】

協会の電子掲示板でのインタビュー依頼（以下、電子掲示板での依頼）を通じて協力を申し出た。40歳の唯一の男性協力者である。24歳で結婚し、25歳で不妊治療を始め、治療可能な技術水準が体外受精の時期に、ごく初期の治療段階であるタイミング療法を1年間行い、治療をやめた。男性因子を主な原因とする不妊であったが、妻も時に無排卵であ

表3-1 インタビュー協力者

	インタビュー時	不妊治療年数	不妊治療後年数	主な治療内容	不妊原因	養子縁組
Aさん(妻同伴)	40歳(40歳)	1年	14年	タイミング療法	男性因子	有
Bさん	35歳	8年	3年	免疫療法	女性因子	有
Cさん1回目	30歳	2年	2年	顕微授精	男性因子	試み中
2回目	32歳	ー	4年	ー	ー	有
Dさん(夫同伴)	38歳(37歳)	7年	1年	体外受精	女性因子	試み中
Eさん	51歳	14年	14年	配偶者間人工授精	男性因子	試みず
Fさん	42歳	1年	11年	タイミング療法	両性因子	有
Gさん(夫同伴)	53歳(63歳)	5年	24年	配偶者間人工授精	男性因子	有
Hさん	44歳	8年	4年	顕微授精	男性因子	有
Iさん	46歳	3年	18年	非配偶者間人工授精	男性因子	有
Jさん	43歳	2年	16年	ホルモン療法・漢方薬	特になし	試みてやめる

った。治療後の経過年数は14年であった。インタビューには妻も同伴したが、Aさんを中心に治療経験が語られた。妻は夫の話をじっと聴いているというかたちでの同席であったが、話の流れの中で、不妊原因ではないのに自分が治療に通わなければならなかったことへの違和感を強く語ったのが印象的だった。インタビュー時において、小学生低学年の子どもを育てていた。

【Bさん】

電子掲示板での依頼による35歳の女性である。22歳で結婚し、24歳で不妊治療を始め、技術水準が顕微授精の時期に、免疫療法や着床後に安静にするという治療を受けた。治療期間は8年であった。女性因子を不妊原因とした。多嚢胞性《たのうほうせい》卵巣症候群であり、かつ習慣性流産であった。多嚢胞性卵巣症候群とは、卵胞が卵巣の中に多くでき、ある程度の大きさにはなるものの1つ1つは成熟しにくく、排卵が起こりにくい病気である。排卵誘発を行うと全部の卵胞が刺激され巨大に腫れ上がってしまい、卵巣が大きくなり過ぎてしまうだけではなく、腹部や胸部に水がたまって呼吸困難になることもある。また、習慣性流産とは、連続して3回以上流産することである。治療後の経過年数は3年であった。インタビュー時において、1歳8ヵ月の子どもを育てていた。子どもの委託を受けて1年程度が経った頃であった。

【Cさん】

電子掲示板での依頼による30歳の女性である。また、2回目のインタビュー時には32歳であった。25歳で結婚し、26歳で不妊治療を始め、技術水準が顕微授精の時期に、顕微授精を受けた。治療期間は2年であった。男性因子を原因とする不妊であった。1回目のインタビューは、治療後2年が経過し、養子縁組を試みている最中に実施した。2回目は、子どもの委託を受けて1年2ヵ月が経ち、2歳9ヵ月の子どもを育てている頃に行った。

【Dさん】

電子掲示板での依頼による38歳の女性である。25歳で結婚し、30歳で不妊治療を始め、技術水準が顕微授精の時期に、体外受精を受けた。治療期間は7年であった。女性因子を不妊原因とした。チョコレート嚢症《のうしょう》であり、かつ着床障害であった。チョコレート嚢症とは、生理時にはがれた子宮内膜の組織が、子宮以外のさまざまな場所に飛び出し、組織化したり周囲の臓器と癒着する子宮内膜症の一種である。卵巣内部に発生すると、血液が卵巣内にたまり血腫となって卵巣が大きく膨らみ、卵巣の中の血液がチョコレートのような色になるため、チョコレート嚢症と呼ばれる。また、着床障害とは、受精卵が子宮にうまく着床できずに流れてしまう障害である。治療後の経過年数は1年であった。インタビューには夫が同伴し、夫は積極的にインタビューに参加した。インタビュー時において、養子縁組を試みている最中であった。

【Eさん】

筆者の知人である51歳の女性である。21歳で結婚し、23歳で不妊治療を始め、技術水準が人工授精の時期に、配偶者間の人工授精を受けた。治療期間は14年であった。男性因子を原因とする不妊であったが、治療中の長い間、女性であるEさんが不妊原因だと診断されていた。治療後の経過年数は14年であった。インタビュー時において、子どもはなく夫婦2人で生活していた。

【Fさん】

電子掲示板での依頼による42歳の女性である。27歳で結婚し、30歳で不妊治療を始め、技術水準が体外授精の時期にタイミング療法を1年間行い、治療をやめた。不妊原因として、男性因子と女性因子とがともにみつかったが、いずれも軽度であった。男性側はどちらかといえばという程度であり、女性側は双角子宮であった。双角子宮とは、子宮がうさぎの耳のように途中から2つに分かれている子宮奇形の一種である。流産や早産を引き起こしやすいが、双角子宮そのものは特別な不妊の問題となることは少ないとされている。治療後の経過年数は11年であった。インタビュー時において、小学校高学年の子どもを育てていた。

【Gさん】

電子掲示板での依頼による53歳の女性である。22歳で結婚し、24歳で不妊治療を始め、技術水準が人工授精の時期に、配偶者間の人工授精を受けた。治療期間は5年であった。男性因子を原因とする不妊であった。治療後の経過年数は24年であった。インタビューには夫が同伴し、Gさんが主な語り手となりつつも夫も積極的にインタビューに参加した。インタビュー時において、3人の子どもを既に成人させ、高校生の子どもを1人育てていた。

【Hさん】

電子掲示板での依頼による協力者の、紹介を通じて知り合った44歳の女性である。30歳で結婚し、32歳で不妊治療を始め、技術水準が顕微授精の時期に、顕微授精を受けた。治療期間は8年であった。男性因子を原因とする不妊であった。治療後の経過年数は4年であった。インタビュー時において、2歳7ヵ月の子どもを育てていた。

【Iさん】

電子掲示板での依頼による46歳の女性である。21歳で結婚し、25歳で不妊治療を始め、技術水準が人工授精の時期に、非配偶者間の人工授精を受けた。治療期間は3年であった。非配偶者間人工授精という治療を受けていたことに明らかなように、男性因子を原因とする不妊であった。治療後の経過年数は18年であった。インタビュー時において、小学校低学年の子どもを育てていた。

【Jさん】

新聞紙面上の不妊関連記事に掲載されていた連絡先を通じてインタビューの依頼を行った、43歳の女性である。22歳

表3－2　第4章から第7章で対象とするインタビュー協力者

章	インタビュー協力者
第4章	A, B, C（1回目）, D, E, F, G, H, I, J
第5章	B, C（1回目）, D, E, F, G, H, I, J
第6章	I
第7章	C（2回目）, F, G, I,

で結婚し、25歳で不妊治療を始め、技術水準が体外受精の時期に、ホルモン療法を受け、また漢方薬を試したこともあった。治療期間は2年であった。少し子宮後屈であるという程度で、特に不妊原因はなかった。子宮後屈とは、子宮体部が後方に曲がっているという子宮の形状を指すが、先天的なものであれば、妊娠や出産にとって特別な問題とはならないものである。不妊治療は1度目の婚姻時にしていた。離婚を経てその後再婚したが、再婚後は病気を患ったこともあり治療を受けてはいない。治療後の経過年数は16年であった。インタビュー時において、子どもはなく夫婦2人で生活していた。

以上が、協力者10人のプロフィールの概要である。なお、個人が特定されるのを避けるために、支障がない程度に多少のデータ変更を加えている。

ところで、協力者のプロフィールからは、不妊治療の内容が個別多様であることが見て取れる。それは、不妊原因がさまざまであるのみならず、受けることのできる治療技術の進度が異なっていたことによる。Eさん、Gさん、Iさんが人工授精より段階の進んだ治療を試みていないのは、体外受精や顕微授精をはじめとする生殖補助医療技術が開発される以前の時期に不妊治療をしていたからである。とりわけIさんは、男性因子を原因とする不妊症への有効な治療法とされる顕微授精が開発されていない時期に、非配偶者間の人工授精を選択した。生殖補助医療の技術水準は、第1章第1節で述べたように時代とともにあり、協力者の不妊治療経験が、そうした社会文化的な動向を背景にかたちづくられている現実に留意したい。

第4章から第7章で対象とする協力者を表にまとめた（表3－2）。

第4章では協力者全員を対象とするが、なかでもBさん、Eさん、Jさんの事例を詳述する。第5章では、語り方を捉えるという目的にそって、インタビュープロセスを録音することができず、したがって語り口の分析が困難であったAさんを除き整理したうえで、Cさん（1回目）、Hさん、Iさん、Jさんの事例を述べる。第6章と第7章については表の通りである。

第４章　子どもをもつ意味の問い直し
――「産み」「育てる」選択の中で

第1節　不妊経験の多様性をプロセスとして捉える

1　当事者の不妊経験への接近

第1章で述べたように、近年、不妊夫婦の数は増加傾向にある。生殖補助医療技術が高度化・先端化する中で、不妊に悩む女性たちは期待をかけて不妊治療に通う一方で、不妊であることや治療に挫折し傷ついてもいる。不妊治療現場の価値基準から、受胎することにのみ関心が注がれる限り、不妊に悩む女性たちの現実が見過ごされてしまうといえる。柘植（1996a）は、日本の産婦人科医のジェンダー観に着目し、当事者である女性が不妊であることを生活や人生において悩み、不妊治療にも苦痛を感じている一方で、医師は「医療の中で、技術を用いて解決する」ことを「患者のため」と認識しており、その結果、当事者女性と医療従事者との間で擦れ違いが生じていることを明らかにした。不妊治療について、「患者のためだからどんどん進めるべき」だとか「問題があるからやめるべき」だとかを、治療を受ける当事者を取り巻く周囲の人々が早急に判断するのではなく、まずは「現実」を把握する必要がある（平山 2002)。その「現実」とは、生殖補助医療技術の「現実」であり、不妊治療を受ける当事者が経験する「現実」である。生殖補助医療技術が進歩し普及する中で、不妊治療をすれば子どもをもつことができるという認識が社会に広がり、治療に通い治療をし続ける以外の選択が見えにくくなっているといえる。他方で、２００６年における生殖補助医療の実施数（１３９，４６７周期）と出生児数（１９，５８７人）の数値（９ページを参照）の差に明らかなように、高度な不妊治療でも必ずしも受胎するわけではない現実がある。このように、生殖補助医療技術への期待が高まる中で、治療に対する誤った認識や治療では解決し難い不妊の悩みが歴然と存在するのであり、不妊や不妊治療の現実を、不妊経験のある当事者の視点から捉える必要があるといえるだろう。

昨今、不妊治療経験者の声を掬い上げる実践や報告、体験談が、国内外で蓄積されつつある（フィンレージの会 2000; クライン 1991/1989; 真々田 2006; まさの 2004）が、加えて、不妊の経験が、治療の終結で終わるわけではないことに留意する必要がある。松島（2003）は、子ども同伴で不妊の自助グループに参加する女性に出会った経験から、不妊に伴う苦しみの経験を乗り越えることと子どもができた経験とは異なり、たとえ治療で子どもをもったとしても、不妊である身体も傷つけられた心も変わらない場合があると述べる。このことは、不妊治療を終えた後を含めて、子どもをもつことにまつわる経験をプロセスとして捉えることの重要性を明確にする。不妊であることや不妊治療中に傷ついた経験、治療でも受胎することのなかった経験を、プラスに転換する意味づけを含めて、長期的な時間軸に沿って捉えていく必要がある。

ところで、１９７０年代における医療人類学でのパラダイム転換をきっかけに、日常の医療の現場では周辺的に扱われる「病いの経験」や「慢性状態」を、医療の中心に据えて理解していこうとする立場がある（グリーンハル＆ハーウィッツ 2001/1998; クラインマン 1996/1988; 斎藤・岸本 2003）。斎藤・岸本（2003）は、患者の語りに真剣に耳を傾ける医療従事者の姿勢や患者と医療従事者との間に交わされる対話を医療の基本とし、「患者を、物語りの語り手として、また、物語りにおける対象ではなく『主体』として尊重する」ナラティヴ・ベイスト・メディスン（ＮＢＭ）

の重要性を指摘する。こうした、患者の「病いの経験」や「慢性状態」を、当事者の語りから理解しようとする動向は、その後、患者‐医療従事者の関係という限定を超え、社会的苦悩などの社会文化的な議論へと遠心的に拡大する一方、臨床的にはナラティヴ・アプローチを中心に、微視的・個別的で多様な経験を捉える求心的方向へと向かっている（江口 2000）。

このように、不妊治療現場における医療従事者との関係、受胎しない身体を不妊たらしめる社会文化的な価値観、不妊にまつわる夫婦の関係といった文脈を捉えつつ、不妊に悩み治療に通った当事者女性の個別多様な経験を、時間軸を取り入れ治療をやめた後を含めてプロセスとして描くことが重要なのである。

2　複線径路・等至性モデル（ＴＥＭ）

不妊経験を、治療をやめた後を含めてプロセスとして記述するために、人生径路と選択に焦点をあてて人のライフを捉える複線径路・等至性モデル（ＴＥＭ）を用いる。ＴＥＭは、経験の多様性を、時間経過と歴史的・文化的・社会的な制約や可能性のもとで描く分析・記述の枠組みである。ある行動や選択を等至点（ＥＦＰ）とし、そこに至りそこから分岐する径路を時間軸に沿って捉えることを眼目とする。ここでは、等至点として不妊治療をやめる選択を焦点化する。それは、生涯発達に関連する次の２つの観点に基づく。１つ目は、高度化・先端化する生殖補助医療技術の罪《ザイ》の面との対比においてであり、現代における科学技術の発展に絡め取られるばかりではない女性の生涯発達を捉えるにあたり、治療をやめる選択を敢えて際だたせることが重要であると考えた。２つ目は、子産みに絶対的な価値づけをせず、女性の生涯発達に光をあてる、という観点である。治療に通っても受胎することのなかった女性が、子どもを「産み育てたい」という思いにどう向き合い、折り合いをつけていったかを捉えるには、産まない人生を引き受けた転換点ともいうべき、治療をやめる選択に焦点をあてることが重要であろう。

こうした観点から、本章では、不妊治療をやめる選択を等至点として定め、子どもをもつ意味に向き合っていった女性の不妊経験に関するライフストーリーを、次の2つの点から捉える。1つ目は、子どもをもつことに関する思いの変化を、不妊治療と養子縁組という社会制度への関わり方から捉えるという点である。2つ目は、不妊経験を、不妊をまなざす社会文化的な価値観、不妊にまつわる夫婦の関係、治療に通う当事者女性と医療従事者との関係、生物としての身体的な制約といった諸側面から捉える点である。これらを分析視点として取り入れ、不妊治療をやめた後を含め、時間軸に沿って、子どもをもつことに関するライフストーリーを人生径路と選択の観点から描いてゆく。そのうえで、当事者女性にとっての不妊経験の意味を検討する。

3　語りデータの分析

インタビュー協力者（以下、協力者）は、不妊治療でも受胎することなく、養子縁組を考えた10人である。10人のうち3人の協力者は夫婦同伴でインタビューに臨んだ。インタビュー時において、養子を育てている協力者6人、養子縁組を試みている協力者2人、養子縁組を試みてやめた協力者1人、養子縁組を試みなかった協力者1人であった（表3‐1を参照）。

不妊経験のナラティヴを、次の3つの段階を経て分析した。

（1）分析1 ―― 3つの経験による分析軸の設定

分析1では、まず「不妊治療をやめる」選択を等至点（ＥＦＰ）に定めた。不妊治療経験は、治療をやめることによって――その後再開することがあるにしても――いったん収束する。したがって治療をやめる選択は、程度の差こそあれ、子どもを産みたいという考えを思い直したことを示す選択であるといえる。次いで、子どもをもちたいとい

表4－1　TEMの基本概念と適用

基本概念	概念の意味
等至点（EFP）	多様な径路がいったん収束する地点 ／「**不妊治療をやめる**」経験
必須通過点（OPP）	論理的・制度的・慣習的・結果的にほとんどの人が辿ると考えられる地点 ／「**養子縁組を意識する**」経験
分岐点（BFP）	ある選択によって径路が多様に分かれていく場合のその地点 ／「**養子縁組をやめる**」経験

う思いは、養子縁組への関わりに表れていると考え、「養子縁組を意識する」経験に焦点をあてた。養子縁組に関しては、おそらく多くの人が、その言葉上の意味や制度の存在を知っているであろう。しかし、実際に養子縁組をするには、選択肢として明確に認識する必要がある。したがって「論理的に経験せざるを得ない地点」として必須通過点（OPP）と定めた。養子縁組を意識する経験は、とりわけ、子どもを育てたいという思いが生じたことを示すものであるといえる。日本では、養子縁組で子どもを育てるということが意識化されにくい社会文化的状況にあるといえ、養子縁組を意識する経験を必須通過点により浮き彫りにすることは、養子縁組をする選択を明示する点でも意義があると考えた。関連して、不妊治療中に養子縁組を意識する経験を捉えることは、子どもをもつことに関する選択肢の広がりを可視化する点からも有用であるといえよう。そして、養子縁組への関与について、さらに「養子縁組をやめる」選択に焦点をあて、実際に養子縁組を試みたうえで、子どもの委託が叶わずやめることをその定義とし、分岐点（BFP）とした。養子縁組をやめるという選択は、子どもを育てたいという思いを諦めたことを示すものである。表4－1に、複線径路・等至性モデル（TEM）の基本概念と適用をまとめた。なお、ここでは、必須通過点と分岐点を1つずつ定めたが、焦点をあてる経験とその数は、研究目的に適うように設定することが求められる。

表4－2　選択岐路による類型

		養子縁組が成立，あるいは今後に成立の可能性があるか否か	
		可	否
不妊治療をやめる時点で養子縁組を意識し得たか否か	可	**Ⅰ型：養子縁組切替型** ［等至点］ （Aさん,Bさん,Cさん,Dさん,Hさん）	**Ⅱ型：子どもなし選択型** ［等至点］ （Eさん）
	否	**Ⅲ型：養子縁組浮上型** ［等至点，必須通過点］ （Fさん,Gさん,Iさん）	**Ⅳ型：養子縁組浮上／子どもなし選択型** ［等至点，必須通過点，分岐点］ （Jさん）

［　］は経験したポイントを，（　）は該当した協力者を表す。

（2）分析2 —— 類型の構築と事例の選定

分析2ではまず、分析1で定めた3つの経験を軸にして、不妊治療と養子縁組への関わり方の観点から、選択岐路を4つに類型化した。類型化の手順は次の通りである。まず、養子縁組を意識した（必須通過点）のが不妊治療をやめる（等至点）前後いずれの時期か、つまり、「不妊治療をやめる時点で養子縁組を意識し得たか否か」で分類した。そのうえで、養子縁組を試みて以降、養子縁組が成立したか、あるいは成立することなくやめた（分岐点）か、つまり「養子縁組が成立した、あるいは今後に成立の可能性があるか否か」でまとめ、4つの型を導き出した（表4－2）。

なお、Ⅱ型のEさんは、養子縁組を意識したものの実際には試みず、よって「養子縁組が成立した、あるいは今後に成立の可能性があるか否か」については、「養子縁組成立の可能性がない」という解釈により分類した。選択肢の1つとして養子縁組を意識したとしても、夫や親などの身近な人物との意見の相違から、養子縁組を試みない選択をする女性もいる。したがって、こうして導かれたⅡ型は、夫をはじめとする身近な他者との意思の摺り合わせの結果、養子縁組を試みずに諦める女性の選択の有り様を明確にする点で、転用可能性（佐藤 2004）がある。つまりⅡ型は、不妊治療で受胎することが難しく養子縁組を意識するが、養子縁組を試みることができない女性の、現実の制約下での子どもをもつことに関する選択への理解へと敷衍《ふえん》しうるものとなる。また、分岐点として定めた養子縁組をやめる選択は、Jさんのみが経験した。養子縁組を試みている途上では、誰もが実際に子どもの委託を受けることができるかどうかがわからない状態にあるといえ、その意味で、養子縁組をやめる選択は、養子縁組を試みるあらゆる人々にとって、可能性として想定しうるものである。

各型の径路を、不妊治療および養子縁組への関わり方の観点から簡潔に記す。

Ⅰ型：不妊治療中に養子縁組を意識し、治療をやめて（等至点）、切り替えるようにして養子縁組を試み、養子縁組が成立する。

Ⅱ型：不妊治療中に養子縁組を意識し、しかし夫婦間で意見が一致しないために養子縁組を試みることなく、治療をやめて（等至点）、子どもをもたない人生を選択する。

Ⅲ型：子どもをもたない人生を選択して不妊治療をやめたが（等至点）、その後に養子縁組を意識し（必須通過点）、試み、養子縁組が成立する。

Ⅳ型：不妊治療をやめ（等至点）、その後に養子縁組を意識し（必須通過点）試みるが、養子縁組が成立することなくやめて（分岐点）、子どもをもたない人生を選択する。

次に、時間軸に沿って不妊経験をプロセスとして捉えるにあたり、Bさん（Ⅰ型・Ⅲ型より）、Eさん（Ⅱ型）、Jさん（Ⅳ型）の3事例を選定した。Ⅰ型とⅢ型から1事例を選んだのは、Ⅰ型とⅢ型はともに、養子縁組が成立あるいは今後に成立の可能性があり、「子どもを育てる」ことへの思いが浮上したことを明らかにするという点からは類似の型とみなすことができると考えたからである。ただし、養子縁組を意識する時期に関しては、治療中か治療をやめた後かという点で違いがある。とりわけ、早期に養子縁組を意識することでとりうる行動、つまり不妊治療から養子縁組に切り替えるという選択を明らかにするため、治療中に養子縁組を意識したⅠ型に着目した。さらに、なかでも育てることへの思いがより顕著に語られたBさんの事例を選んだ。Ⅱ型とⅣ型に関しては各1事例のみ該当したので、その事例を用いて各型の不妊経験のプロセスを可能な限り明確に描き出すよう心がけた。

(3) 分析3 ―― 時間と次元による事例の整理

分析3では、各事例の不妊経験の語りを時間と次元の観点から整理した。3つの事例について、不妊経験の語りをさらに細かく意味のまとまりごとに見てゆき、「不妊治療をやめる」経験〔等至点〕、「養子縁組を意識する」経験〔必須通過点〕、「養子縁組をやめる」経験〔分岐点〕の語りを抽出した。加えて、これらを時間的につなぐ経験として、不妊治療中の経験、養子縁組を試みる経験、現在の思いに関する語りを抽出した。そのうえで、語られた言葉を生かし、抽出した経験の語りを端的に表す見出しをつけた。抽出した語りには、個に関連が深いものと他者との関係に関連が深いものとに大別され、さらに詳細に検討すると、前者は自分自身の内面から生じる思いと身体への突き付けを、後者は医療従事者との関係や夫婦関係、社会との関連を、読み取ることができた。そこで、順に〈私〉〈身体〉〈医療〉〈夫婦〉〈社会〉の各次元における経験とみなし、抽出した語りをこれら5次元にまとめた。複数の次元にまたがると思われた語りもあったが、より関わりが深いと考えられた次元に整理した。ただし、〈私〉と〈社会〉に関して、いずれの次元に整理することができるかを判断し難い語りがあった。このことは、自己の認識が社会文化的なことと関連が深いことの表れであると考え、〈私〉と〈社会〉の両方の次元にあてはまる語りとした。

そして、語りを〔不妊治療中〕〔不妊治療をやめる：等至点〕〔養子縁組を意識する：必須通過点〕〔養子縁組を試みる〕〔養子縁組をやめる：分岐点〕〔現在〕という時間軸に沿って整理した。「養子縁組を意識する」経験〔必須通過点〕については、治療をやめた後に養子縁組を意識化した場合に明確に語られたため、「不妊治療をやめる」選択〔等至点〕の後に位置づけた。

以上、分析過程を3段階に分けて詳述した。分析過程の開示は研究の公共化のために重要であり、とりわけここで

表4－3　時間と次元から整理した3事例の経験

		Bさん（Ⅰ型）	Eさん（Ⅱ型）	Jさん（Ⅳ型）
不妊治療中	私	・受胎しにくいことに気づく	・自信がなくなる（日本） ・誰にも相談できず独りで抱え込む（日本） ・生き甲斐を見いだし自信が出る（ドイツ）	・精神的圧迫を受ける
	身体	・苦痛に耐えて受胎しようとする	・生理により受胎しない現実を突き付けられる（日本）	
	医療	・不妊治療の技術に期待をかける	・曖昧で不確かな診断を不満に思う（日本）	
	社会		・子どもができないことを意識する（日本） ・自分の存在を認められたと感じる（ドイツ）	・精神的圧迫を受ける
EFP	医療	・子どもをつくっては殺していると思う	・根拠に基づいて不妊原因を説明される	・不妊治療にしびれを切らす
	夫婦		・子どもへの思いを断ち，夫との生活を選ぶ	
OPP	私			・実子でなくとも子育てできると宗教に教えられる
養子縁組を試みる	私	・子どもをもつ方法を自ら探求する		・子どもを熱望する思いばかりが膨らむ
	夫婦	・夫の言葉に支えられる		
BFP	私			・宗教の力に助けられる
現在	私	・自ら選択・実行して縁をむすび，次の行動につなげる	・生き甲斐を感じ，自分らしい時間を過ごす	・宗教の力に助けられている

EFP：「不妊治療をやめる」経験　OPP：「養子縁組を意識する」経験　BFP：「養子縁組をやめる」経験

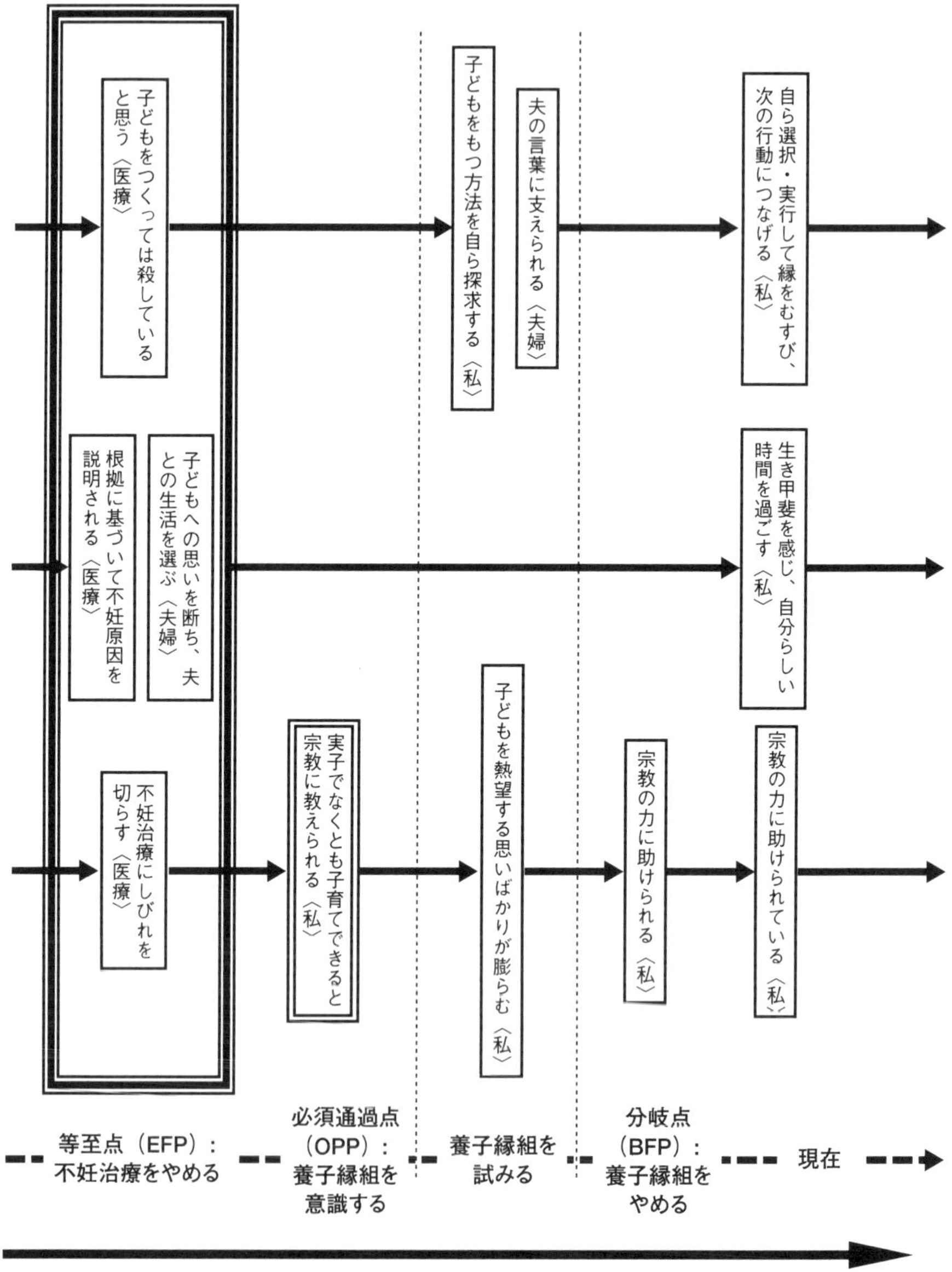

注）図にプロットした各経験の語りの間の幅は，時間の長さを示すものではない。時間は，単位化・距離化せず，ただ質的に持続しているものとして矢印で示している。

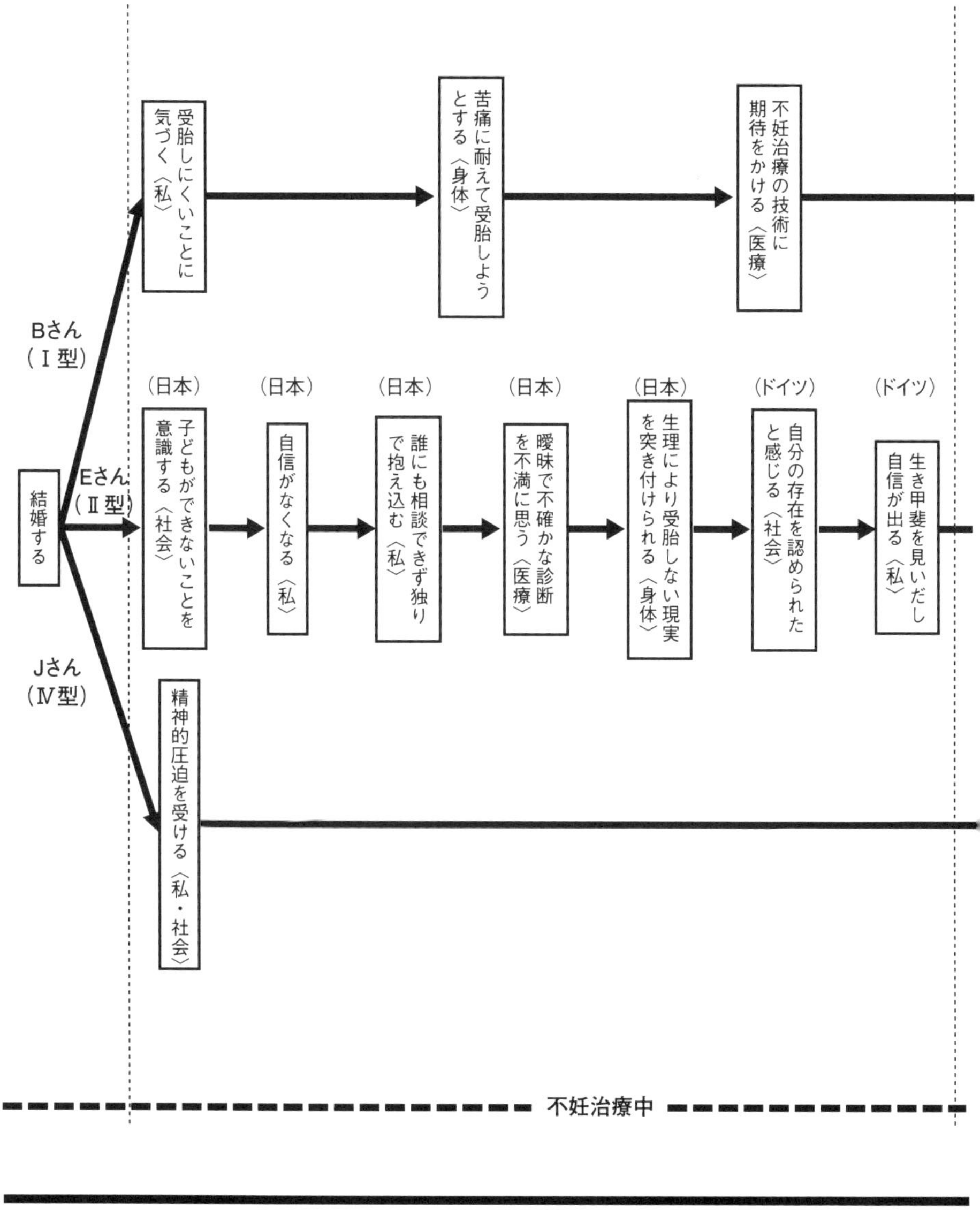

図４－１　３事例の不妊経験のプロセス

の分析は、時間経過を含めた段階を踏んだものであるため複雑さが否めず、どのような視点からどの部分をどう読み取ったかを明らかにする必要がある（松嶋 2004）と考えた。

4　不妊経験の時間軸に沿ったプロセス

3事例を、時間と次元の観点から整理し（表4-3）、時間軸に沿って可視化した（図4-1）。表4-3で、養子縁組が成立した人にとっての養子縁組をやめる選択（分岐点）のように、経験されることのない、よって語られることのない箇所には斜線を引いた。また、単に語られなかった部分は空白にしてある。

第2節　不妊経験のライフストーリー

3事例のライフストーリーを時間軸に沿って次元ごとに描いてゆこう。〔　〕は時間を、〈　〉は次元を示す。また、「　」は語りの直接引用を、（　）は中略や補足説明を示している。

1　I型：養子縁組切替型 ―― Bさんの場合

〔不妊治療中〕

〈私〉　受胎しにくいことに気づく

もともと、通常月1回あるはずの生理があまりこず、生理になったとしても1年に1、2日であった。結婚前から、定期的に生理を起こすために病院に通っていたが、排卵の有無とは関係なしに、生理がくれば受胎する準備ができているものと思っていた。結婚して2年程経った頃、「赤ちゃんが欲しいよなぁ」と思い、本格的に不妊治療を開始した。

〈身体〉 苦痛に耐えて受胎しようとする

Bさんは、ホルモン注射で生理を起こし、排卵誘発剤で排卵を促し、腰に注射して着床しやすくするという不妊治療を受けていた。治療を開始して1年後に初めて妊娠したが、7、8週程で流産した。検査結果によると、夫婦の血液が似ているため、妊娠しても赤ちゃんを異物とみなして流してしまうということだった。結局13回流産を繰り返した。その治療過程では、薬の副作用が大変ひどく、髪の毛は抜け、足腰がひどく痛み、腹部は水が溜まって手が後ろに回らないぐらいに腫れた。このように身体に甚大な負担をかけながら不妊治療を続けたのは、子どもがどうしても欲しかったからということに加え、「妊娠できた」からだった。Bさんは、自身の妊娠について語り4－1のように述べる。

【語り4－1】

もし全然妊娠できなかったら、ある程度のところでやめれたと思うんです。でも、妊娠できるんですよね。でも、流産するんです。だから、次の時には産まれるかもしれないって、ありますよね、全然できなかったら、もう、ね、もうちょっと前にやめてたと思うんですけれども。流産すると、あっ、次いつから治療しようかって考えちゃうんですよ。でも妊娠すると、流産するのとかって考えて、不安になっちゃって、毎日、今日は流産しなくて良かったとか、あっ、今日も流産しなくて良かったなって。変だった（笑）。

子どもを望んで始めた不妊治療である。妊娠すれば、子どもが産まれてくることを願うのは当然だろう。ましてやBさんは、妊娠するたびに流産を繰り返していた。ただひたすら子どもが子宮の中で生きていて欲しいと願い、今日は大丈夫だった、明日は大丈夫かなと、期待と不安が交錯しながら時間が経過する中で、たとえ今回駄目でも次こそはという気持ちが自然と高まっていったのだろう。「何回も流産したから、子どもへの、欲しいっていう感情が、もうどんどんどんどん広がってってって。流産しなかったら、もうそんなに欲しいと思わなかったかもしれないし」と語るように、そうしたサイクルにおいて、子どもが欲しい、子どもを産みたいという思いは膨らむ一方だった。

〈医療〉 不妊治療の技術に期待をかける

妊娠しても子どもがいつ流産するともわからない状態であるために、なんとか着床にこぎつけた後は、入院して安静にするばかりだった。妊娠と流産を繰り返す中で、結局は同じ治療をする他なかったのだが、遅々として進まないように思われた不妊治療について、Bさんは語り4-2のようにいう。

【語り4-2】

なんとなく治療の繰り返しだったたっていうこと。これが駄目だったらこれしましょうという、進歩がなかったようにみえて。（中略）説明はちょっとあったけど、でもとにかくこっちは欲しいっていう感じだったから、だから、先生がこれやりましょって言われたら、あっそうですか、みたいな感じで。

妊娠できるということがはっきりしているのだから、次の段階としてすべき治療があるはずだと期待をかけるのは、子どもを望むBさんにとって自然な気持ちの流れだったのだろう。しかし、子宮の中で子どもの命が育つかどうかは、人為ではどうすることもできない領域である。不妊治療に関して医師から説明があったようだが、Bさんには医師の説明が「ちょっと」としか伝わっていなかった。医師が説明した内容は、Bさんが期待するものとはかけ離れたものだったのだろうか。子どもが欲しいと強く望むBさんには、医師の説明自体が十分に届かず、双方のやりとりはきちんと噛み合っていなかったと思われる。

〔不妊治療をやめる：等至点（ＥＦＰ）〕

〈医療〉 子どもをつくっては殺していると思う

Bさんの場合、生理がこない、排卵がない、妊娠しても子どもが育たないと、さまざまな要因が混在していた。12回目と13回目の治療は何百万円もかかる最新のもので、大学病院の校費を用いて行われたが、それでも結局流産した。おそらく医師も、最後の2回の治療には、それ相当の期待をかけていたことだろう。12回目の流産の後に発した「もう1回挑戦しようか」という言葉は、Bさんに向けると同時に、医師が自身に向けたものだったのではないか。次こそはという気持ちは、医師も同じだったと思われる。そうした中での13回目の流産であり、「もう諦めた方がいいんじゃないか」という言葉もまた、医師が自らに向けた苦渋の決断を含むものであったと思われる。しかし、Bさんにとってその言葉は、子どもを産むのを諦めることにほかならず、医師からの「諦め」の言葉を即座に受け容れることはできなかった。

【語り4-3】

じゃあ体外受精は駄目ですか、ギフトでも駄目ですか、って言ったんだけれども、先生は、あなた妊娠できるでしょ、って。妊娠できるのに色んなことをしなくてもいいよ、って言われたんです。でも私からしてみれば、色んなことをしてみて、もしかしたらできるかもしれないって思いますよね。なんかもっとやり方っていうか。色んなことを、体外受精、顕微授精とかってありますよね。そんな感じのことが、色々、やってくれても駄目だったら、というところもあったんだけれども。

当時、不妊治療の技術水準は顕微授精まで進んでいた。どうしても子どもが欲しいBさんには、そうした最新の技術を試すことなく諦めることができなかった。しかし実際、ギフト、体外受精、顕微授精はすべて卵子と精子とを受精させるための技術であり、妊娠できるBさんには必要ない治療だった。

ところがこの時、Bさんの認識に変化が生じた。Bさんは、「妊娠できるのに色んなことをしなくてもいいよ」という医師の表現に、必要なことやできる限りのことはやり尽くしたということに加え、よくやったのでもう頑張らなくてもいいよという労《ねぎら》いの気持ちを汲み取ったのではないか。その瞬間、Bさんは、身体を傷めつけながらも頑張ってきたこれまでの治療経過を振り返り、「自分も妊娠したけれど、でも結局6週とか7、8週ぐらいで流産ということは、自分が子どもをつくって殺してるみたいな感じ」に思ったという。

生理がない、排卵がないという状態から不妊治療を始め、1年後にやっと妊娠できるようになった。そして、薬の副作用で身体に大変な苦痛を感じながらも、妊娠までは到達するということを励みに頑張ってきた。しかし、その頑張りが結局は流産につながるのであり、産もうとすればするほど子どもを繰り返し殺すことになってしまう。子どもが欲しいと思って始めた不妊治療で子どもを殺してしまうのなら、産もうとすることをやめるしかなく、「じゃあもうそれだったら諦めよう」と、治療を「やめちゃった」という。

流産の体験について「自分の子どもを殺しちゃっているみたいに捉えちゃって」と自虐性の強い表現で語ることでBさんは、子どもを産むことへの思いを断ち切らざるを得なかった現実に、意味を与えようとしていたのかもしれない。

〔養子縁組を試みる〕

〈私〉 子どもをもつ方法を自ら探求する

Bさんは、不妊治療をしながら養子縁組のことを考えていた。大学病院で、諦めた方がいいんじゃないかと言われた時に、実は養子のことも考えているのだと、大学病院の医師に相談した。すると医師から、養子縁組に関する団体を紹介され、情報提供を受けた。

しかし、いざ養子縁組をすることに対して真剣に目を向け始めると、養子縁組も困難であることが次第にわかってきた。ある会からは、夫婦いずれかが仕事を辞めるようにと一方的に言い渡され、失望した。地元の公的機関からは、養子縁組が成立するのは年に1、2組だと告げられた。

そんな時、インターネットで情報を集めることを思いついた。パソコンは全くできなかったがすぐに習いに行き、検索して、協会の存在を知った。その後、子どもの委託が決まるまではあっという間だったという。Bさんは元来、何かをしたいと思った時は必ず夫に相談して何でもやってもらう方だったが、この時ばかりは違っていた。その時に行動を進めていった有り様を、Bさんは語り4 - 4のように述べる。

【語り4 - 4】

パソコンを習いたいって言ったのも自分からだったし。で、もう自分でメール打っちゃって、で、あとからこういうので返事がきたのに返して。だから、その行動が早かったんですよ。んー、私にもできるんだなぁとか言って。

語り4 - 4の、自らの行動の素早さを伝えようとするBさんの語り口からは、やればできるという自己への信頼感の高まりが感じられる。Bさんは、行動しなければいつまでもうじうじして性格も暗くなっていた、地元で子どもを待っていたら今でも待ち続けているだろう、子どもがきたことで親戚一同皆が喜んでくれたのだと、嬉しそうに語る。

不妊治療を「スパッとやめ」次の行動が早かったおかげで、現在の子どものいる生活があるのだと強調する語り口からは、「やったから良かった」と自らの行動を価値づけ、前を向いていこうとする姿勢が感じられる。そして、こうした自己効力感の高まりは、時間経過に伴って、Bさんの自己観に影響を及ぼしているようである。

Bさんは、30歳代前半で不妊治療をやめて養子縁組に切り替えた。しかし、40歳を身体的限界とし、それまでは頑張ろうと治療を続ける女性も多い。その場合、たとえ養子縁組を考えるにしてもそれ以降ということになるが、養子縁組においても、「子どもが成人する時には60歳を過ぎていますが経済面はどうしますか」と、年齢のことが問われる。子どもを産むことができなくても育てたいと思い養子縁組を試みる人がいるが、その際にも、年齢的な問題や制度の壁に突き当たるということが、現実にある。

〈夫婦〉 夫の言葉に支えられる

養子縁組に関する夫婦間の話し合いは滞りなく進んだ。夫はそもそも、子どもがどうしても欲しいというBさんの思いを尊重する姿勢であった。夫の関わりについて表現する、次の語り4‐5をみてみよう。

【語り4‐5】

主人は、（養子として子どもが）これたらいい、こなかったら2人でもいいんじゃない、みたいな感じで、でも、私がもう欲しい欲しいみたいな感じだったんで。夫は、夫婦2人の生活でもいいんじゃないかなぁっていうのも半分、欲しいっていうのも半分。でも治療（の再開）はやめようって。

不妊治療をしている時からBさんは、夫から、子どもができなかったら2人でいいと言われており、そんな言葉に支えられていた。治療をやめた後も、夫は、語り4‐5にみるように、養子を迎えたいというBさんの思いを尊重しながらも、子どもの委託を受けられない可能性を考えつつ、子どもが無理なら2人でもいいじゃないかという言葉をかけていた。夫にも、子どもが欲しいという気持ちがないわけではなかったが、夫はBさんに、不妊治療に戻るのだけはやめようと、強く確認していた。なぜなら夫は、治療によるBさんの身体上の苦痛と負担を、十分過ぎる程わかっていたからである。この時、夫婦2人がともに、養子縁組で子どもを育てることを考えていた。

〔現在〕

〈私〉 自ら選択・実行して縁をむすび、次の行動につなげる

Bさんは養子の委託を受けて子どもを育てており、「子どもはかわいくて。血縁なんて関係ない。もうなりふり構わずですよ」と語る。不妊治療で子どもを産むことはできなかったが、治療をしてきたことの意味を、Bさんは自分自身の中で、きちんと整理しているようである。それは、語り4-6に端的に示されている。

【語り4-6】

ここまで到達するのに不妊治療は必要だったのかなぁ、とか思いますよねぇ。大変だったけど、辛かったけど。今になって思えば、そういう縁があったんだと思えば。

Bさんは、子どもとの出会いを「縁」という言葉で表現し、その「縁」をむすぶには、辛く大変な不妊治療経験が必要だったのだと意味づけている。

子どもを産みたいと思い、身体的に辛い治療を続けては、流産を繰り返した。その過程で、子どもを産むことができないのであればせめて育てたいと考えるに至り、その延長線上に、子どもを育てる現在の生活がある。Bさんにとって、不妊治療と養子縁組は、子どもを介して一連のつながりをもつ意味世界となっている。Bさんには、子どもを

生活の中心に据えた語りが散見されるが、それはBさんが、治療をする中で、芽生えた子どもの命を失い続けるという、あまりに過酷な経験をし続けてきたからなのだろうか。それとも、子どもを育てる満ち足りた生活への感謝の気持ちの表れなのだろうか。Bさんの語りは、不妊治療の経験、その経験を通して行った選択、その選択からつながる現在、さらには今後へと展開していく。

【語り4-7】

私の選択は、自分としては間違ってはなかったって思いますね。やっぱり自分で産みたかったっていうのはありますけど、結局産めなかった。でも、この子とも出会えて、この里親っていう制度を活かして、この子と出会えたことは良かったと思うし、選択は間違ってないなぁって。もう、家族がみんなそれで幸せになれた。この1年そこらで選択が間違ってなかったっていうのもおかしいんだけれども、今の時点では間違いなかったと思うし。これからもっと大変なこともあると思う。だけど、ねぇ、それは1つ1つクリアしていかなくっちゃ。この1年間がうまくいきすぎたのかもしれないですけど。1つ1つクリアしていかなくちゃなぁと思って。色んな里親の会にも行ってるんですよ。もう堂々と、大阪から引き取ったって言ちゃってるんですよ。（中略）別に恥ずかしいことじゃないし、みんなで血縁のない子を引き取ったりしているわけですよね。

語り4-7からは、Bさんが、その時々の選択と行動が子どもを育てる生活につながっていると語ることで、自分自身がしてきた選択の正しさを再確認していることを、読み取ることができる。実際、子どもと出会うことができたのは、一連の選択をする中で養子縁組が可能な場の存在を知ることができたからであった。そしてBさんは、「こういうところもあるんだっていうことを一生懸命教えてやりたいし。私も知らなかったから、インターネットをしたからこの子と出会えたわけですし。（中略）私と同じ悩みをもっている方たちに、こういうところもあるんだよって、教えてやりたい」と、不妊に悩み子どもを育てたいと望む他者に思いを馳せる。子どもを産むことができなかった辛い不妊治療の経験、子どもを受け容れる方法が社会に存在しなければ育てることもできないと困惑した日々、そして、本当に子どもを育てたいと思い里親登録をしても機会に恵まれない夫婦がいる現実を踏まえ、子どもの委託を受けることのできる場の存在を、より多くの人に伝えていきたいと語った。

2　Ⅱ型：子どもなし選択型 ―― Eさんの場合

〔不妊治療中〕（日本）

〈社会〉 子どもができないことを意識する

Eさんは、結婚後、子どもが欲しいということを特に強くは考えずに暮らしていた。しかし、Eさんは、周囲の人々の言葉がけによって、自分に子どもができないことを意識するようになった。

【語り4－8】

別に（子どもが）欲しかったわけではなくて、自分は友達の中で、まあ一番最初ぐらいに結婚して、何も思わずに暮らしていたら、電話がどんどんかかってきて、「結婚しました、子どもができました」、「結婚しました、子どもができました」。あらっ？　では、本来なら子どもができなくてはいけないのか、という現実がでてきた。それで初めて、あっ、私は子どもができないのではないかと思って、それで産婦人科を一度訪ねたというのが、初めて意識したその時でした。

語り4－8にみるように、友達からの妊娠や出産の知らせは、不妊であることを意識した最初のきっかけだった。しかし、周囲の関わりによって不妊を意識させられたのは、それだけではなかった。田舎に帰ると近所の人々からは、うちの子ができたのにそりゃ駄目ねぇ、あなたはひょっとしたら一生子なしかもしれんね、寂しい老後ね、気の毒ね、と言われた。また、田舎でなくても、子どものことは、一面識ある人からは天気の挨拶をするかのように、普段のやりとりの中で普通に出される会話だった。こうした社会の認識の有り様を、Eさんは、「日本っていう国はさ、10人も子どもを産むことがな、当たり前のように言ってしまうわけよ」と、日本的な価値観に位置づけて語る。Eさんは、後に数年間ドイツで暮らし、日本とドイツの2つの社会を経験した。

〈私〉 自信がなくなる

もともとEさんは、人の世話をこまめに焼くのが好きな質で、未婚の若い時から、結婚しなくても子どもだけは欲しいと思う程に、子どもが好きだった。それゆえ、子どもを産んで育てるという当然できると思い描いていたことができない現実は、Eさんに、「働きもせず、ただ3食作って家にいる私に、どうやって生きていけということなのか」という思いを強くさせた。女性として生まれ、普通の身体なのに、赤ちゃんを産むことができないということを強く意識し、子どもがいないことを他者に指摘されるたびに自信がどんどんなくなっていった。そして、「もうどうせ駄目や」と思い込み、「自分が敗北者というか、結婚したけど子どもができない負い目」を背負い、「日本では認知されない自分に責め込んで」いった。このように、産むこともできなければ育てることもできない状態で日々暮らす中で、Eさんは、子どもを産みたい、育てたいという願望よりもむしろ、産めないこと、育てられないことへの苦痛を、より強く感じるようになっていった。

さて、Eさんは、子どものいない10年間、10に届くほどの稽古事をしていた。そのうちのいずれかを身につけ、生計を立てるまでに高めたいという気持ちでいた。しかし、それぞれの先生からは、何年続けたところで自立してやっていける程には上達しないだろうと言われ、愕然とした。何をしても将来にむすびつかず、生き甲斐のない悶々とした状態だった。

〈私〉　誰にも相談できず独りで抱え込む

夫は子どもがないことを全く苦にしておらず、親に言えば心配するだけだと思い、また、妊娠できる友達には言いたくもないという状況のもと、Eさんは、不妊によって感じる辛さをすっかり独りで抱え込み、自分の中で消化するばかりだった。夫は、不妊治療に必要な協力をしてくれたが、子どもが欲しいという自分自身の強い願望だけで通っているような治療だったという。

どこへ行っても、誰に対しても、不妊について語ることができないということ、それは不妊の辛さをより一層深刻なものにする。Eさんの不妊治療経験がひどく苦悩に満ちていたのは、語る場が全くなかったということも、1つの要因だったのではないだろうか。

〈医療〉　曖昧で不確かな診断を不満に思う

当時の不妊治療技術は、人工授精が最高水準であった。今ほど不妊治療の専門医がおらず、最初に行った病院では、うん大丈夫、と簡単に診断されたという。3つ目に通った不妊治療専門病院で配偶者間人工授精を何度も試みたが、結果は一向に現れなかった。その時の医師の見解は、とにかくどこの病院に行っても、「旦那側はいいんだろうと。あなたの方が、結局、子宮発育不全とか、抗体をもっているとか、まあ要するに相性が悪いからできないんでしょうという、本当にあやふやな」ものだったという。そうした不確かな診断を不満に思う様子が、語り4-9に表現されている。

【語り4-9】

子宮の形もOK、卵管もOK、機能的にはOKなんだけれども、できないっていうことは多分、相性が悪いんでしょうと。だけど私にとっては相性が悪いんでしょうというようなね、そんなね、雲を掴むようなね。例えば卵管が悪いですよとかね、どうしてもね、ここ（子宮）に着床しにくいから、もうあなたは（着床しにくい）子宮をもって生まれてきましたよって言われたら、諦めもつくじゃない。それが、まあ、単なる相性が悪いんでしょう、環境を変えればできるでしょうとか、十何年目にできた人がいますとかね、そういう慰めを言われてもね、釈然としないよね。

不妊原因がみつからないにもかかわらず受胎しない場合を、機能性不妊という。Eさんは、原因がはっきりしないという、その他諸々というような括りで、不妊であると診断されていた。Eさんが、医師の見解が曖昧で不確かなのに対して釈然としない思いを抱いていたのは、「相性が悪いんでしょう、環境を変えればできるでしょう、十何年目にできた人がいます」という一般論を述べられるだけで、では、自分たち夫婦は、これから先どうしたらいいのかについては全く触れられなかったことに起因していたのではないだろうか。それは、「夫婦で話し合って、どうしても子どもが欲しかったらね、もう離婚するか、人工授精するか、養子をとるか、そういう選択を少しこう指導してくれる人がいればね、自分たちで悶々と考えるんじゃなくって。それこそカウンセリングの延長みたいで、こういう選択肢もあるんですよっていうことを、こう、導いてくれればね、少し楽では？」というEさんの語りからもうかがえる。

このことに関して、不妊の定義が、子どもを望んでも妊娠しないということを出発点としていることが、問題の発端となっているという捉え方ができるのではないか。子どもを望んでも受胎しない状態であれば不妊なのであり、不妊原因は、後づけ的に理解されるだけなのかもしれない。Eさんが不妊治療を受けていた当時の検査や治療の技術水準においては、こうした推測が成り立つともいえる。さらには、不妊であることの不確かさ（星 2003; 長岡 2001; Sandelowski, 1987）（26ページを参照）が、問題の根を深めているとも考えられる。

〈身体〉　生理により受胎しない現実を突き付けられる

Eさんは、身体に現れる変化によっても、不妊であることに否応なく直面させられた。それは、語り4‐10によく表現されている。

【語り4‐10】

女の人は何で実感するかというと、生理がくるからね、別に生理がこなかったら、女の人もね、健康診断と一緒でね、（行こうと）思っても寒かったら行かんかったりするわけでしょ？ で、不妊もね、別に生理がね、こなければね、下手したら3ケ月に1回とかね、はっと気がつくんやけど、普通の健康体の女性やったらね、28日したら、生理がくんねんやんな。それで、あ、やっぱりできひんねんと思って、また忘れる、また自分に突き付けられるっていう、それやから余計に切ないかなぁと。

受胎する準備ができている証である生理は、逆に、健康な女性なのに今月もまた子どもができなかったという現実を、Eさんに突き付けてきた。それがEさんには「余計に切な」かったという。しかし、周期的にやってくる生理によって受胎しない現実を突き付けられることに関しては、いつしか慣れるとも語っている。こうしたことは、身体からの訴えかけが、自分自身が不妊であると気づかせる根本的なものであるということを、示していよう。いずれにしても、やがて卵子の質が衰え閉経を迎える時がくるのであり、その時、身体は、子どもを産むことに決定的な制約をかけてくる。

〈不妊治療中（ドイツ）〉

〈社会〉 自分の存在を認められたと感じる

Eさん夫婦は、夫の転勤でドイツに行くことになった。語り4‐11は、ドイツの社会に入った時のものである。

【語り4-11】

私は残念ながら子どもがおりませんって自己紹介すると、E（呼びかけ）、残念ながらっていう話はいらないやと、ね。私は子どもはありません、だから私は旅行するんです、だから私は色々なことをやってみたいんですっていうドイツ語はいいけど、なんだか変だなって言われて。

日本で暮らしている時は、出会ってその場で投げかけられる質問に、必ずといっていいほど子どものことが含まれていた。しかし、Eさんがドイツで尋ねられたことは、どこから来たの？ 趣味は何？ 毎日何してるの？ といった、すべて自分自身に関することだった。ドイツで暮らしドイツ人と接する中で、子どもがないことによる辛さが次第に和らぎ、少し肩の荷が下りた。

このようにEさんは、ドイツでの人々の、子どもをもつことに関する考えや自分に向き合う姿勢や対応に救われ、支えられた。日本とドイツとでは社会的にも文化的にも異なる背景があり、どちらの国が好ましいかというような比較検討をここでするつもりはない。むしろ注目すべきは、Eさんが、子どもとセットではない自分の存在そのものが、他者から認められたと感じることができたことである。それまでEさんは、自分は社会の誰からも「認知されない」存在なのだと、すっかり思い込んでいた。

〈私〉　生き甲斐を見いだし自信が出る

ドイツでは、言語を習得することにのめり込み、朝、昼、晩、夜中と、毎日勉強した。「1つのことが達成できたら、違うこともきっと同じようにできる。これは1つの修行」だと思って踏ん張った。子どものいないハングリーさによるところは大きかった。

結婚してから10年は何をやっても中途半端であり、自分らしさも生き甲斐も感じられず、子どもがないことによる辛さが人生の99％を占めているような状態だった。しかしドイツ語に夢中になっていた時、Eさんは、ドイツ人に言われたように、子どものいない自分にもできることがある、と思えるようになっていた。語り4‐12をみてみよう。

【語り4‐12】

よっしゃ、これで自分の好きな語学をきちんとやれば、英語もきっとしゃべれるようになるし、スペイン語もしゃべれるようになるかもしれんし。そしたら、もう、子どもができないんやったら、自分の知らない国へ旅行したり、違う世界をね、広げられるわと思った。自分が。ドイツ人も私に言ってくれたし。それがそうじゃないと（私が卑屈になって反論して）言うんじゃなくて、あっそうだ、確かに私は、子どもをもった人が全然できない体験ができるはずやんか、と。とりあえずドイツ語に、もう、のめろうと。

好きでやっていきたいと思えるものがあるということは、自分を信じる力や今後の自分自身の有り様を展望する力につながる。たとえ他者から賞賛されたり励まされたりしても、自分自身がそう思うことができなければ、変化は何も起こらないだろう。自分が変わるためには、まず認識を変える必要があるといえるのではないか。Eさんにとって、ドイツ語を習得しようとすることの積み重ねが、Eさん自身の認識を変える力となり、周囲の人々の言葉を受けとめる力が培われていったと考えられる。そして、「語学が好きで、これを何年かやることで、きっと他のことも私にはできるっていうね、そのことの意味のためにやったんやと。で、きっと私に何かまだできる他のことがあるはずや」と語るように、さらなる自信につながっていった。この時点で、産むことができない、育てることができないという、子どもをもつことができないことによる行き詰まり感や停滞感は、50％ぐらいになっていた。

〔不妊治療をやめる：等至点（EFP）〕

〈医療〉 根拠に基づいて不妊原因を説明される

Eさんはドイツでも不妊治療に通い、人工授精を受け続けた。そして、ドイツ語が理解できるようになってきた頃、勉強のためにと軽い気持ちで国立の大学病院に不妊の検査を受けに行った。すると検査結果より、「あなたは100%間違いなく受胎能力あります。で、旦那さんの方はもうゼロです。断定します」と医師から告げられた。

日本で不妊治療を受けていた頃の不妊検査の技術水準は、その後ドイツで受けた検査の水準とは違いがあったのだろうか。ドイツで受けた検査では、不妊原因がはっきりと診断された。そして、「1対1で、このデータがこれ、あなたのご主人のデータがこれ、これではもうどうあったって、難しいっていうか、無理ですっていうことをね、もう、しみじみ言ってくれるわけよ、時間も30分以上割いてくれて」と語るように、検査結果のデータに基づいて丁寧に説明されたことは、日本では曖昧で不確かなことばかり言われていたEさんにとって、大きな衝撃だった。医師の言葉1つ1つを畳み込むように自分の中に入れ、整理していくことができた。

〈夫婦〉 子どもへの思いを断ち、夫との生活を選ぶ

夫との間には100%子どもは無理なこと、しかし、自分には100%受胎能力があり、相手を代えれば妊娠できるということを医師から聞いた時、Eさんは「色めきだった」という。そして夫に、「実は、何年も私が悪いと思っていてあなたに申し訳ないと思っていたけど、今日現在、あなたが悪くて私は悪くないので、この際、子どもをもちたいというね、私の母性が勝っているんで、別れることにしようと思います」と伝えた。すると夫は、涙を流し言葉を詰まらせながら、あなたが母になって幸せになれるのであれば、喜んで身を引くからと、言葉を絞り出すようにして言った。Eさんは、その時初めて、子どもが欲しいという思いが「断ち切れた」という。語り4‐13は、その時の心の動きと選択を表現したものである。

【語り4-13】
その涙を見た時に、ああ、私は何を言ってるんだなと。私は、もう子どもは、その時きれいに120%初めて断ち切れた。それまでは、まだ断ち切れない。あの医者が100%妊娠しないと言っても、もしかしたらという望みはもう毎月もっていたし、毎年、年を重ねるごとに、まだ42歳までは産めるだろうか、とか。そやけど、それが多分37歳の時、でもまだ5年ほど、ほんとなら病院に通ったり人を代えれば、妊娠できるかなと思ったけど、37の時に、ああ、もう私は子どもなしの人生を選択して、今の主人とうまく楽しい人生を送ろうというふうに、落ち着きました。

Eさん自身は養子を育てたいと考えたこともあったが、夫が養子縁組には100%反対だったため既に念頭にはなく、子どもをもつためには自分で産むしかなかった。そして、夫が不妊原因であるとわかった時、産むことを優先するなら夫と別れる他ないということが、Eさんの中ではっきりした。しかし、夫が涙を流しながら、自分の幸せを一番に考えて言葉を紡ぐ姿を目の当たりにし、その声を聴いた時、子どもとの生活ではなく夫との暮らしを選んだ。そしてこの時、子どもを産むことへの願望も育てることへの願望もともに断ち切った。

ただし、「でも私は、ドイツにもし行っていなかったら、踏ん切りがつかないままに42歳のね、医者が、もう無理ですというまで。でも、その時でもまあ、まだ、踏ん切りがつかんかったやろうな」と語るように、Eさんの「踏ん切り」には、他者から自分自身の存在を認められた出来事、生き甲斐を見いだし自分を信じることができたこと、受胎しない原因を検査結果に基づいて筋道立てて丁寧に説明された経験もまた、大きな要因であったといえる。とりわけ生き甲斐を見いだしたことについては、Eさんにとって、非常に重要なことだった。

〔現在〕

〈私〉生き甲斐を感じ、自分らしい時間を過ごす

【語り4－14】

20代 30代 40代 50代 ときて、まあ、不妊というのは私の人生の中の、もう10%も多分ないんだよ。今は、そういうこともあったよなぁというぐらいで。そやけど、ドイツ語はやったよなぁって、ドイツ人ともうほんまに、あれだけねぇ、もう、のめり込めたかなっていうぐらいしたし。

語り4－14からは、Eさんにとって、不妊のアイデンティティが過去のものとなっていることが見て取れる。受胎しない自己像と、語学の習得に励んだ自己像とがすっかり逆転していることを、読み取ることができる。

不妊治療には、子どもが欲しくて20歳代から通い続けた。ところが、どうして産みたかったのか、どうして育てたかったのかをよくよく考えてみると、それは、趣味も特技も仕事もなくもてあましていた時間を、子どもを世話することで分散できたからなのだと、Eさんは語る。

子どもをもつ人生か、夫と2人で暮らす子どもをもたない人生か、どちらかを選択する岐路において、Eさんは夫との人生を選んだ。つまりその時点で、子どもを育てることができない今後の人生を自ら引き受けたことになる。子どもは、自分の時間を分散させるための逃げだったということは、子どもをもつことができなかった現実に意味を与えるために、否応なく語られたことだったのかもしれない。いずれにしても、「挫折10年、もう人に言いたくないっていう、握りつぶしたいほどの」経験があったからこそ、なぜ子どもが欲しかったのかを突き詰めて考えることができ、また「踏ん張り」を効かせて行動するハングリーな自分があるのだという。Eさんにとって不妊の経験は、子どもをもつことがどういうことなのかを、自分自身の人生全体に位置づけて立ち止まって考えることのできる、1つの

重要な機会だったとも考えられる。

3　Ⅳ型：養子縁組浮上／子どもなし選択型 ―― Jさんの場合

〔不妊治療中〕

〈私・社会〉精神的圧迫を受ける

【語り4－15】

子ども産んで母になるっていうのはやっぱり一種の夢のような、希望があったので。やっぱり、結婚したら子どもができて当たり前っていう世間の常識っていうか感覚っていうのがありますでしょ、そういうのに押されるっていうのもあるし、まあ、自分自身が欲しいっていうのもあるし。

語り4－15にみるように、結婚したら子どもができるということは、世間の常識であると同時にJさんの常識でもあった。「こんなに子どもができないのであれば、結婚しないで独りでいる方が良かったのかもしれない」という語りが示すように、Jさんには、結婚と子どもを産むことと母になることは、一連のつながりのあることだった。そんな中で、女性に生まれてきたのに子どもが宿らないのは、女性失格と言われているように思われたという。また、病院では毎回お腹の大きい妊婦さんを横目に見なくてはならないために、精神的なプレッシャーが余計に強く感じられた。さらに、家の中での嫁姑のもめごとにいつも苛立ち、日常的に気持ちが落ち着かない状態であった。一度試しにと思って遠方まで出向いた漢方医からも、精神面からきているので妊娠するのは難しいと言われた。この時、周囲には支えになってくれる人はおらず、Jさんは、子どもを産むことだけを考えて不妊治療に通うという状態だった。

〔不妊治療をやめる：等至点（ＥＦＰ）**〕**

〈医療〉　不妊治療にしびれを切らす

子宮が多少後ろに傾いていると一度言われたことがあったが、Ｊさんには決定的な不妊原因はなかった。それにもかかわらず、不妊治療に通っても何の効果もなく、高額の漢方薬も効き目はなく、そんな成果の現れない治療を「しびれ切れてきたような状態でやめちゃった」と語る。

不妊治療をやめることは、必ずしも子どもを諦めることを意味するわけではない。しかし実際には、子どもをもつ方法を１つ断つことになるのであり、よって子どもが欲しいと望むのであれば、治療をやめたらどうするかを――とりあえずいったんやめるだけという選択も含めて――考えるだろう。しかしＪさんは治療を「やめちゃった」と言い放つだけであり、当時のそれ以降を展望したような内容は語られなかった。それは、「最初の結婚の時には、支えになってくれる人はいなかったですね。主人との関係もあんまりいいことなかったから」という語りが示すように、ごく身近なサポートがすっかり欠如していたことが、大きな原因の１つであったと考えられる。不妊治療に関する夫婦間での話し合いはあまりなく、夫は、Ｊさんが治療に行くことには関与せず、敢えて言うならしぶしぶ認める程度、という状況だったという。この時Ｊさんは、まさに、単に不妊治療をやめてしまっただけであり、子どもが欲しい、子どもを産みたいという思いを残したままであったと思われる。

〔養子縁組を意識する：必須通過点（ＯＰＰ）**〕**

〈私〉　実子でなくとも子育てできると宗教に教えられる

結局離婚し、後に今の夫と再婚した。ところが、再婚後には乳癌になった。医師から乳癌の宣告を受けた時に一瞬死を意識したものの、「私、子ども産めへんようになるかもしれへん」と、乳癌そのものよりも、放射線治療などが妊娠に不利に作用するのではないかと思い、「頭の中が真っ白になって」落ち込んだという。実際には、子どもを産める身体状況ではなかったのだが、癌であるということよりも、産むことができないという怖れと哀しみが先に立つ程、Jさんは子どもが欲しいと思い続けていた。

乳癌の手術後の経過が良くなってきた頃、ある宗教家が書いた著書に、世の中には自分で産んだ子どもではない他人の子どもを育てているお母さんもたくさんいる、という一文を偶然見つけた。そして「実子にこだわらなくても、養子さんでも自分の子どもとして育てることはできるなぁ」と初めて思ったという。この時、子どもをもつためには子どもを産むしかないという、それまでの図式が崩れたことになる。それからJさんは、非血縁の子どもを育てることを希望し、里親登録をし、養子の委託を受けるために行動し始めた。

〔養子縁組を試みる〕

〈私〉 子どもを熱望する思いばかりが膨らむ

ところが、「子どもが欲しい欲しいっていう気持ちがなんか執念みたいな感じで、もう目がちょっと血走っていってていったら言い過ぎかもしれませんけども、なんかそれに近いような感じ」で、その「あまりに鋭い、熱望している」様子のために、養子縁組を仲介する団体に良くない印象を与えてしまったという。また、Jさんが希望する年齢の幼い子どもでは、親子間で年齢的な釣り合いがとれないと指摘を受けた。そして結局、団体側が考えるさまざまな条件とJさんの状況や希望との折り合いがつかないままに、子どもの委託を受けることが困難になった。子どもが欲しくて仕方がなかったJさんは、自分で産むこともできなければ養子を育てることもできないという、行き詰まった状態に陥った。

〔養子縁組をやめる：分岐点（BFP）～現在〕

〈私〉　宗教の力に助けられる／助けられている

子どもをもちたいという思いが強く、しかしもつことができないというどうしようもない閉塞状態に陥っていた時、ある宗教家の存在を思いがけず知った。先の宗教家とはまた異なる人物である。

【語り４－16】

テレビでお話しているのを１回聞いて、この先生なら（私のことを）なんて表現してくださるだろうと思って。で、ある本から、その先生が、そういう宗教の勉強会を開催されているっていうのを知りまして、出版者に問い合わせて、京都でそういう会があるっていうのを教えてもらって、それで行ったのが最初なんですね。

語り４－16からは、Ｊさんにとってその宗教家の存在を知ったことが、停滞した事態に変化をもたらす重要な出来事となったことが見て取れる。テレビでその宗教家の話を聞いたのは偶然のことだったのだろうが、この出来事をきっかけに、会との接触が始まった。著書を手に入れ、勉強会について出版社に問い合わせ参加するために他県まで出向いたことは、Ｊさんにとって相当思い切った行動であった。それほどに、産むこともできなければ養子を育てることもできないという行き詰まった状況に陥っていたＪさんに、宗教家の話が心に響いたのだと考えられる。

勉強会に行って最初に言われたことは、子どもが欲しいというのはお金が欲しいというのと同じ欲望だということだった。そう言われても、しばらくは子どもとお金は違うだろうと思っていた。しかし勉強を重ねるうちに、対象が違うだけでやはり一緒の欲望なのだと考えるようになり、すると、どうしても欲しかった子どものことを、少し距離を置いて考えられるようになったという。Ｊさんは、子どもをもつことに関する思いについて、語り４－17のように述べる。

【語り4－17】

やっぱりもう一生、今年40になりますから、子どもが産める年でもないし、もう、養子っていうのも多分ないだろうし、もう一生子どものない人生を送らなきゃいけないのは寂しいっていう気持ちはあるんだけども、それはそれとして、まあ受けとめることが最近できるようになってきた。前は、もう欲しい欲しいの一点張りだったんだけども、ちょっと、ワンクッション置いて考えられるようになってきたっていうのがありますね、（京都の勉強会に）行きだしてから。

Jさんは、乳癌の手術後の年1回の検診、新たにみつかった子宮筋腫の経過観察、抑鬱状態による精神科への通院など、病気を複数抱えている。しかし、今ある状況が一番で、病気も有り難く受け容れていきなさいという仏教の教えに救われており、行き詰まった時の宗教の力はすごいとJさんは語る。

子どもがどうしても欲しいと思い続け、今もなお、産みたい思いも育てたい思いもすっかりなくなったわけではないという。しかし、もはや、子どもをもつことについて自ら働きかけるつもりはないと語る。語り4－18にはそうした思いがよく表現されている。

【語り4－18】

まあ、無理だとは思いますけどね、自然妊娠したら、お母さんになるでしょうし。子どもを育てませんかというような話がきたら、また考えるかもしれないけども、自分から働きかけていこうとは思わないです。それ（信じるものができたということ）もありますし。自然にまかせて、もう、何もね、自分の子どもも生まれないし、養子さん受けられないっていうんだったら、それがもう、自然の成り行きだから仕方がないから、諦めようっていう感じ。で、もう夫婦は夫婦だけのね、暮らしを考えていけるというか。（中略）（夫も）欲しいっていう気持ちはあると思いますよ、正直などころ。でも私の病気のこともあるし、今までみたいに、そういうね、養子さんいただくために、そういう努力するとか、そういう病院に行ってまた（不妊）治療するとか、そういうのんは考えてないです。

語り4－18からは、「自然にまかせ」ようというJさんの思いを読み取ることができる。そして、その思いが生じたもとを辿れば、そこには宗教との出会いが存在した、ということができる。現実的な制約がある中で、自分自身の思いや理想と実際にできることとの間に齟齬が生じ、自分の力ではどうすることもできない状況に陥った時、宗教は、最終的な拠り所として大きな救いとなって立ち現れてくるのだろうか。

子どもを産むことだけを考えて不妊治療に通っていた経験、そして、「執念みたいな感じで、目がちょっと血走っている」と思われるほどに養子を受け容れることを熱望した経験を経て、「自然にまかせる」と語るに至るJさんにとって、宗教に出会った出来事が、非常に大きな意味をもっているといえる。宗教に出会わなければノイローゼになって死んでいたかもしれない、とJさんに語らしめる程に、宗教のような、人為を超えたところにある聖なるものは、人が生きることの根幹を支えるものなのかもしれない。

第3節　不妊経験のもつ意味

1　4つの類型に示される子どもを望む思いのプロセス

Ⅰ型（Aさん、Bさん、Cさん、Dさん、Hさん）とⅡ型（Eさん）はともに、不妊治療をしている途中で養子縁組を意識し始めており（必須通過点）、治療をやめる（等至点）時点で、養子縁組を試みる／試みないという選択が可能であったといえる。不妊治療中は、治療で子どもを産むことが唯一無二の目標となってしまうことが多いが、これらの型に該当する人々に関しては、治療中に、子どもを育てたいという思いが少しずつ芽生えてきていたと考えられる。

Ⅰ型に関しては、不妊治療をやめて養子縁組に切り替えたが、その時点で、子どもを産みたいという思いよりも子どもを育てたいという思いが強くなっていたといえるだろう。ただし、不妊治療を続けるのか養子縁組を試みるのかを選択するまでには、Cさん「完全にやめようっていう、そこまでの決心はしてなかったんでね、その時は。（中略）とりあえずまあ（治療を）いったん終了」、Dさん「治療より、養子縁組の方をだんだんと考えていくようになりました」、Hさん「どこの時点で、できなかったら里子でも育てて って決断したかというと、ちょっと定かではないんですけど」などの語りが示すように、不妊治療と養子縁組との間で気持ちが揺れていた様子がうかがえる。ただし、そうした気持ちの揺らぎは、人生展望の広がりを示すものだともいえる。不妊治療過程では、不妊治療が生活の中心にならざるを得ず、また、治療でしか子どもをもつことができないのだと思い込むことにより、精神的に行き詰まった閉塞感や切迫感が強まることも多い。しかし、選択の幅が広がることで、そうしたしんどさが和らぐこともある。Bさんは、不妊治療をしながら養子縁組のことも考えていたが、医師から治療を諦めるよう促された時に、それまでの治療経験を振り返ったこともあり、「スパッと」治療をやめる選択をした。そしてその場で養子のことも考えているのだと医師に相談し、その時点で、医師から養子縁組に関する団体の情報提供を受けた。もちろん、子どもをもちたいと望むすべての人が、養子縁組で子どもを育てる選択をするわけではないだろう。しかし、子どもを産むことができなくても育てたいと考える人は実際に存在するのであり、不妊治療しかないと思ってしまいがちな治療中の人々に、なにがしかのかたちで、養子縁組をする選択肢を示すことは重要だと考えられる。

Ⅱ型に関して、Eさんは、不妊治療している途中で養子縁組を意識したが、養子縁組で子どもを育てることについて夫の合意が得られず、そのため、子どもをもつためには治療をする他なかった。選択肢の1つとして養子縁組を意識しても、身近な人物との意見の相違から、養子縁組を試みない選択をする場合もあり、Ⅱ型はそうした人々の選択の有り様を示す型だといえる。この型に該当する人々にとって、不妊治療をやめるという選択は、およそ子どもをもたない人生を選択することを意味するのである。

Ⅲ型（Fさん、Gさん、Iさん）、Ⅳ型（Jさん）は、不妊治療をやめる（等至点）時点では養子縁組を意識してはいなかった。Fさん「2人でいこう」、Gさん「2人の生活」、Iさん「仕事に生きていかなしゃあない」と、夫婦での暮らしや生き甲斐を展望しつつ子どもをもつことにこだわるわけではない人生を模索していこうとした人もいれば、Jさん「(治療の成果が出ないことに）しびれを切らしたような状態でやめちゃった」というように、何ら展望もないままに不妊治療をやめてしまう人もいた。この時点では、子どもを産むことができない現実を、ある程度受け容れていた人もいればそうでない人もいたといえる。

Ⅲ型とⅣ型に共通することは、不妊治療をやめた（等至点）後に、養子縁組を意識する（必須通過点）機会を得ていることであり、その時点で、子どもを育てたいという思いが、彼女たちに認識されていたことになる。そして、Ⅲ型とⅣ型とを分かつのは、その後に、養子縁組が成立したかどうか、つまり、子どもを育てたいという思いが実現したかどうか、ということである。養子縁組で子どもをもつことに関しては、望めば必ず叶うものではなく、結果として養子縁組を諦めざるを得ないこともある（分岐点）。養子縁組を希望する側にとって、親になりたいと願う自分たちの、子どもを望む気持ちが選択や行動の基盤となるが、養子縁組の仲立ちをする側にとっては、子どもの利益や幸せが最優先すべきこととなる。こうした双方の立場の相違により、養子縁組が成立しない場合も少なからずある。Ⅳ型は養子縁組が実現し得なかった型であり、よって、養子縁組を諦めた時点で、子どもを産みたいという思いも子どもを育てたいという思いも胸の内におさめた（おさめざるを得なかった）ことになる。ただし、養子縁組を試みようとする人は、子どもの委託を受けるための諸々の厳しい条件や、里子や養子に出された子どもの背景を突き付けられ、非血縁の子どもを育てることの実質的な困難や課題、非血縁の親子・家族関係の築きにまつわる葛藤を認識する過程で、子どもをもちたいという思いの真意を問い直す契機を得るのである。

2　3事例における個別の経験が示す意味

（1）Bさんの事例（Ⅰ型）

〔等至点（EFP）：子どもをつくっては殺していると思う〕

この経験からは、最新の不妊治療技術を駆使しても、科学技術が介入し得ない生命のメカニズムが存在することを、認識することの重要性が提起されている。子どもを望み不妊治療に通う人が治療技術に期待をかけるのは、――そこに社会文化的な影響があるにしても――ある種自然な感情の流れであるが、同時に、生殖補助医療技術への過信と盲信、果てのない治療の継続という危険性をあわせもつ。柘植（1999）は、医師の、自らの生命観や家族観に基づいて「患者のため」に治療を施すという認識が、生殖補助医療技術の高度化を推し進めていることを明らかにした。つまり、不妊治療現場で患者の願望と医師の認識が相乗する結果、命の芽生えの領域に対する生殖補助医療の過度な歩み寄りが予測されるのである。したがって、患者の願望と医師の認識の連鎖をいったん解きほぐして捉え直す必要があるのではないか。

ここでは、不妊治療をしては流産を繰り返し、治療技術の限界が明らかになる中で、治療をし続けることとは異なる選択肢を提示する医師の例外的な関わりとそれを聴き容れる患者という、患者－医師間の1つのやりとりがみられた。Bさんは、医師の提言を即座に受け容れたというよりも、自らの過酷な不妊治療経験が選択の基盤となったのだが、Bさんにとって、医師のそうした提言が治療をやめる（等至点）ことを考えるきっかけになったのは確かである。すなわち、最新の治療を施しても子どもを産むことができない現実をどう捉えるのか、「患者のため」とはどういうことか、そして、不妊治療に限界がある中で、その現実をどう認識し、患者の子どもを望む思いと治療を続ける／やめるという選択肢とをいかに摺り合わせていくかということを、問い直す重要性が示されているといえる。

（2） Eさんの事例（Ⅱ型）

〔等至点（EFP）：根拠に基づいて不妊原因を説明される〕

この経験からは、医師の適切な診断と説明責任の重要性が示唆される。Eさんは、夫が不妊原因であるということが後に判明するまでの十数年間、医師の誤った診断により、自分が不妊の原因だと思い続けていた。

不妊治療現場で、検査データに基づいて診断結果や治療内容に関する説明を患者に行うことは、治療で成果の向上に徹することを重要な役割とする医師に求められる責務であるだろう。その説明によって患者は、どの不妊治療をどのように進めていくかについて、自分自身の子どもを望む思いと今後の生活や人生とを摺り合せながら、より適切な選択をすることが可能になる。生殖補助医療技術が高度化・先端化し、実際の成功率とは乖離《かいり》した希望が託されかねない現状において、なおさら、自分たち夫婦にとってどの不妊治療が有効でどの程度見込みがあるのかを、年齢などの身体的状況や経済状況、そして生活設計や人生展望と照らし合わせて把握しうる機会は重要である。

また、この経験は、不妊が、自己観や身体観を大きく変化させてしまうという不妊の1つの特殊性を明確にしている。それは、「自分には100％受胎能力があり、相手を代えれば妊娠できるということを医師から聞いた時、色めきだった」という、不妊原因の所在を知った途端にEさんの自己認識がすっかりくつがえったことを示す語りに、象徴されている。

〔等至点（EFP）：子どもへの思いを断ち、夫との生活を選ぶ〕

この経験からは、子どもをもつ／もたないとは別次元で夫婦関係を築くということを、再認識する必要性が提起される。結婚しなくても子どもだけは欲しいと考える程子ども好きであったEさんは、夫に不妊の原因があるとわかった時、夫と別れて子どもをもつ人生を考えた。しかし、Eさんは、「あなたが母親になって幸せになるのなら喜んで別れる」という夫の涙ながらの言葉を耳にした時、その思いやりの深さに胸を打たれ、夫が原因だと知った途端に離婚を申し出た自分自身を省みた。そして、子どもをもつことを追い求めるのではなく、夫との生活が自分にとって重要であることを再確認し、完全に不妊治療をやめた（等至点）。もちろん、それまでの長い夫婦関係の歴史があり、子どもを産むために離婚を考えたEさんの選択や、離婚を伝えた時の夫の対応だけを切り取って取りあげることには、十分な自覚が必要だろう。しかし、今後の人生に関する覚悟を伴った夫婦間での話し合いを通じて、Eさんが、子どもをもつ／もたないとは別次元で夫婦関係を築いていこうと選択するに至ったのは確かである。

さて、Eさんにとっての不妊経験には、ずっと向き合い格闘し続けてきたアイデンティティの課題が鍵になっている。世話好きで子どもを手塩にかけて育てることに自分らしさを見いだそうとしていたEさんにとって、子どもを産み育てることができない現実は、身体への欠損感や、生き甲斐や自分の存在意義への喪失の感情に、塗りつぶされるものでしかなかった。さらには、子どもを産み育てるという、普通にできると思っていたことができないことによる、社会的に認められないという感覚にもつながっていた。そして、こうした八方塞がりともいうべき自尊感情や自信の喪失によって、Eさんは、他者との関わりを自ら断ち、疎外感や孤立感をますます深めていったのである。このように、不妊は、社会との関わりの中で、アイデンティティの課題を突き付け、時に精神状態の悪化をもたらしうるものであると考えられる。

（3）Jさんの事例（Ⅳ型）

〔等至点（EFP）：不妊治療にしびれを切らす〕

Jさんは不妊治療中から夫とは不仲で、支えになってくれる人が身近におらず、「どうしても子どもが欲しい」という思いを残したまま治療をやめた（等至点）後も、鬱々とした状態が続いた。このことは、不妊治療においては夫婦の支え合う関係性が重要であるということを明確にしている。

〔必須通過点（OPP）：実子でなくとも子育てできると宗教に教えられる、分岐点（BFP）：宗教の力に助けられる〕

この経験は、自分の力ではどうしようもない現実に直面した時、神や仏という聖なるものが大きな救いとなって立ち現れうるということへの、気づきを与えてくれる。Jさんにとって、不妊治療をやめた後の鬱屈した状態において心の拠り所となったのは、あるがままが一番だという宗教の教えだった。それは、養子縁組を意識した時（必須通過点）、養子縁組をやめた時（分岐点）を通じてJさんに影響を与え、Jさんは、「養子さんでも自分の子どもとして育てることはできる」、「自分の子どもも産まれないし、養子さんを受けれないっていうんだったら諦めよう」と、子どもを産み、育てたいという思いを、順番に自分の胸の内におさめ込んでいった。

このことに関連して、他の語り手にもとかく、「自然」や「縁」といった人為を超えたものに思いを馳せるような語りが散見されたことは興味深い。やまだ（2000c）は、人が死と接した時に倫理的・宗教的になることを取りあげ、その理由を、「いのち」という最も人間にとって根源的なものに触れ、人為ではどうしようもない人間の無力さを感じ、何か大きな力によって生かされているいのちの有り難さを、論理ではなく感覚によって感じさせられるからであるとする。そして、人間の有限性を自覚しつつ、その限界を超えようとする倫理的な力や聖なる力を生み出していくことに、もっと注目すべきであると述べる。このことは、子どもをもつことができないという、自分自身の力ではどうしようもない経験をした人々が、聖なるものに身をゆだねるような語りを吐露したこととむすびつくことだろう。とりわけJさんは、不妊治療中は支えとなる人が周囲におらず、また、再婚後には乳癌になってしまうといった過酷な状況が、子どもをもつことができない辛い現実に追い打ちをかけ、自分の力ではどうしようもないという切迫感が増していたと考えられる。もちろん、宗教と心理的な支援の枠組みとは独立であり、双方を混同して考えることには注意を要する。しかし、仏教の教えがJさんに、「自然の成り行きだから、仕方がないから、諦めよう」と、認識の変化を促したのは事実である。このことから、究極のところでは「自然にまかせる」「あるがまま」という考えが、人間の生に強い影響を与え，大きな救いになり得るということができる。そして，こうしたことを認識することは，過度に価値づけられがちな生殖補助医療技術について，その功罪を相対的に捉え，人間の生の神聖さに立ち返りつつ，個人の希望や状況に即した支援を展望する際の1つの重要な視点になると考えられる。

3　不妊経験の意味の問い直し ── ＴＥＭの意義と関連させて

不妊という経験は，子どもを望む女性自身の願望に加え，年齢などの生物的・身体的制約，医療従事者とのやりとり，夫婦が不妊であることにどう向き合って不妊治療をしていたかということ，結婚したら子どもができて当然だとする社会通念など，さまざまな次元が複合的に影響し合う，個別の多様な経験だといえる。本章では，ＴＥＭを用い，経験に質的な変容をもたらしているポイントを等至点として焦点化することにより，不妊治療を始めてから治療をやめる（等至点）選択へと向かい，さらにそこから続いていく経験の多様な有り様を，時間軸に沿って捉えることが可能となった。なお，「不妊治療をやめる」という等至点は，他の観点からすれば，その後に複数の径路が発生する地点（分岐点）とみなすことができることに留意する必要がある。治療をやめた以降に，再度治療を始めることもあるだろうし，自然妊娠する場合もあるかもしれない。また，本章で捉えたように，非血縁の子どもを育てる選択をしたり，夫婦2人の人生を選択するなど，── ある社会的・現実的な制約のもとではあるが ── その後の径路は複数存在する。人の生涯にわたる発達プロセスは動的で非線形的であり，等至点もまたその径路における1つの分岐点であるという見方を加えることで，不妊治療をやめた後を含めた経験の多様性を，より鮮明に捉え提示することが可能となるのである。

また，等至点としていったん一括りにして捉えた経験は，第3節2で明らかにしたように，実際にはそれぞれに固有な意味を有している。そうした行動や選択の連なりが，個々人にとっての個別多様な不妊経験に関するライフストーリーなのである。不妊治療をしている途上では、「子どもが欲しい」という思い、とりわけ「子どもを産みたい」という思いが前面に出ていることが多い。そうした、治療で子どもをもつことだけが目標になりやすい中では、「子どもをもつこと」に関する問いかけが芽生えにくいのが現実だろう。しかし、不妊治療を受けては不成功を繰り返し、受胎しない現実に直面し、治療でも子どもをもつことは難しいのだろうか、養子縁組で子どもを引き取り育ててみようかと考える揺らぎの中で、自らの子ども観や家族観を問い直しながら、「子どもをもつ」あるいは「子どもをもたない」という等至点 —— どちらが優れているわけでも劣っているわけでもない等価な地点（両極化した等至点）—— に辿り着く（Sato, Yasuda, & Kido, 2004）。すなわち、不妊であるということは、当事者にとって、子どもを望む思いの背後に潜む、人生におけるかけがえのない価値を探求する物語（フランク 2002/1995）として経験されていたといえ、その経験の意味は、〈現在〉に着目することでより具体的に浮かび上がってくる。不妊という経験は、Bさんにとって、「身よりのない子どもと子どもをもつことができなかった自分たち夫婦が出会い、血縁の有無にこだわらない親子関係を築いていく」ことであり、「自らがしてきた選択と行動に意味を見いだし、養子縁組という方法を知り得たことによる恩恵を、同じ悩みをもつ他者に伝えることを通じて社会に還元していく」ことであった。そしてEさんにとっては、「夫婦という単位で家族関係を築く意味を見つめ直す」ことであり、「自分らしく生きていくためにアイデンティティを築き直す」ことであった。また、Jさんにとっては、「仏教という信じるものに出会い、あるがままという仏教の教えに救いを見いだし、心の拠り所にする」ことであったといえる。このように、インタビュー〈現在〉において語られるライフストーリーには、程度の差こそあれ過去に不妊に悩んだ女性が、自らの不妊経験を咀嚼《そしゃく》して自己の人生に位置づけようとする志向性を見て取ることができる。グッド（2001/1994）は、身体の中に疾患が在ることを自ら引き受けるには、ただ単に身体の内部に疾患が存在するというだけではなく、人生において存在していることが再現されなければならず、能動的で統合的な構成過程を必要とすると述べる。そして、菅村（2003）は、個人的な経験を秩序づけること、すなわち、生涯の発達を通して行われる絶え間ない個人的現実の構成と経験は、人を生きたシステムとして特徴づける自己組織化のプロセスと密接な関係があると指摘する。つまり、不妊であることや不妊治療による傷つきから一応は抜け出た〔現在〕において、その経験を問い直すことを通じて、マイナスでしかなかった不妊経験は、いわば、非血縁の子どもとともに築く親子関係への開眼、産むことができない身体をもつ自分自身の受け容れ、夫婦関係の捉え直し、子どものいない人生を歩む自己の再構築などとして、意味づけられていたと考えられる。

ところで、ハーヴェイ（2002/2000）は、自らの人生に強く影響する出来事について創り上げる物語は、人々に伝達され世代間の連続性を紡ぐという意味で、不朽の貢献であるという。そして、やまだ（2000b）は、物語は人が生きる行為のモデルとして筋書きを提供し、また、人の生き方がモデルとなって筋書きが創られるとし、世代を超えて知識を巧みに伝達する仕組みについて述べる。こう考えるなら、不妊治療や養子縁組といった社会制度を選択したり、それらの制約を受けたりしながら、子どもをもちたいと望み歩みを進めてきた、人生における探求の物語はそれぞれ、新たに生み出された意味のヴァリエーションの1つとして積み重ねられ、不妊に悩む潜在的他者にモデルとして示唆を与える役割を果たすことが期待できる。そして、こうした不妊経験に関するライフストーリーを、人生径路とそこでの選択を生涯発達の観点から捉えるＴＥＭの枠組みによって、より効果的に提示することができた。不妊に悩む人々に、養子縁組という選択肢の可視化・意識化を含めた選択径路の有り様と、不妊経験とその意味の伝達を可能にしたという点で、ＴＥＭは実践的な意義をもつといえよう。ここで私たちは、「よい理論ほど実践的なものはない」（レヴィン 1956/1951）という金言に辿り着くのである。

第4節　まとめ――類型化と事例提示による不妊経験の理解

ここでは、10人の経験の径路の類型化を介在させたうえで3事例を提示するという分析手続きをとって、不妊経験のナラティヴをみてきた。このように類型化と事例提示を組み合わせて分析することの意義を、ここで改めてまとめておきたい。

類型化は、大橋・やまだ（2005）が述べるように、眼前に立ち現れる事象の背後に潜む要素の関係性を明らかにする有効な方法である。実際、類型化を介在させたことは、不妊に悩んだ女性が子どもをもとうとする現象に関し、不妊治療と養子縁組という社会制度の関係やそれらへの社会文化的な認識を明らかにし、次のような提言につなげた点で有効であったといえる。その有効性を、類型化の手順（第1節3（2））に沿ってまとめる。

まず、類型化の一段階として、「養子縁組を意識した（必須通過点：OPP）のが不妊治療をやめる（等至点：EFP）前後いずれの時期か」という分類を行った。そして、この分類に即して、養子縁組という選択肢の存在を、治療中に提示することの重要性を明らかにした。それは、不妊に悩む女性の子どもをもつことに関する選択肢の広がりをもたらすとともに、不妊治療で陥りがちな行き詰まり感を和らげる可能性をもつ。また、不妊との関連で養子縁組という選択肢の存在を浮き彫りにすることは、「結婚して子どもができない→不妊→不妊治療」という一方向的な径路が社会文化的に導かれているともいえる現状へのアンチテーゼになるとも考えられる。次に、類型化の二段階として、「養子縁組を試みて以降、養子縁組が成立したか、あるいは成立することなくやめた（分岐点：BFP）か」という分類を行った。そして、この分類に即して、養子縁組を試みても必ずしも子どもを受け容れることができるとは限らない現実を明らかにした。不妊治療に一縷の望みをかけて、身体的に年齢の限界まで治療をし続け、その後に養子縁組を考えても、養子縁組でも同様に年齢の上で制約を受けることがある。明文化の有無にかかわらず、子どもの委託を受ける要件の1つに、子どもを受け容れる側の年齢制限（上限）があり、そうした要件があるという情報とともに養子縁組という選択肢の存在を示すことが重要である、という提言につなげることができる。このように、不妊の女性が子どもをもとうとする現象の背景にある、不妊治療と養子縁組といった社会制度の関係や社会文化的な認識の有り様の把握を通して、支援に関連する提言を導き出したことは、本章の要となる点である。

ここではそのうえで事例を提示した。事例研究では、複雑な人間のさまざまな状況が、どのようにして生じたのかを考えることに関心が向けられている（イン 1996/1994）。世界は複雑な場所であり、経験や行動の一般的な原理や共通パターンは、あらかじめ知ることはできないし、一定の方法を当てはめて理解できるものでもない。よって、事例が複雑で多様な文脈の中で理解されることが目指されるのである（ウィリッグ 2003/2001）。つまり、事例の提示は、人々の多声性とそれぞれが自分の声で語る行為を大切にはぐくむ（やまだ 2000b）方法であり、個別多様な不妊経験に関する当事者女性のライフストーリーを捉えるうえで、非常に効果的であったといえるだろう。類型化の背後に潜む社会文化的なこととあわせて、個別の多様な不妊経験への理解を深めることができた点で、類型化と事例提示を組み合わせた分析方法には大きな意義があったと考えられる。

さて、4類型を径路と選択岐路の観点から時間軸に沿って図4-2に示した。

ここで、径路の類型を時間軸に沿って提示することの意義を2点述べる。1つ目は、養子縁組を意識する（必須通過点）経験を、不妊治療をやめる（等至点）前後の幅をもって図示し、治療中に養子縁組の存在が意識化されることの重要性を指摘したことである。関連して、不妊治療を始める前の段階で、選択肢の1つとして養子縁組を認識することができるような、心理社会的な仕組みや支援のあり方が求められる。2つ目は、インタビューでは聴き取られなかったが、可能性としてありうる径路を提示したことである。それは、図4-2では「不妊治療をやめて、その後に養子縁組を意識するが、試みない」という選択径路であり、点線で示した。本章では、養子縁組という選択肢の存在

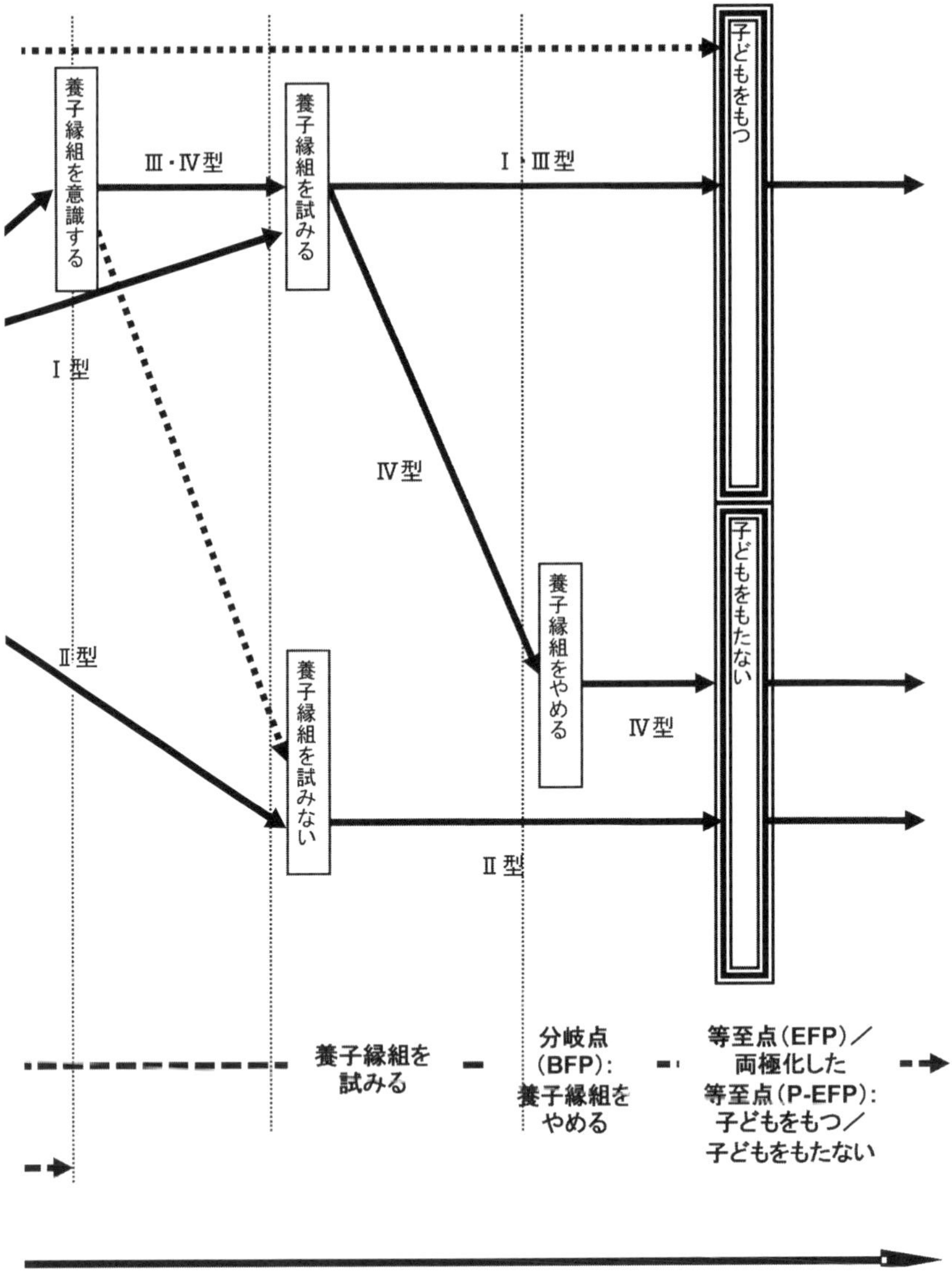

Ⅰ型：養子縁組切替型（A さん，B さん，C さん，D さん，H さん）
Ⅱ型：子どもなし選択型（E さん）
Ⅲ型：養子縁組浮上型（F さん，G さん，I さん）
Ⅳ型：養子縁組浮上／子どもなし選択型（J さん）

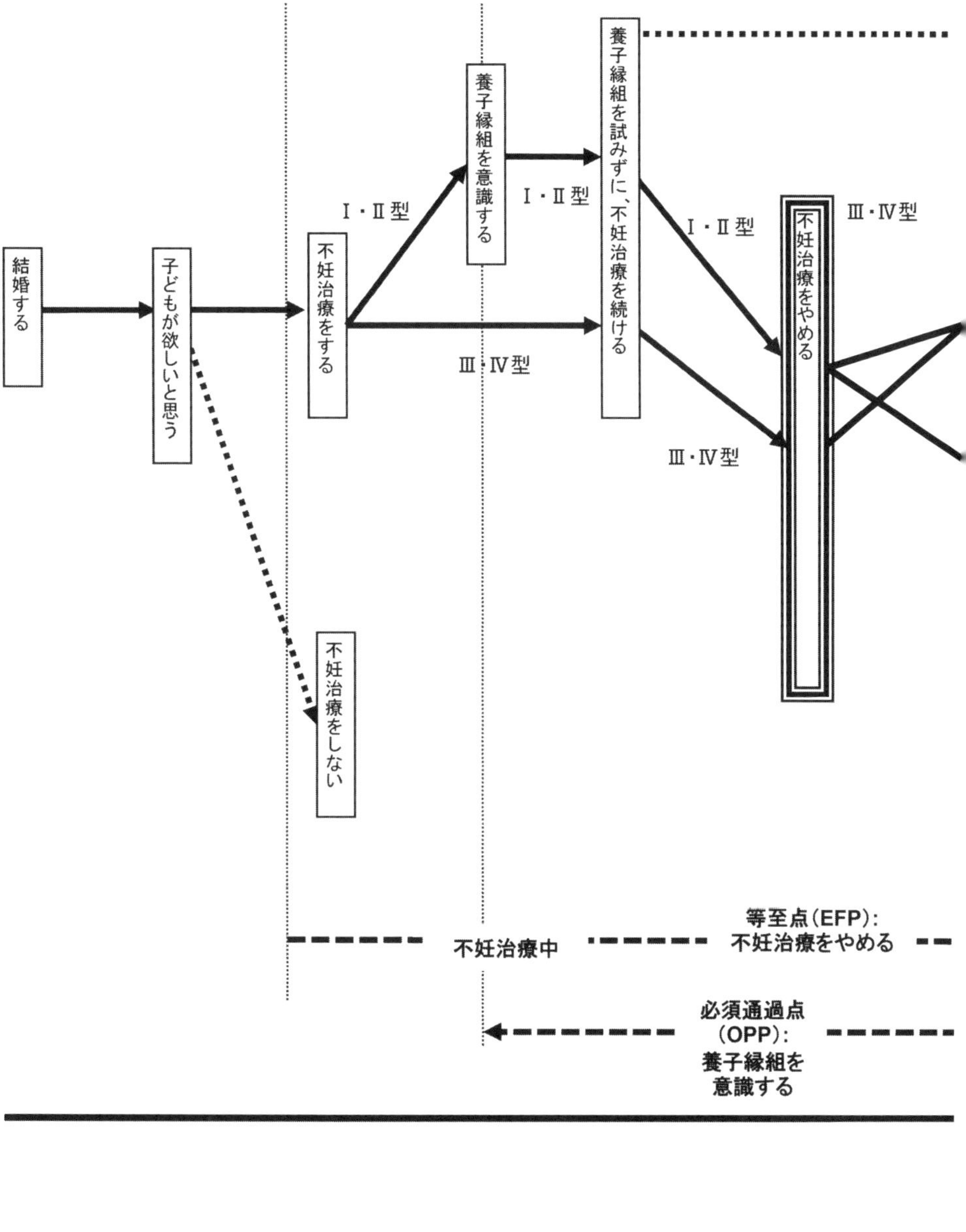

図４－２　時間軸に位置づけた４類型

を強調した記述が目に付いたかもしれない。それは、不妊に悩む人々にとって、不妊治療という選択肢の存在が明瞭である現状において、養子縁組という選択肢を敢えて浮き彫りにすることが、不妊治療と養子縁組との間での価値づけの不均衡を取り払ううえで重要であると考えたからである。しかし、養子縁組という選択肢の存在を明示するのであれば、同時に、養子縁組を選択しない径路を明確にすることもまた、選択肢の多様性を保障するうえで重要である。その意味で、「不妊治療をやめて、その後に養子縁組を意識するが、試みない」という選択径路の存在を示したことには一定の意義があるだろう。なお、この選択径路は、「養子縁組を意識するが、試みず、夫婦2人の人生を選択して不妊治療をやめた」Ⅱ型を包括するものとして理解することができる。Ⅱ型に該当したのは1人であったが、現実には、養子縁組を意識しても試みない選択をする人々は多く存在する。

さらに、このように決して単一ではない選択径路の有り様を示すことの意義は、各径路が、「子どもをもつ」あるいは「子どもをもたない」という2つの等価な等至点、すなわち両極化した等至点（P‐EFP）（Sato et al., 2004）に辿り着くこと、そして、そこに至る径路の多様かつ等価な有り様を明示した点で、際立つものとなった。生涯発達の観点からは、女性の人生において、「子どもをもつ」ことと「子どもをもたない」こととの間に、絶対的な価値の偏りはないという見方は重要である。また、図では、視覚的な分かり良さを優先させ径路を直線で示したが、実際には、語られた不妊経験の径路には揺らぎが多分に含まれている。

最後に今後の課題と展望を述べる。本章では、不妊経験の内容（「語られた物語」／〈物語世界〉）（41ページを参照）を人生径路と選択岐路の観点からプロセスとして提示することを目指した。したがって同時に、なし得なかった次の2つの課題や展望を認識することとなった。それは、（不妊経験の内容ではなく）不妊経験の語られ方（「語る行為」／〈ストーリー領域〉）への留意であり、また、（不妊経験の時系列的プロセスではなく）不妊経験の語りの厚みを捉えることである。前者については、本書において要となる「不妊治療をやめる」選択が、いかに語られたかという観点からの分析へとつなげていく。そして、後者については、ＫＪ法（川喜田 1967）を用いた分析へとつなげていく。ＫＪ法は、多種の雑多で膨大にある語りデータを「カード化」「図解化」「文章化」などの多段階のプロセスにより分析し、凝縮したり一部を取り出すことによって、語りを有機的に組織化し、捉えることができる方法である（安藤 2004; やまだ 2007d）。

また、複線径路・等至性モデル（ＴＥＭ）の枠組みを用いて径路を示すことに関しては、インタビューでは得られなかったが可能性として考えられる径路を点線で可視化することの意義も認識された。このことは、単線径路への価値づけをゆるめ、経験の多様性を捉える１つの工夫として重要である。

こうした３つの課題と展望を次章以降に引き継いで、「不妊治療をやめる」選択がいかに語られたかについての分析は第５章で、ＫＪ法を用いて膨大な不妊経験の語りの厚みを縮約・整理して捉える分析は第６章と第７章で、そして、可能な径路を図示することで経験の多様性の可視化に努めることについては第８章で、それぞれみてゆく。

第5章　不妊治療経験の語り方にみる発達
――不妊治療を始め、葛藤し、やめる選択に至るまで

第1節　不妊治療への期待から治療をやめる選択へ

1　生殖補助医療技術への価値づけからの移行

不妊専門相談センターは、不妊に悩む夫婦を対象に、不妊に関する医学的・専門的な相談や不妊による心の悩みなどに対応したり、各診療機関の不妊治療の実施状況などに関する情報提供を行うために設置された。全国の不妊専門相談センターに寄せられる相談は年々増加し、初年度の1997年度に1、891件だった相談件数は、2005年度には17、756件にのぼっている。こうした件数の上昇は、不妊専門相談センター設置数の増加という社会の変化に加え、不妊治療に関する専門相談へのニーズが高まっていることを端的に示している。2005年度の相談件数の内訳は、不妊の検査方法や治療方法に関するものが36・9％（6、559件）と最も多く、次いで、不妊治療実施施設の情報を求めるものが18・1％（3、216件）となっている（厚生労働省 2005a）（第1章第1節3を参照）。

生殖補助医療技術の急速な発展と不妊治療の実施の拡大・普及は、不妊に悩む当事者の希望の拠り所として華々し

く語られているが、他方で、さまざまな心理社会的葛藤を引き起こす可能性も指摘されている（ブライアン&ヒギンズ 2002/1995）。上記の調査結果からも、不妊治療の選択にまつわる情報提供への要望、治療への期待と不安、疑問や疑念などが、良くも悪くも掻き立てられている実態がうかがい知れる。とりわけ、女性にかかる不妊治療の負担は大きい。不妊原因によらず、圧倒的に女性が治療の対象とならざるを得ない中で、治療の対象となった時点で女性たちは、子どもを産む可能性があるかないかで序列をつけられ、自己評価を低めたり、自己観が分断されてしまう可能性がある（長沖 2002）。それでもなお、生殖補助医療技術への期待が高まり、不妊に悩む女性の子どもを望む気持ちに拍車がかかる中で、また、不妊治療で子どもをもつために努力し続けることを是とする治療現場の価値観に牽引されるかのように、女性たちには、治療をやめる選択が見えにくくなっている（安田 2006b）。

生殖補助医療技術が発展しているからこそ、科学技術の力に絡め取られてしまうことのない選択肢の可視化が求められる。よって、子どもを望み不妊治療に期待をかけるも受胎しなかった女性が、何を思いどのような経験をする中で治療をやめる選択に至ったかを当事者のライフストーリーから捉えることは、不妊に悩んだ女性の治療経験を通じた発達を検討するうえで重要である。

2　ライフストーリーの語り方にみる成人期女性の発達

ライフストーリー研究では、生きられた人生と関係づけられながら、人生の経験が時間をおいてどのように語られ組織化されるかというところに焦点をおく（やまだ 2007e）。ライフストーリー研究で扱うインタビューの語りは、「現前にはない（過去あるいは未来の）出来事」に対する「現在の語り」（やまだ 2007e）である。したがって、「現在」において、ある経験がどのように語られ、どのように意味づけられるかを捉えることが眼目となる。

ライフストーリー研究の第一人者の1人であるマックアダムス（McAdams, 1993）は、「自分は誰なのか、何者であるのか」という アイデンティティの問いに対する答えは基本的に語りの形式をとり、アイデンティティそれ自体が、人生の物語、個人の神話であると述べ、アイデンティティのライフストーリー・モデルを提唱した。ライフストーリー・モデルでは、生涯をプレ神話期（誕生から児童期・思春期）、神話期（青年期および成人期）、ポスト神話期（老年期）の3期に分け、アイデンティティを、主体による物語生成のプロセスとして検討している。神話期に着目すると、青年期では、家族、宗教、社会、生活などにさまざまな理想を描き、イデオロギーの構えや個人的な信念や価値観を形成し、歴史的な視点で自分を捉えるようになる。そして、現在や未来の文脈の中で、過去の自分が何であったかという意味を理解しようと試み、中核となる出来事や転機を焦点づけるように過去を再構成し、統一性と目的を備えたライフストーリーを形成するという。さらに、成人期を通して、ライフストーリーは語り直されていく（山口 2004）。こう考えるなら、青年期を通して過去経験や未来展望の文脈の中で、自らの生殖物語を思い描き築き上げた理想的な家族像を、不妊により再構築せざるを得なかった成人期女性の、受胎することなくやめた不妊治療経験を語る行為とその物語には、成人期におけるアイデンティティの発達を見て取ることができる。

さて、マックアダムス（McAdams, 1993）は、個人の神話的物語で主題となる語りにエージェンシー（Agency）とコミューニオン（Communion）があるとし、少なくともいずれかを柱にライフストーリーが組織化されると述べる。そして、エージェンシーを、自己を行為者として経験が語られるものと定義し、その下位概念を、力（Power）と達成（Achievement）に分けて整理する。コミューニオンに関しては、他者との共同や関係性に帰結させて経験が語られるものと定義し、親密（Intimacy）と愛（Love）に分けて整理している。

また、私たちが語る物語構成には、「始まり」「葛藤」「解決」の段階を踏み、その型が数多く繰り返されることがたびたびある（アトキンソン 2006/1995）。アトキンソン（2006/1995）は、葛藤や混乱や衝突は人生における困難だが、生きる方向、目的、意味を与え、解決は、困難に向かい克服し、目的を果たすために行ったことの結果であると述べる。そして、「始まり」「葛藤」「解決」という形式で物語が整えられることを通じて、自分や他者に対してその経験の意味を伝えるのであり、こうした型が普遍的な変革の型であるとする。この分析視点に基づけば、期待をかけて不妊治療に通うが受胎することなく治療をやめた女性たちが、「現在」において、治療をやめる選択に至るまでの経験を、「始まり」「葛藤」「解決」という段階を踏みながらどのように語り意味づけるかという語り方に、不妊治療経験を通した成人期女性の発達を捉えることができるのである。

3　語りデータの分析

インタビュー協力者（以下、協力者）は、不妊治療でも受胎することなく、治療をやめた女性9人である。9人のうち2人の協力者は夫婦同伴でインタビューに臨んだ。

分析は、不妊治療をやめる選択の語り方に焦点をあて、治療の継続に関する語りと終結に関する語りに分けて行った。

まず、各協力者の語りを読み込むと、自ら行為することを通じて主体的に歩み進めていくような語り方と、他者とともにある関係性を編み込むような語り方とが読み取れた。こうした語り方はそれぞれ、マックアダムス（McAdams, 1993）が述べたエージェンシーとコミューニオンと重なり合う。そこで、自ら行為することを通じて主体的に歩み進めていくような語り方を〈行為主体の語り〉とし、他者とともにある関係性を編み込むような語り方を〈共同の語り〉とした。そして、主にどちらの語り方を柱にして不妊治療経験が語られたかという観点から、協力者を〈行為主体の語り〉の型と〈共同の語り〉の型に整理した。ただし、〈行為主体の語り〉と〈共同の語り〉のいずれの語り方を柱とするわけでもない、ためらい揺らぐ口調で語る人もいた。そうした語り方を〈逡巡の語り〉とし、該当する人々を〈逡巡の語り〉の型として整理した。〈行為主体の語り〉の型には、Bさん、Cさん、Eさん、Fさんが、〈共同の語り〉の型には、Dさん、Gさん、Hさんが、そして〈逡巡の語り〉の型には、Iさん、Jさんが該当した。

次に、事例を提示するにあたり、〈行為主体の語り〉の型と〈共同の語り〉の型から代表となる1事例を取りあげた。選定基準は、技術水準が最高である顕微授精を経験し、不妊治療をやめて以後の期間が5年未満であることである。具体的には、〈行為主体の語り〉の型からはCさん、〈共同の語り〉の型からはHさんを選んだ。CさんとHさんはともに、男性因子を原因とする不妊症であった。〈逡巡の語り〉の型に関しては、語り方がためらい揺らぐような口調であるがゆえにわかりにくさを伴っており、よってその型の様相をより明確に提示するために、IさんとJさん双方の事例を取りあげた。Iさんは、男性因子を原因とする不妊症であり、Jさんは、少し子宮後屈であったが特に原因はみあたらなかった。IさんとJさんが不妊治療をしていた時の最高の技術水準は人工授精であった。

そして、不妊治療を始めて以降、治療の継続に関連する語り（以下、継続の語り）から治療の終結に関する語り（以下、終結の語り）へと続く治療経験のプロセスを捉えた。なお、事例には不妊原因の特性が色濃く出ている面もあり、不妊原因が異なれば個別の経験や語り方に異なる結果が表れる可能性もあるといえる。

第2節　不妊治療経験の語り方

〈行為主体の語り〉の型、〈共同の語り〉の型、〈逡巡の語り〉の型ごとに事例を提示し、継続の語りから終結の語りへと続く不妊治療経験のプロセスの語り方を捉えていく。「　」は語りの直接引用を、（　）は中略や補足説明を示している。

1 〈行為主体の語り〉の型 ― Cさんの場合

(1) 継続の語り

Cさんは、結婚してしばらくは、共働きしながら、旅行をしたりお金を貯めたりして夫婦2人の生活を楽しもうと考えていた。子どもがいつできてもいいと思い始めてからでも、妊娠の兆しがなくても全然気にはしなかった。しかし、「たまたま不正出血をして、気持ち悪いし気になるしと思って、産婦人科で診てもらった」ついでに、妊娠しにくくないかを調べようと軽い気持ちで検査を受けると、「主人の方が、検査の間違いじゃないかっていうぐらい、おかしな数値が出」て、不妊治療専門の病院を紹介された。そこでは、顕微授精でないと受胎することは無理なこと、顕微授精は3回目を過ぎると妊娠率が極端に下がることを説明され、それでは3回やってみようと不妊治療を開始した。Cさんは、産婦人科での受診をきっかけとしつつも、顕微授精を受ける回数を節目にしてそこに自分の意思を映し出すかのようにして語りを展開した。

顕微授精1回目は、あまり深く考えることもなく、医師の言葉のままに、「うまいことといくのとちがうかな、みたいな期待感」をもっていた。しかし、採卵しても、「10個か11個ぐらい採れたうちの、1つも(子宮に)戻せるものがないっていうのを1回目の時に初めて知って」、その現実に愕然とした。2回目の顕微授精では、期待よりも、うまくいかないことへの不安の方が大きかった。病院の体制や治療方針への疑問も生じ始めた。行くたびごとに医師が変わり、担当医によって治療方針が変化したことに対し、信頼関係が必要な治療なのにと不信感をもった。不妊治療にかかる費用についても、説明なく請求書に金額を載せられていたことに、不満をもち違和感を感じた。通院すること自体に迷いが生じ、次第に病院から足が遠のくようになっていった。3回目の顕微授精のために通院を再開した時には、事前に病院に電話で確認したにもかかわらず、事務の対応が不適切なために思った以上に診療が長引き、同日に予定していた大切な用事に遅れてしまった。Cさんは、病院側の治療方針や対応に不満を募らせる中で、次第に、「この病院、あかんのとちがうかな」と思い始めた。このように、Cさんの語りは、治療法や病院への関わりについて、期待を寄せて頼りにし任せるようなものから、意思を示し自らが牽引していくようなものへと変化していった。また、不妊治療がなかなかうまくいかない状況下では、友達に子どもができたことを素直に喜べない自分が嫌で落ち込んだこともあったというが、素直に喜ぶことができない自分、というように、あくまでもCさんの語りは、行為する自分自身へと還元されていくようなものだった。

一方で、他者との関係に言及した語りもみられた。それは、「治療前だったら、主人とも話して、頑張ろうね、みたいな感じで」という、夫を不妊治療にうまく巻き込むような語りや、「何でも話せる」友達の存在が「心強かった」というものである。とりわけ、夫と支え励まし合う関係性は、治療を継続するにあたっては重要である。また、友達との「何でも話せる」関係も支えになったということだが、そうした関係性が、治療に通っていることを自ら他者と共有することによって初めて成り立つものであることに、留意したい。子どもをもって当然だとする社会通念や、それに関連した疎外感や自己欠損感により、不妊が語られにくいということが往々にしてある。そして、語られにくいということ自体が、人とのつながりを自ら断ち、さらに孤立感を深めるという悪循環の連鎖を生じさせうる。Cさんは、不妊治療をしていることについて、友達に「何でも話し」相談していたというが、自ら友達に話すことによって、そうした孤立を深める悪循環に陥らずに済んでいるのである。

このようにCさんの語りには、夫や友達など他者との関係に言及するに際しても、自らが行為主体となって歩み進めていくという特徴が見て取れる。

(2) 終結の語り

不妊治療に通い続けるも成果が現れない中で、Cさんは、果たして妊娠できるかと、治療でも受胎することが難しいという現実の厳しさが次第にわかってきた。病院では不妊治療の内容ごとに成功率が出されているのだが、それは出産した割合とはまた異なるものであることに気がつき始めた。顕微授精2回目が失敗に終わった頃からは、「次どうしようかな、これからどうしていこうかな」という気持ちが生じ、子どものいない人生を考え始めた。結局3回目の顕微授精を行ったが採卵すらできなかった。こうしたプロセスは、病院の体制や治療方針に不満や不信を募らせる時期と同期した。そして、4回目には妊娠率が下がるという説明を治療開始の最初の時点で受けたにもかかわらず、引き続き4回目の顕微授精を勧められたことに不信感をますます膨らませた。

【語り5－1】

まさかその3回目以降が、確率がガタッと落ちますよって言ってたのに、勧められるっていうのも。普通やったら、ここからちょっと確率は落ちるかもしれないけど、頑張るんやったらやってみましょうっていう感じの言い方やったら、最初言ってはった通りなんですけど、そういう感じでもなくって。ただ単に次々っていう感じに受けとめられたんですよ、私たちに。（中略）完全にやめようっていう、そこまでの決心はしてなかったんでね、その時は。3回終わったから、とりあえずまあいったん終了みたいな感じで。35ぐらいまでやったら、考える余地もあるかなと思って、いったんやめて、またやりたくなったらやったらいいやんみたいな感じで、とりあえずやめたんですよ、その時は。

語り5－1にみるように、Cさんは、不妊治療の終盤に至っては、専門家である医師の患者に向き合うあるべき姿勢を指摘し、現実にはそうではなかったことに批判的見解を示したうえで、そんな医師の勧めに従わずに自ら治療をやめる判断をしたというように、自己を行為主体として押し出す語りを展開した。

この頃、子どもをもつことができるかどうかがわからないままに不妊治療をし続けることへの疑問も生じ始めていた。経済的な負担、時間的な拘束など、生活のすべてを治療に費やさざるを得ないしんどさが、意識されてもいた。

また、一度に10数個の卵をつくるような排卵誘発剤の身体への負担や、もともとあった「人が見た目で選ぶもの（精子）を授精させる」顕微授精への抵抗感が、再燃し始めてもいた。そうした中で、「3回終わったから、とりあえずまあいったん終了みたいな感じで」治療をやめた。

ところで、Cさんは、2回目の顕微授精が失敗した頃に、自分から夫に里親制度の話をもちかけた。夫婦2人の暮らしは快適で、「自分の時間もたっぷりあるし、やりたいこともできるし」と、夫婦で楽しく生活することへの前向きな気持ちは大きかった。しかし、「なんか物足りひんなっていう感じがして。今はいいけど、10年経った時に後悔せえへんかって言ったら、後悔するやろなっていう思いが強く」もあった。夫は最初、非血縁の子どもを育てることの大変さと責任を思い、「前向きにはなれない様子」だった。しかし、夫に「今日こんなテレビ（養子関連の番組）がやってたてん、みたいな感じで、どんどん吹き込」み、夫は次第に、そういう人生もいいかという気持ちになっていったという。このように、不妊治療をやめる選択をする際には、夫婦で暮らす選択、養子縁組で子どもをもつ選択と、方向性に違いはあれども、夫婦で今後の生活や人生を展望する姿勢が鍵となる。言い換えれば、それからの生活や人生を見据える視点の芽生えが、不妊治療で子どもをもつことを目標とし続けるといったある種凝り固まった認識や閉塞感を、和らげるきっかけになるのである。そして、そうした人生展望の広がりについて、夫との関係性に触れつつも、自ら希望する方向性へと夫をうまく巻き込みながら、歩みを進めていったとする行為主体の語りを基盤にしているところにも、Cさんの語り方の特徴が表れている。

2 〈共同の語り〉の型 ―― Hさんの場合

(1) 継続の語り

Hさんは、結婚して1年半が過ぎた頃、母親の勧めにより検査だけでもしてみようと病院に行った。そこで一連の検査をすると、夫に不妊の原因があること、検査結果より体外受精ではもはや受胎することは無理であろうこと、しかし顕微授精をすることで可能性が高くなることを、医師から説明された。その時点で、Hさんの年齢が40歳になるまで不妊治療を続けようと夫婦で話をし、治療を開始した。当時、顕微授精が開発されて間もない頃であったためか、まずは体外受精から始めるという治療方針だったが、やはり、4、5回試みた体外受精では一度も受精しなかった。Hさんは、早く顕微授精をしたいと思い、また、医師の導きもあって、不妊治療を顕微授精に進めた。顕微授精は10回程度実施し、授精こそしたが、結局は一度も着床することがなかったという。

Hさんは不妊治療経験の語り始めにおいて、Z医師のことを、「すごいお世話になった先生で」と、治療経験における重要な人物として取りあげた。Z医師に出会うまでの不妊治療は、「痛みもですし、なんか、機械的に処理されているような」「辛いの一言でしかな」いものだったが、Z医師に出会った後は、「嫌な思いとかそういうふうな、苦しい辛い思いって、あんまりないですね。（中略）辛かったことも、逆にもう忘れちゃいますしね」と語る。実際にはZ医師に出会うまでの長い間、辛くしんどい不妊治療をしていたが、Hさんの治療経験の語りは、Z医師と出会った以降のことに尽きるものだった。語り5-2は、辛い治療経験について簡単に触れた後の、Z医師に出会ってからのものである。

【語り5-2】

途中からはもう、Z先生が担当してくださって、そうですね、4、5年してからはもう、なんていうんだろ、マンツーマンみたいにして治療してくれてたんです。自分の時間を、私の身体に合わせてもらって、今日あれだから、何日の朝何時にまた来て、夜8時に注射に来てとか。卵を採ってくれるのは先生だけだから、身体に対する負担もなかったんですよ。だから私ここまで続けられたんですよ。その先生と出会わなかったら、もう2、3年でギブアップだったと思います。（聴き手：それは技術的な面で？）それと精神的な面と両方ですね。（中略）採卵の時やっぱり痛みを感じるんですけど、先生が熟練してると、その痛みが、初心者みたいな先生からされるのと、痛みが全然違うわけなんですよ。それだから続けられたことと、やっぱり、その先生に対する信頼感。一生懸命先生も頑張ってくださるんで。また今度がんばろう、なんて言ってくださると、ありがとうございますっていうことで、ほんと。

語り5-2にみるように、Hさんの不妊治療は、Z医師との信頼ある関係性に支えられていたといっても言い過ぎではなかろう。

Hさんは、「治療には一応ある程度、周りでも結構気を遣ってくれたりして、応援してもらえたような記憶がありますね」と、夫や同僚などの存在も肯定的に語った。ただし、夫が支えてくれたことに対して有り難い気持ちを表現しつつも、一番辛かったという、着床しなかったことを告知された時の心の痛みと、そこから再び気持ちを立て直すことの辛さについては、「夫婦でやっても、やっぱり、男性だから女性の気持ちってわかんないでしょう」と語っている。

【語り5-3】

また頑張って、次があるとか（夫に）言われても、そこまで切り替える……、簡単にそう言うけど……、っていうことがあったような気がしますね。あなたにはわかんないけど、私は大変なんだよ、みたいな。身体に対する負担だってあるし、会社を休まないとっていうね、引け目もあるし、仕事もそれだけもっと大変になるし。また一からだとか。期待もあるし、次また同じ結果が出た時の、がっかりってことの繰り返しをずっとしてきたわけじゃないですか。次やるって言われても、まだそこまで、もう1回ゼロからやり直そうっていう、頑張るための気持ちを引き起こすっていうことが、ちょっと辛いっていうこともありましたね。（中略）自分はこう落ち込んでも、這い上がって立ち上がってくる、そういう性格だけど、ここまで自分を起こしてくる力っていうのが、なかなかね。もう1回頑張って切り替えるまでの、心の葛藤みたいなんが、自分の心の中だけで。それって他人に話したって、もちろん主人に言ったって、まだ（チャンスは）ある、大丈夫だっていう言葉しか返ってこない。だからそれは経験した人でないとわかんないし。（中略）自分との闘いみたいなそういう部分っていうのは、やっぱり、経験した人とかじゃないとわかんないと思いますよね。（中略）もしかしたら、ある程度同じような治療している人がそばにいて、そういう話をすることによって、すごく癒される部分ってあるかもしれないですね。私はほとんどマンツーマンでの治療だったから、そういう話ってする必要もなかったんですけど。

語り5‐3は、着床しなかった現実から、気持ちを立て直し引き起こすまでの心の葛藤について語ったものである。その辛さは、夫には理解できないものだと断言しつつ、「経験した人でないとわかんない」とし、結局、「（Z医師との）マンツーマンでの治療だったから」同じ経験をした人と共有する必要もなかったと、Hさんは結論づけている。このように、Z医師との親密な関係を織り込みながら不妊治療経験を語るのが、Hさんの語り方の特徴だといえる。

なお、Hさんが夫に支えられつつ不妊治療を継続していたということは、繰り返し述べておきたいことである。上記の語りからは、夫との励まし合う関係が鮮明には見えてこないかもしれないが、それは、医師との関係に関する語りの優位性と比較してのことであり、そのまま夫との支え励まし合う関係の不在を意味するものではない。むしろ、夫からかけられる励ましの言葉に触れ、それを皮切りに、自分の感情の浮き沈みとそこから這い上がろうとする行為主体としての力に言及し、そのうえで、医師への信頼関係に帰結させて語るという一連の語りの力点の推移には、時に行為主体として自己を押し出し、時に他者との共同関係を織り込みながら語りをむすんでいくという、語りの力動的な組織化のされ方を見て取ることができる。

（2）終結の語り

検査をした「最初の段階で、（精子の数が）随分厳しい数値」であることを伝えられていたHさんは、「治療してもなかなか厳しいのかなということは、薄々わかっていた」という。実際に、何回も苦しい不妊治療をしても着床すらせず、そうした状況下で、このまま40歳まで続けても子どもができなければどうするかという話を、夫と何度かしていた。そして、40歳の年齢を迎えた頃、最後のつもりで治療をしたが、やはり生理がきてしまった。その時に治療をやめる選択をしたのだが、その意思決定について、Hさんは、直後の出来事と関連づけ意味づけるようにして語っている。すなわち、生理が終わった後に、大量の不正出血が1時間程あり、それが「恐ろしくなっちゃって。（中略）やっぱり、身体に対しては随分負担なことをしていたのだ」と痛感し、不妊治療をやめたのだという。それでも、子どもをもちたいという思いについて、「次、どういうふうに進むのかなぁ、みたいなこと思っていた。（中略）ドキッて、下まで落ちてしまったみたいな。道が閉ざされたみたいな」と、哀しみと落ち込みの感情を味わった。こうした語りからは、不妊治療をやめざるを得ない生理的・身体的限界を認識することと、子どもをもつことができないという喪失の感情を受け容れることとが、異なる経験であることがうかがい知れる。さらには、たとえ身体的な限界からであっても、不妊治療をやめるという自分でなした選択により、子どもをもつことができない現実が決定的なものになったということが、大変辛く過酷な経験であったことを、この語りは明確に示している。しかし同時に、こうした葛藤が、人生において不妊治療を継続する以外の方向性を志向する通過点として、辛くも必要な経験であったという見方も、また可能であるだろう。語り5－4は、最終的に治療をやめることを決めた時のものである。

【語り5－4】

身体的にも40。今から子どもつってもね、子どもの年齢、親の年齢考えたら、厳しいかなっていうのは。諦めなければならない年齢。渋々でもないけれど、半分納得、半分渋々みたいな。例えばこれで40過ぎてから治療して生まれたとしても、生まれた子どもにどれくらいね、リスク負わしてしまうかもわかんない怖い治療だから。（中略）最後に、不正出血しましたよね。あの時には、ああ絶対これは、神様がもうやめなさいって、自分の身体に教えてくれてるんだな、っていうふうに思えたので、もうあとは、実子に対する願望、何もなかったです。執着すること、治療とかにね。

顕微授精を繰り返しても着床すらしなかったが、Hさんは、40歳まで頑張ることを励みに不妊治療を受けてきた。そして、身体の限界を思い、生命への畏敬の念を抱く中で、「もう、子ども子どもって執着しないで、新しく切り替えて、自分たちの生活を考えればいいのかなぁっていうふうな、年齢的な区切りみたいな、重なった時期。（だから）そういうふうに開き直れたっていうか」「あとはね、自分たちが仲良く、健康であればいいんだから」と、今後の生活や人生へと視野を転換する内容が語り出された。「会社を休まないといけないことによる引け目があった」Hさんは、治療を継続していた時から、治療を中心とする生活への不満を意識化し、これからの人生のことを考える視点をもっていたといえるだろう。しかし、こうした生活感覚や人生を展望するものの見方が、不妊治療をする中で狭まってしまうことも実際には多い。

なお、不妊治療をやめることについて、重要な一要素であったといえる40歳という年齢に関し、「Z先生が病院を去られて、ちょうど同じぐらいの時期だったんです」と、Z医師との別れの時期と同期させて語ったことには、Z先生との良好な関係を軸に治療経験の語りを展開したHさんの語り方の特徴がよく反映されている。

3　〈逡巡の語り〉の型 —— Iさん、Jさんの場合

（1）継続の語り

Jさんは、婦人科と産科が一緒になった病院で、妊婦を横目で見ながら不妊治療をすることに、心理的な圧迫を受

けていた。服用したホルモン剤は「副作用がきつ」く、「吐き気がして気持ちが悪」く、卵管の通りを良くするために空気や水を通すという内容の不妊治療は「ものすごく痛い記憶」があるばかりであった。医師との間では、「直接困ったことに突き当たったことはない」というが、また、それ以上に医師への思いや関係が語られることもなかった。家庭では、姑と夫と暮らす中で、「家の中のトラブルって結構いっぱいあるでしょ、嫁とか姑とか。それでいつもイライライライラしてて、気持ちが落ち着くことがな」く、また「主人との関係もあんまりいいことな」く、不妊治療をする過程で支えになってくれる人はいなかったという。一度漢方薬を試してみようと他県に出向いたが、精神面が影響しているので妊娠は難しいと言われた。それでも漢方薬をおよそ一年服用したがやはり効き目はなく、治療の効果も現れないままだった。このように、Jさんの不妊治療経験の語り方は、辛くしんどかったことが羅列されるようなものだった。

Iさんは、検査結果から、夫の方が無精子に近い状態であることがわかり、子どもはたぶん無理だろうと告げられた時点で、「それでもまぁ仕方がないと思って、2人での生活もあるから」と考えた。しかし、「人から、子どもはまだ?という言葉が、どうしてもグスグス刺さ」り、夫からの「行ってくれへんか」という言葉により、非配偶者間人工授精（AID）という、夫ではない第三者の他人からの提供による精子を用いて行う不妊治療を開始した。その後、Iさん夫婦は、「自分が諦めたかって、（子どもはまだかということを）人からどんどんどんどん言われるからね、その、色んなことがね、それが辛いばっかりですわね」というように、世間から何気なく投げかけられる言葉を意識し、肩身の狭い思いをし続けていた。AIDという治療や医師に関して、Iさんは、「淡々と物を扱うようにね、（中略）流れ作業のよう」であり、「先生から、来月また来ますか?とか言われたりしたからね。（中略）なんかすごいね、その言葉1つ1つがね、刺さりましたね」と語る。そして、こうした諸々の重苦しい思いについて、Iさんは、「どこか奥に秘めましたね。（中略）主人に言ったらかわいそうっていうのがあるでしょ」と語っている。そうした状況において、Iさんは独り、AIDを受けるために遠方の病院まで通っていた。Iさんの不妊治療経験の語り方もまた、言葉を絞り出すかのように、訥々と語られるものだった。

このように、IさんとJさんの語りは、不妊治療経験に向き合えなさを含んだままに、いわば、その周辺あるいは表層をなぞるようなものであり、自己を行為主体とするわけでもなければ他者との共同関係を織り込むわけでもないような語り方であった。

(2) 終結の語り

「ちょうど主人のお父さんが亡くなったもんで、それできっかけで行けなくなってしまってね」(Iさん)、「なかなか治療の成果が現れない、こっちがもう、しびれ切れてきたような状態でやめちゃったんですね」(Jさん)と、IさんもJさんも、不妊治療をやめた時のことを、当時の環境や状況に依存させるかのようにして語った。また、治療をやめたことを表現するこれらの語りは、継続の語りから次第につながっていくような一連の意思決定のプロセスとしてではなく、不意に語り出されたものだった。

第3節　3つの型の差異と共通性

ここでは、まず、〈行為主体の語り〉の型と〈共同の語り〉の型の差異と共通性の観点から、不妊治療をやめる選択がいかになされたのか、そして、治療を開始して以降やめるに至る治療経験を通じて、彼女たちがどのような発達的変容をしたのかを検討する。その際、事例を提示したCさんとHさんの個別の経験に即しつつも、医療従事者との関わりの違いによる変容、および、不妊治療経験における葛藤や困難を通じた変容に関する考察という観点からは、型としての特徴を捉えるものである。そして次に、〈逡巡の語り〉の型の特徴と発達的変容の可能性について検討する。

1　医療従事者との関わりの違いによる発達的変容——立て直していく力、育んでいくつながり

まず、〈行為主体の語り〉の型と〈共同の語り〉の型における、医療従事者との関わりの違いによる発達的変容についいて検討する。

Cさんと H さんはともに男性因子を不妊原因とし、不妊の検査をしてみるという不妊治療の始まり方も似ているが、医療従事者への思いには顕著な違いがある。Cさんは最初、顕微授精という高度な治療に期待を寄せるも、現実の厳しさに直面し気持ちが萎える中で、病院の体制や治療方針に不満を抱くようになっていった。しかし、そうした治療を施す病院側に不信感を抱かざるを得ない状況において、Cさんは、自分自身でなんとかしなくてはならないといった行為主体としての力を発揮するようになった。つまり、最初、医師に言われるがままに「深く考えずに」不妊治療を開始したが、病院の体制や治療方針への不信感や疑念など葛藤や混乱を経験する中で、助産師の資格を目指していた友人などから情報を得て勉強するようになり、病院側の体制や治療そのものを客観的・批判的に捉える眼を養っていった。またそれは、不妊治療で子どもをもつこと以外の選択を自ら模索し志向するプロセスにもなった。

他方、Hさんも同様に、決してうまくいかない不妊治療を何度も繰り返していたが、心身ともに辛いばかりの治療や着床しなかったことを告知される心の痛みは、マンツーマンで関わってくれたとHさんに言わしめるような医師への信頼感に満ちた関係性の中で解きほぐされていった。このことは、医療現場における、患者と医師とのコミュニケーションの重要性、ナラティヴを基軸とした治療関係の仕切り直しの必要性が、医学や心理学など多方面から指摘されている（江口・野村・斎藤 2006; 吉村 2004）ことと一致する。ただし、こうしたことは、医療従事者との良好な関係が、不妊治療経験に直接良い影響を及ぼすという理解に留まるものでない。加えて次のような考察が可能であろう。

すなわち、不妊に関して、結婚したら子どもをもって当然とする社会通念を自ら内面化することによる自己欠損感や矮小化した自己像がしばしば語られ、それが、人と同じことができていないという疎外感や孤独感とも共振するものであることは上で述べたが、他者とつながっているという感覚が、そうした不妊による自尊感情の綻びを修復し、閉塞した状態を払拭する端緒となりうる、ということなのである。Hさんの語りにみたように、同じ悩みをもつ人同士の経験を共有し合う関係が、不妊や不妊治療に関する精神的な苦痛を緩和するうえで有効だといえるが、こうした機能は、他者とつながっているという感覚に関わるものであろう。そして、マックアダムス（McAdams, 1993）が、コミューニオンの下位概念を構成する親密（Intimacy）について、自己開示と関係し、人生の適応と成熟の特質であると述べているように、こうしたつながり感がもたらす親密さの感覚は、他者との関わりの中で萎縮していた将来像についても閉塞感の打開を促すものであり、今後の生活設計や人生展望への視野の広がりとも密接に関連していると考えられる。

2　不妊治療経験での葛藤や困難を通じた発達的変容 ── 広がりゆく生活設計と人生展望、見えてくる方向性

次に、〈行為主体の語り〉の型と〈共同の語り〉の型に共通する、不妊治療経験での葛藤や困難を通じた発達的変容について検討する。

Cさんも Hさんも、検査結果の数値から、顕微授精でないと受胎するのは難しいと、はじめの時点で医師からはっきり告げられていた。そうした現実を頭で理解しつつも、最新の生殖補助医療技術に期待を寄せ、不妊治療を開始した。しかし、治療が不成功に終わる事態に直面する過程で、次第に、現実の厳しさが肌身にしみてわかってきた。さらにHさんに関しては、着床しなかったという診断をされる度ごとに、奈落の底に突き落とされるような精神的な苦痛と、そこから次の治療に向かって気持ちを引き起こすという感情の激動と葛藤を繰り返し経験した。しかし、こう

した決してうまくいくことのない治療経験は、治療技術の限界、身体的な負担と制約、命への畏怖の念などを認識するのに必要な経験でもあった。また、それは同時に、子どもをもつことができない現実に向き合い、その事実を引き受け、不妊治療をし続ける今に埋没した治療中心の生活から、今後の生活や人生全体へと展望を広げる道筋でもあった。すなわち、夫婦2人での生活を基盤に趣味や仕事に生きることや、養子縁組で子どもをもつという、不妊治療をし続ける以外の選択肢を考え始めるのに必要なプロセスであったといえる。彼女たちは、こうした「始まり」―「葛藤」―「解決」という段階を踏んだパターン（アトキンソン 2006/1995）で治療経験を語ることを通じて、治療をやめる選択をしたことへの意味づけをおこなっていたと考えられる。ただし、選択といえども、人が何かを選んでいくプロセスは、さほど明瞭に示すことができるものではないだろう。それは、治療をやめることについて、「とりあえずまあいったん終了（Cさん）」、「半分納得、半分渋々みたいな（Hさん）」という語りが示すように、なんとなく、あるいは次第に見えてくる方向性なのである。もちろん、不妊治療をやめる選択を明らかにするという観点からは、治療を開始する最初の時点で、いつまで治療をするかといったおよその目標設定をしていたことの重要性は、繰り返し指摘しておきたいことである。つまり、Cさんは顕微授精を3回試みることを、また、Hさんは40歳の年齢まで不妊治療を続けることを目標に、治療を開始した。このことは、生殖補助医療技術の発展と選択肢の拡大により、不妊治療に区切りがつけにくくなっている現実を踏まえればなお、示唆深いことである。こうしたおよその目標設定と、不妊治療の経験とを織り合わせるかのようにして、治療をし続ける以外の方向性を志向する素地がかたちづくられていったと考えられる。なお、Hさんもまた、後に養子の委託を受け、インタビュー実施時点で子どもを育てていたが、養子縁組が実現するかどうかは、不妊治療をやめる時点ではわかりようもないことである。こうしたこともまた、人が元来、さまざまな社会的・現実的な可能性と制約のもと、偶発的な出来事に遭遇する中で――第8章で詳述する偶有性（contingency）である――、何かを選びつつ今後を見据えながら、自分自身の生活設計や人生展望を築いていく存在であるということを、再認識させてくれる。

加えて、不妊治療を中心とした今に拘束されるばかりではない、今後の生活や人生を展望する視点の芽生えが、夫婦の支え励まし合う関係、さらにいえば、他者とつながっているという感覚を基盤に成り立つものであることを再確認しておきたい。現代の日本では、子どもをもつことは、事実婚[6]も含めて夫婦でなす選択であるといえ、たとえ女性が不妊治療の中心にならざるを得なくても、治療中における夫婦での支え合いは不可欠だろう。言い換えると、夫婦間でコミュニケーションを十分にとることができなければ、不妊治療経験は辛くしんどいだけのものとして語られやすい。それは、〈逡巡の語り〉の型に該当するIさんやJさんの語りにみたとおりである。なお、夫からの支えや励ましを心の拠り所にしていたHさんの「生理痛ひどかったし、生理不順だし、検査的には（自分には）何とも異常がないと言われてましたけども、着床できないっていうふうなことであれば、やっぱり自分の方にも（問題が）あったのかなぁ」という語りからは、不妊治療の主体とならざるを得ない女性が、たとえ検査で男性不妊症が明確に診断されていたとしても、治療がうまくいかないことの責任を感じてしまうという認識の有り様の一端が見て取れる。Hさんのこの語りからは、夫との支え合いの有無とは別の次元において、不妊治療には、男女間に不均衡な関係性が沈殿している可能性がうかがえるという、ジェンダーに絡めた指摘が成り立つと考えられる。ところで、協力者について、インタビューにおける夫同伴の有無に違いがあったが、それは、夫婦仲の良し悪しとは直接関係するものではない。むしろ、仕事の都合などといった現実的な要因によるものである。ただ、少なくとも、夫がインタビューに同伴する姿勢には、不妊に悩んだ経験や子どもをもつことについて、夫が自分自身の、あるいは夫婦の問題として捉えている様子がうかがえた。

3　〈逡巡の語り〉の型の特徴と潜在する発達的変容の可能性

Iさんと Jさんに関して、不妊治療をやめた時のことが、治療経験に対峙できないようなためらいがちな口調のままに、不意に、かつ当時の環境や状況に依存させるようにして語られた。それは、治療に通い続けた経験が、辛くしんどいばかりであったことと関連する。そうした、いわば、不妊治療経験について、意味づけし辛いがゆえの、その周辺部分をなぞり浮遊するような語り方が、〈逡巡の語り〉の型の特徴である。辛く苦痛に満ちた治療経験について、より具体的には、夫婦間でのコミュニケーションの取りにくさが、要点の1つとしてあげられる。Jさんは、夫や姑との関係が芳しくない状態で不妊治療に通っていた。そして、Iさんの場合は、夫の生殖能力の欠如に関わるスティグマとアイデンティティの問題と、ケア役割を担おうとする妻の気配り（田中 2004）といった、男性不妊症をめぐるジェンダーに絡んだ諸問題が密接に関連していると考えられる。つまり、不妊原因である夫の男性性を傷つけないようにと配慮するがゆえに、Iさんは、不妊治療に関して夫婦間でコミュニケーションが取りにくかったものと思われる。

このように、〈逡巡の語り〉では、夫婦での支え合いやコミュニケーションの困難さが関係し、辛いばかりであった不妊治療経験について、語り手の未整理の状態を反映するかのように揺らぎを伴う口調で、環境や状況に依存させるかのようにして治療をやめたことが語り出された。そうした語り方からは、いわば、不妊治療以外の何かを志向するすべもないままに、なんとなく治療をやめてしまったのかもしれない、という捉え方ができる。実際に、諸事情により、子どもをもつことができない現実を引き受けることが難しく、また、他の選択肢も見えないままに、単に不妊治療をやめざるを得ない女性もまた多く存在する。IさんやJさんに代表される〈逡巡の語り〉の型によって、治療経験を意味づけ今後の生活設計や人生展望を見据えることができず、子どもをもつことができない哀しみを抱えたままに、不妊治療をやめてしまう女性がいるという現実の一端を、明らかにすることができたと考える。

フランク（2002/1995）は、語り手には経験を意味あるものとして再組織化することのできない場面があり、そうした状況においては、仮に声が発せられたとしても、語りはもはや不連続に生起する断片の寄せ集めと化してしまうと述べる。そしてフランクは、物語としてのつながりを欠いた語りの様相を「混沌の語り」として捉えている。ただし、

Iさんや Jさんの語りに関しては、つながりを欠いたというよりも、治療経験について語ろうと向き合うが対峙しきれず、その周辺領域をなぞるように語りを絞り出した、といった表現が適切だろう。実際、不妊治療をやめた以降に、Jさんは宗教との出会いにより（安田 2005a）、Iさんは養子縁組で子どもをもつことに思いを馳せることにより（安田 2006a）、治療経験や子どもをもつことの意味を再考する機会に遭遇したと語っている（順に、第4章、第6章を参照）。つまり、不妊治療をやめる語り以外の部分では、〈行為主体の語り〉や〈共同の語り〉として捉えることができる語りが展開されているのである。

もちろん、ある時期においては、不妊治療経験や治療でも受胎しなかったことに対してマイナスの意味づけをしたままであったり、そもそも敢えて思い出したり考えたりさえせず意味づけ自体を行おうとしないこともあるだろう。ただ、何かをきっかけに、自分自身の中で、あるいは他者に向かって語りをつなぐことがある場合、意味づけの仕方を変えていく可能性があるのである。このように、人は、語りをつなぎ、経験をむすび、意味づけを変化させながら、固有の人生を築いていく存在だといえる。だからこそ、物語の秩序には回収されることのない逡巡や混沌を見据え、その視点を失うことなく、語りの可能性を論じていくことが重要なのである。〈行為主体の語り〉や〈共同の語り〉として捉えたはずの語りも、「屈辱と不安と喪失感を言葉では決して捉えることができない」（フランク 2002/1995）ことを考え合わせれば、語り手の語れなさと筆者の捉えきれなさという、語りの二重の欠落が存在する可能性もある。さらには、今後それぞれに不妊治療経験が語り直される中で、語りがいつ再び逡巡や混沌の様相を呈したものに転じるかもわからない。ただし、そうした、語ろうとする内容の周辺や表層を行き戻りするような、決して捉えきることはできない訥々とした語りの根底には、その後に開かれた発達的変容が秘められているとも考えられる。

第4節　まとめ――ライフストーリーの力動的な組織化と意味の付与

本章では、子どもを望み不妊治療を開始した女性が、葛藤や混乱や困難を経て、子どもをもつことができないままに治療をやめる選択をした経験の語り方に焦点をあて、〈行為主体の語り〉の型、〈共同の語り〉の型、および〈逡巡の語り〉の型の3つの型に整理した。そして、不妊治療をやめる選択がいかになされたのか、治療を開始して以降やめるに至る治療経験を通じて、彼女たちがどのような発達的変容をしたのかを検討した。

ただし、CさんやHさんの事例にみたように、自己を行為主体として押し出すような語りと、他者とともにある関係性を編み込むような語りとの間で、力点を置き換えながら、不妊治療経験が語られる局面もあった。また、Iさんや J さんの語りにみたように、不妊治療経験に対峙することが困難で、自己を行為主体とするような語りと他者とともにある関係性を編み込むような語りのいずれかを柱とするわけでもなく、治療経験について、その周辺領域をなぞるようにして語る人もいた。しかし、そうした語りの有り様は、むしろ、ライフストーリーが力動的に組織化されていく様相を示すものだといえるのではないだろうか。さらには、受胎するかもしれないと期待を胸に膨らませながら不妊治療に挑戦しつつも、不成功に終わる度ごとに落胆し、未だ見ぬ子どもに別れを告げなくてはならなかった、あいまいな喪失（ボス 2005/1999）に向き合ってきた治療経験に、意味を与えようとする志向性の表れであるとも考えられる。

ボス（2005/1999）は、あいまいな喪失を、愛する人の生死が不確かな場合に起こる反応であるとし、身体的には不在であるものの心理的には存在する場合と、身体的に存在するにもかかわらず心理的に不在である場合の2つのタイプを定義した。不妊におけるあいまいな喪失は、前者の、身体的には不在であるものの心理的には存在する場合にあてはまると考えられる。こうしたあいまいな喪失は、人為的に受胎をコントロールする不妊治療に関与しているがゆえに、そして生殖補助医療技術への期待が膨らむだけに、ひと際経験せざるを得なかった感情であったということができるだろう。

実際には、自然妊娠であれば、気づかないままに命の萌芽が流れてしまっていることも多い。そうした通常であれば意識しないでも済むような受胎の失敗と喪失感に、不妊治療に関与し期待が高まるがゆえに、向き合わざるを得ないのである。ただし、今月も子どもができなかったという落ち込みと哀しみ、子どもをもつという他人と同じことができないことによる自己欠損感と孤立感、それに伴う他者とのつながり感の断絶など、不妊特有のさまざまなマイナスの感情に直面し向き合ってきた不妊治療経験の語りは、受胎できない現実を受け容れ、それ以後の生活設計や人生展望を見据え、現在の自分自身を肯定するのに重要な役割を果たしているものと思われる。やまだ（2007f）は、「欠落と共に生きる」という意味は、いくつもの喪失を重ね、ことばや経験を繰り返し反芻し、苦い悲しみや疼く哀しみを我が身で語り直して、やっと腑に落ちてわかるものであるという。不妊特有の喪失、数々のマイナスの感情を含め、葛藤や困難を経験しつつも受胎することなく不妊治療をやめるに至った治療経験を語ることそのものが、彼女たちの発達の布石となっているのだと考えられる。

本章ではとりわけ、不妊治療経験を、自ら行為主体として歩み進めていくような語りと、他者とともにある関係性を織り込んでいくような語りのどちらを柱にして語ったかという観点から、〈行為主体の語り〉の型、〈共同の語り〉の型、そして〈逡巡の語り〉の型の3つの型に整理し、事例を取りあげ、各型の特徴や発達的変容の様相を明らかにした。しかし、1人の語り手においても、夫婦関係、医師との関係、不妊治療行為、社会通念など、語ろうとする内容や対象により、自己を行為主体とするような語りと他者とともにある関係性を織り込んでいくような語りのいずれかに力点を置き換えながら、不妊であることに気づいて不妊治療に通い始め、治療をやめるに至った経験のプロセスが語られたことは、留意すべき点である。

関連して、次世代に何かを継承しようとする志向性の高い大人は、人生において鍵となる経験を語る際、悪い出来事の次に必ず良い出来事を語ることが指摘されている（McAdams, Diamond, de St. Aubin, & Mansfield, 1997）。そして、そうした挽回（Redemption）のシークエンスを、献身（Sacrifice）、回復（Recovery）、成長（Growth）、学び（Learning）、改善（Improvement）にまとめている。挽回（Redemption）のシークエンスは混濁（Contamination）のシークエンスとともに、人生における重要な変化を意味づけるための語り方略であるという（McAdams & Bowman, 2001）。こうした知見を踏まえれば、不妊治療経験が、自己を行為主体とする語りと他者とともにある関係を織り込むような語りとが、いかに力動的に組織化されながら語られるのか、さらには、その語り方にどのような発達的変容の様相を捉えることができるのかといった分析は、生殖補助医療技術の高度化・先端化、不妊治療の実施の拡大と選択肢の増加に絡め取られることのない成人期女性の豊かな生涯発達と次世代継承――必ずしも子どもをもつことを意味するわけではない（第2章第1節を参照）――を検討するのに重要なことである。今後の課題にしたい。

第6章　非血縁の家族の築きと「普通」という認識
――ＡＩＤをする選択、養子縁組をする選択の中で

第1節　非血縁の家族をめぐる問題

1　非配偶者間人工授精（ＡＩＤ）という不妊治療――忌避と需要の狭間で

非配偶者間人工授精（以下、ＡＩＤ）は不妊治療の技法の1つであり、配偶者ではない第三者の提供精子を用いて行う人工授精のことである。世界的にはＡＩＤの歴史は古く、アメリカのハワード&リフキン（1979/1977）は、「人間の人工授精は南北戦争の頃に既に行われた形跡があるが、はっきりと確認された第一号は１８８４年に行われたもの」とし、また、イギリスのワーノック・レポート（ワーノック 2000/1985）でも、「１００年も前から人間に知られた手続き」だとされている（立岩 1997）。

アメリカで最も古い精子バンクの1つであるクライオバンク（１９７７年設立）の医師によると、１９５４年にイギリスの学会誌にＡＩＤが発表された際、カンタベリー大僧正が１９４８年に任命した委員会の報告書では「ＡＩＤはキリスト教的基準に反する違法な行為」（小池 1960）であると結論づけられ（柘植 2003）、社会はこれを不道徳・非

倫理的であると受け取った。また1950年代のアメリカでも、第三者からの精子提供は法的には姦通であるとされ、生まれた子どもは正式な家督の相続人として認められなかった。1974年の家族法の改正で初めて、AIDで生まれた子どもは、夫の合意があれば法的に認められるとされた。

こうした歴史を背景にもちながらも、AIDは世界的な普及をみせた。その理由は、2度の世界大戦と1970年代の精子バンクの登場にあるという。つまり、戦地でのマラリアなどによる男性不妊症が戦後復興で問題となり、それへの対処が検討される中で、冷凍や保存技術の向上により精子の確保が可能となった。そして、1985年のHIVウィルスの発見により、精子の感染症が危険視され、精子の入手から検査、ならびに提供を一貫して行う精子バンクが成長した。アメリカ生殖医療協会（ASRM）は、AIDの治療成績について、1995年には3、352回の実施で1、189人の子どもが、1996年には3、822回の実施で1、489人の子どもが誕生したと公表している。19世紀末にAIDが始まって以来、世界では、100万人以上の子どもがAIDで生まれているとされる（坂井・春日 2004）。

2　AIDの秘密保持の原則とその弊害 ―― 子どもの権利保護との相克

AIDの実施に関わって、子どもの権利保護が問題となったことに留意するのは重要なことである。日本に目を向けると、民法では母子関係については分娩した者が母親であると解釈され、父子関係に関しては「妻が婚姻中に懐胎した子はその夫の子と推定される」（民法772条1項「嫡出推定」）と規定された（柘植 2003）。しかし他方で、実際問題として夫婦の子どもでないとされることから、子どもをどう守るかということが争点になった。そしてさまざまに議論がなされた結果、生まれてくる子どもの権利を守り、家族を無用に動揺させないという目的のもと、精子提供者を匿名にし秘密保持を原則にAIDが行われることとなった。

しかし、ＡＩＤを受ける夫婦と生まれてくる子どもの権利保護を基軸にしたこうした論理が、精子提供者を守る役割を果たしてはいても、実際に当事者家族の幸せを追求するものとなり得たかは、はなはだ疑問である。昨今、自分自身がＡＩＤで生まれた事実を偶然の出来事から不意に知った人々が、秘密保持を前提に行うＡＩＤのあり方の是非を検討すべく、声をあげている（DI Offspring Group）[7]。ＡＩＤで生まれた人々が、思いもよらなかった出自の事実に当惑したりアイデンティティの混乱に悩んだりした苦悩は、決して計り知ることができるものではない。

１９９２年に、顕微授精という男性不妊症に対する画期的な生殖補助医療技術が導入されて以来ＡＩＤを選択する夫婦が減少しているものの、非配偶者間人工授精の現状に関する調査研究会[8]（2003）によれば、１９９８年から２００２年の年間平均で1、６０８組前後の夫婦がＡＩＤを受け、平均１６４人、合計８２２人の子どもが生まれているという。そして、１９４８年に初めてＡＩＤが実施され翌年に子どもが生まれてからは50年以上が経過し、1万人以上の子どもがＡＩＤで誕生しているとされる（大野ら 1980）。１９９７年に日本産科婦人科学会によって初めてＡＩＤの実施を公に認める見解が発表されたものの、生まれてきた子どもの法的位置づけ、すなわち子どもの権利保護に関することがきちんと整備されないままに、秘密保持という一大原則のもとで夫婦の実子として扱われてきたことの弊害が今浮き彫りになっている。

ここで扱う子どもの権利について、それが「ＡＩＤで生まれた子どもの立場にある人の、出自を知る権利」であることを明確にしておきたい。ＡＩＤで生まれた人々が、隠蔽されていた出自の事実を不意に知ることで、その事実に衝撃を受けるのみならず、親に秘密にされていたこと自体に強い不信感を覚えたり、自分の存在を否定的に捉えたり、アイデンティティが根底から覆されたり、世界観が揺らぐような激動に苦悩した現実を踏まえると、出自を知ることが、その人の豊かなライフを根本的に支える重要な基盤となっていることが理解できよう。また、出自を知る権利に付随して、子どもへの告知が検討課題となることも、認識しておきたい重要事項である。

3　非血縁の家族への留意――子どもの視点を組み込んで

ＡＩＤの秘密保持の原則に関わって、ＡＩＤを受ける夫婦が子どもへの告知の是非をどう考えているかを尋ねた質問紙調査がある（吉村・久慈 2002）。その調査結果では、ＡＩＤによって生まれた事実を子どもに伝えることに否定的な夫婦の考えが明らかにされている。具体的には「ＡＩＤをした事実を子どもに知らせるべきだと思うか」という問いに対し、絶対に話さない方が良いと回答したのが、夫77・3％、妻75・0％、話した方が良いと回答したのが、夫2・7％、妻4・5％であった。また、「将来、子どもにＡＩＤの事実を伝えようと思っているか」という問いに対しては、伝えないと回答したのが、夫81・7％、妻81・4％、伝えるつもりだと回答したのが、夫2・8％、妻4・7％であった。そして吉村・久慈（2002）は、この結果を受けて、「ＡＩＤによって生まれた子どもの親としての自覚と覚悟をもって家庭を守っている夫婦に、子どもの権利という名のもとに告知を強制したり、子どもが精子提供者を探すことは極めて難しい」と結論づけている。しかし、こうした見解には、そもそも生まれてくる当事者である子どもの視点がすっかり抜け落ちているといえるだろう。「家庭を守る」ことと「子どもの権利を守る」こととは必ずしも相反することではなく、「家族を守り、子どもの権利を守るからこそ、伝える」という判断もまた成り立とう。石井（2001）は、無精子症の夫の強い希望でＡＩＤを受け子どもをもった夫婦が、後に不仲になり、離婚に際して親権を争った事例を取りあげ、ＡＩＤについて、子どもを得た結果をもって夫婦の問題が解決したわけではないこと、さらに、子どもの視点を取り入れて問題を整理し直すことが大事であると論じる。加えて、久慈ら（久慈・堀井・雨宮・高垣・田中・松田・福地・谷垣・土屋・浜谷・小澤・末岡・吉村 2000）は、ＡＩＤで妊娠あるいは子どもを得た父親２１０人を対象に実施した選択式の質問紙調査により、ＡＩＤを選択した夫（婦）が、ＡＩＤにまつわる諸問題（ＡＩＤを選択したことについての秘密保持、提供者の遺伝的情報の確保と子どもへの告知など）を現実的に受けとめ、家族関係を損なうことなく健全に処理していると述べる。ただし同時に、実際にＡＩＤを受けた夫婦に対して、この治療法が真に幸福を与えているかを知るのは非常に困難であり、幸福かどうかは、子どもの成長や時間経過とともに変化していくものであると考察していることに着目したい。

まとめると、ＡＩＤを選択する夫婦が、子どもをもったことで良しとし、たとえ家族を守るためであってもＡＩＤをしたことを隠し通す姿勢が、実際に家族の幸せにむすびついているとは必ずしもいえないことが指摘できる。なぜなら、それはあくまでも親の立場から出された見解であり、さらには、そうした考えに血縁のある家族像を良しとする社会の認識が埋め込まれている可能性があることを、否定することができないからである。歴史を遡れば、実子が、家の血縁や家督相続のために必要とされ、また、より欧米的な近代家族制度において、夫婦の愛情に基づく家族の不可欠な構成員として必要とされた時代があった。このような歴史的な流れを汲みながら、実子を絶対必要条件とする家族理念の制度は、日本社会の近代化過程における家族制度の一貫した全体的傾向として、非血縁者を家族構成員に加える選択肢が排除されるかたちで進んできた（田間 2001）。こうした血縁のある実子をもつべきとする暗黙の社会的要請が、ＡＩＤを受ける夫婦の認識を形成している可能性を考慮に入れる必要がある。つまり、ＡＩＤを受ける親の考えだけを聴取するのではなく、子どもの視点を組み込んで非血縁の家族を築く経験を捉えること、その際、出自を認識していることが子どもにとってどのような意味をもちうるかに留意することが、重要なのである。

4　インタビューと語りデータの分析

ここでは、非血縁の家族を築く経験を子どもの視点を組み込みつつ時間軸に沿って描いていく。ＡＩＤをし、しかし受胎することなく、その後に養子縁組をして子どもを育てている女性のライフストーリーから、ＡＩＤをする選択にしても養子縁組をする選択にしても、非血縁の家族を築くことが社会の中で当事者にどのように認識されているのかを捉え、求められる社会の有り様について検討する。

インタビュー協力者は、ＡＩＤを受けた経験のある女性Ｉさんである。Ｉさんは、結果としてＡＩＤで受胎することなく、不妊治療をやめた後に養子の委託を受け、後に特別養子縁組をし、現在その子ども（Ｉ子ちゃん）を育てている。よって、子どもの視点を組み込むことについては、特別養子縁組をした子どもＩ子ちゃんの視点、ということになる。

Ｉさんは、ＡＩＤおよび養子縁組で子どもをもつことを考えたが、血縁に対するこだわりをはじめからもっていなかったというわけではない。ＡＩＤに関しては、Ｉさんが不妊治療をしていた当時の技術水準では、男性不妊症に対する治療として他に方法がない中で、選択した治療法である。また、養子縁組に関しても、ＡＩＤを繰り返し受けても受胎することなく、不妊治療をやめて夫婦２人で生活するといったプロセスを経てなされた選択であった。こうしたＩさんの、社会的・現実的な制約と可能性のもとでの家族を築く選択と経験を明らかにしてゆく。このことを通して、Ｉさん自身の非血縁の家族観の変容を捉え、また、非血縁の家族をまなざす社会的な価値意識との関連において、多様な家族への理解を深めつつ必要とされる社会の有り様を検討するための示唆が得られるだろう。

分析には、ＫＪ法（川喜田 1967）に準拠した手法を用いた。ＫＪ法は、野外科学の方法論と発想法の実践的技法であり、質的研究法として広く利用されている。多種の雑多で膨大にある語りデータを「カード化」「図解化」「文章化」などの多段階のプロセスにより整理・分析し、凝縮したり全体を見渡したり一部を取り出すことで、語りを有機的に組織化し、捉えることができる方法である（安藤 2004; やまだ 2007d）。とりわけカード化には、元のテクストのもつ常識的な意味関連を一度切り「はなす」ことで「創造的に再統合（むすぶ）」するという、ＫＪ法の原点ともいうべき利点がある（やまだ 2007d）。

まず、１つの意味を含む文章のまとまりを１つの単位として切り出し、68個の語りを得た。次に、どのような経験が語られているかという観点から類似の語りをまとめると、29個の小グループになった。各小グループに、語られた

表6-1　大グループと中グループのまとめ

大グループ	中グループ
a. 普通の家族を意識させられることによる葛藤	a-1. 子どもを産むのが普通とされることへの苦痛 a-2. 養子を育てることに向けられるまなざしの居心地の悪さ
b. 処置としてのAID	b-1. 不妊原因である夫の辛さへの配慮 b-2. 特殊なものとして感じられるAID治療への違和感 b-3. 不妊治療を続ける気力の減退
c. 生活スタイルへの視座	c-1. 夫婦単位での生活の想定 c-2. 子どものいる生活への憧れ
d. 非血縁の家族関係構築への展望	d-1. 血縁にこだわらない家族関係への開眼 d-2. 非血縁の家族を社会に知らせたいという意気込み
e. 非血縁の家族への認知度の低さによる苦痛	e-1. 子どもの辛さへの配慮 e-2. 非血縁の家族の認知度向上への切望
f. 生殖補助医療技術の高度化への羨望と期待	f-1. 生殖補助医療技術の高度化への羨望と期待
g. 地域社会から疎外されたくないという思い	g-1. 産みたかったという残余の念 g-2. 周囲と同じ流れの中で生きたいという願望

言葉を生かしてその内容を端的に表す見出しをつけ、さらに統合できるもの同士をまとめて中グループを作成し、14個の中グループが得られた。同様にして、各中グループに適切な見出しをつけて再度グループ編成を行い、もはやそれ以上統合することができない7個の大グループが得られた。

大グループは、a　普通の家族を意識させられることによる葛藤、b　処置としてのＡＩＤ、c　生活スタイルへの視座、d　非血縁の家族関係構築への展望、e　非血縁の家族への認知度の低さによる苦痛、f　生殖補助医療技術の高度化への羨望と期待、g　地域社会から疎外されたくないという思い、である。大グループとその下位グループである中グループを表6-1に整理した。

次節では1でまず、Ｉさんの非血縁の家族を築く経験を、時間軸に沿って概説する。その際、表6-1にまとめた大グループと中グループを用いる。図6-1は、それを図示したものである。そのうえで2において、Iさんの非血縁の家族を築くライフストーリーを、大グループごとに描く。〔 〕は大グループを、〈 〉は中グループを、そして「 」は語りの直接引用を示している。

第2節　非血縁の家族を築く女性のストーリー

1　非血縁の家族を築く経験の時間軸に沿ったプロセス――AIDをする選択から養子縁組をする選択を通して

〈夫婦単位での生活の想定（c-1）〉は、検査結果から子どもは無理だと医師から告げられた時点で、Iさんが志向したことである。その時点でIさんは、不妊治療をせずに、夫婦2人で暮らす生活に目を向けようとした〔生活スタイルへの視座（c）〕。しかしそう考えるのも束の間、Iさんは、〈子どもを産むのが普通とされることへの苦痛（a-1）〉を強く感じ、そうした〔普通の家族を意識させられることによる葛藤（a）〕を突き付けられることにより、Iさん自身は選択肢に入れていなかった、非配偶者間の不妊治療であるAIDをすることに決めた。それ以後、〔普通の家族を意識させられることによる葛藤（a）〕が、感じるきっかけとなる出来事を変えながらも、折に触れてIさんに経験され続けていたことに着目したい。また、AIDを試みようという選択には、〈不妊原因である夫の辛さへの配慮（b-1）〉が影響していることを見過ごすことはできない。Iさんは、同じく〔普通の家族を意識させられることによる葛藤（a）〕に苦しんでいた夫の思いを酌み、夫の申し出を受けてAIDをすることを選択した。しかし、AIDを受ける過程では、AIDは治療というよりもむしろ、単なる流れ作業のようなものとして経験され、〈特殊なものとして感じられるAID治療への違和感（b-2）〉が強まっていった。

こうした状況下では、次第に、〈不妊治療を続ける気力の減退（b-3）〉感が増し、ＡＩＤを継続しようとする気持ちは萎えていくばかりだった〔処置としてのＡＩＤ（b）〕。そしてＩさんは、改めて、夫婦単位での生活を考え、不妊治療をやめた〈夫婦単位での生活の想定（c-1）〉。

その後しばらくは子どものことを考えずに、夫婦2人での生活を楽しみながら暮らしていたが、〈子どものいる生活への憧れ（c-2）〉が、時に不意に生じるのも事実だった〔生活スタイルへの視座（c）〕。そうした思いが次第に膨れあがりつつある頃、偶然、養子縁組が身近なこととして意識される出来事があり、その後、養子縁組を試み、子どもの委託を受けることとなった。

子どもを迎えた直後は、〈養子を育てることに向けられるまなざしの居心地の悪さ（a-2）〉を感じることがしばしばであり、不妊治療中とは異なるかたちで〔普通の家族を意識させられることによる葛藤（a）〕に悩まされた。しかし、現在は、子どもと一緒に生活する経験を通して、〈血縁にこだわらない家族関係への開眼（d-1）〉、さらには、こうした家族関係について〈非血縁の家族を社会に知らせたいという意気込み（d-2）〉が芽生えてきてもいる〔非血縁の家族関係構築への展望（d）〕。つまり、子どものいる生活は、Ｉさんの意思を方向づけ、同時に、〔普通の家族を意識させられることによる葛藤（a）〕を払拭させるものとなっているのである。

ただ、実際には、〈非血縁の家族を社会に知らせたいという意気込み（d-2）〉を行動に移すことは困難なようである。なぜならば、子どもであるＩ子ちゃんが、親と血がつながっていないことを他人に知られたくないと意識し始めているからである。非血縁の家族に対する社会の認識の低さは、Ｉ子ちゃんにも辛いこととして経験され始めていた。つまりＩさんは、〈子どもの辛さへの配慮（e-1）〉を通じて、社会に訴えかけたいけれども、その思いを行動に移すことができないという葛藤状況に陥っているといえる。

ただし、こうした葛藤は、同時に、非血縁の家族関係についてより多くの人々に知って欲しいという思いの原動力にもなっている。自分自身が社会に訴えていくことは現段階では憚《はばか》られるものの、〈非血縁の家族の認知度向上への

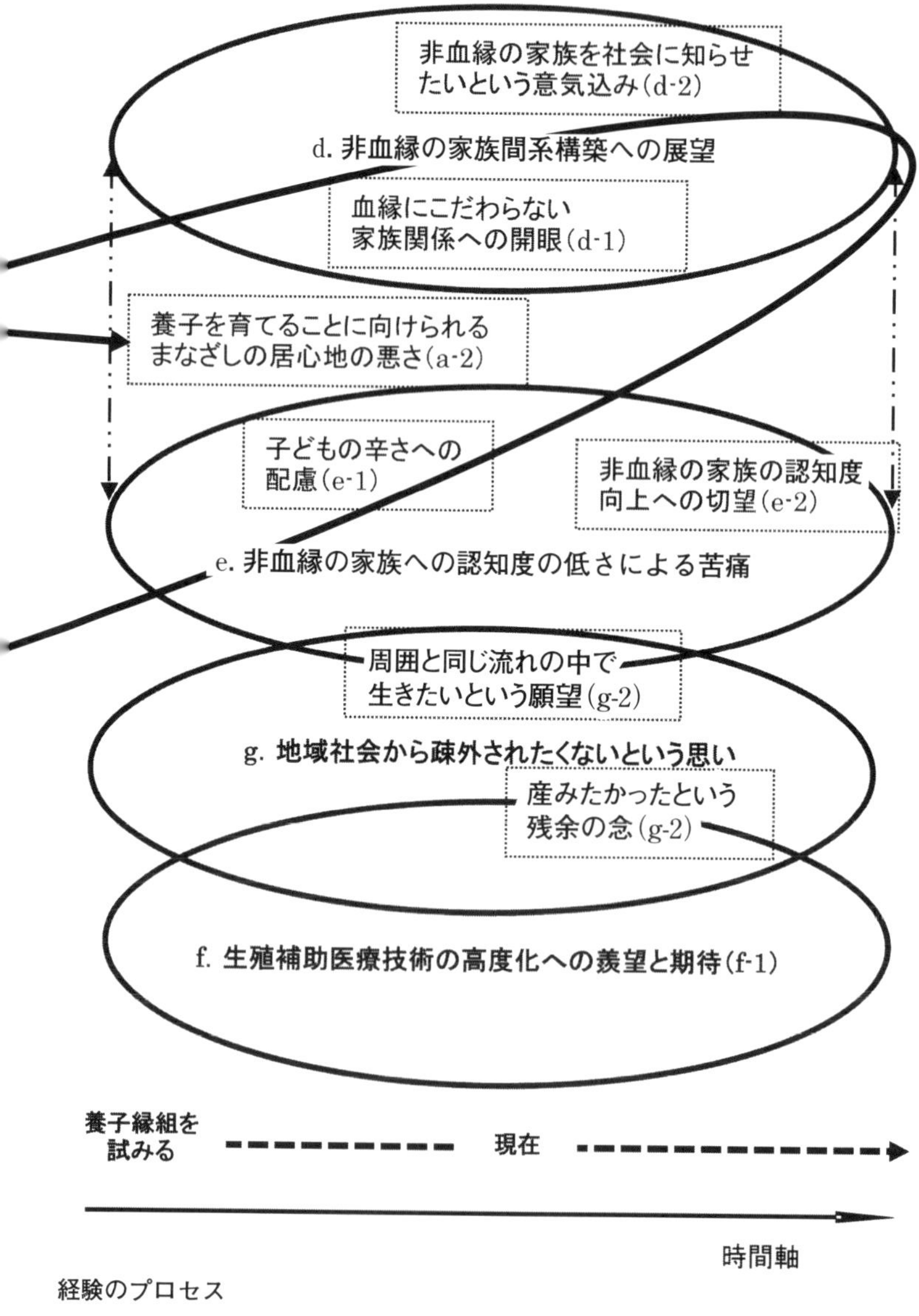
非血縁の家族を社会に知らせたいという意気込み(d-2)
d. 非血縁の家族間系構築への展望
血縁にこだわらない家族関係への開眼(d-1)
養子を育てることに向けられるまなざしの居心地の悪さ(a-2)
子どもの辛さへの配慮(e-1)
非血縁の家族の認知度向上への切望(e-2)
e. 非血縁の家族への認知度の低さによる苦痛
周囲と同じ流れの中で生きたいという願望(g-2)
g. 地域社会から疎外されたくないという思い
産みたかったという残余の念(g-2)
f. 生殖補助医療技術の高度化への羨望と期待(f-1)
養子縁組を試みる
現在
時間軸
経験のプロセス

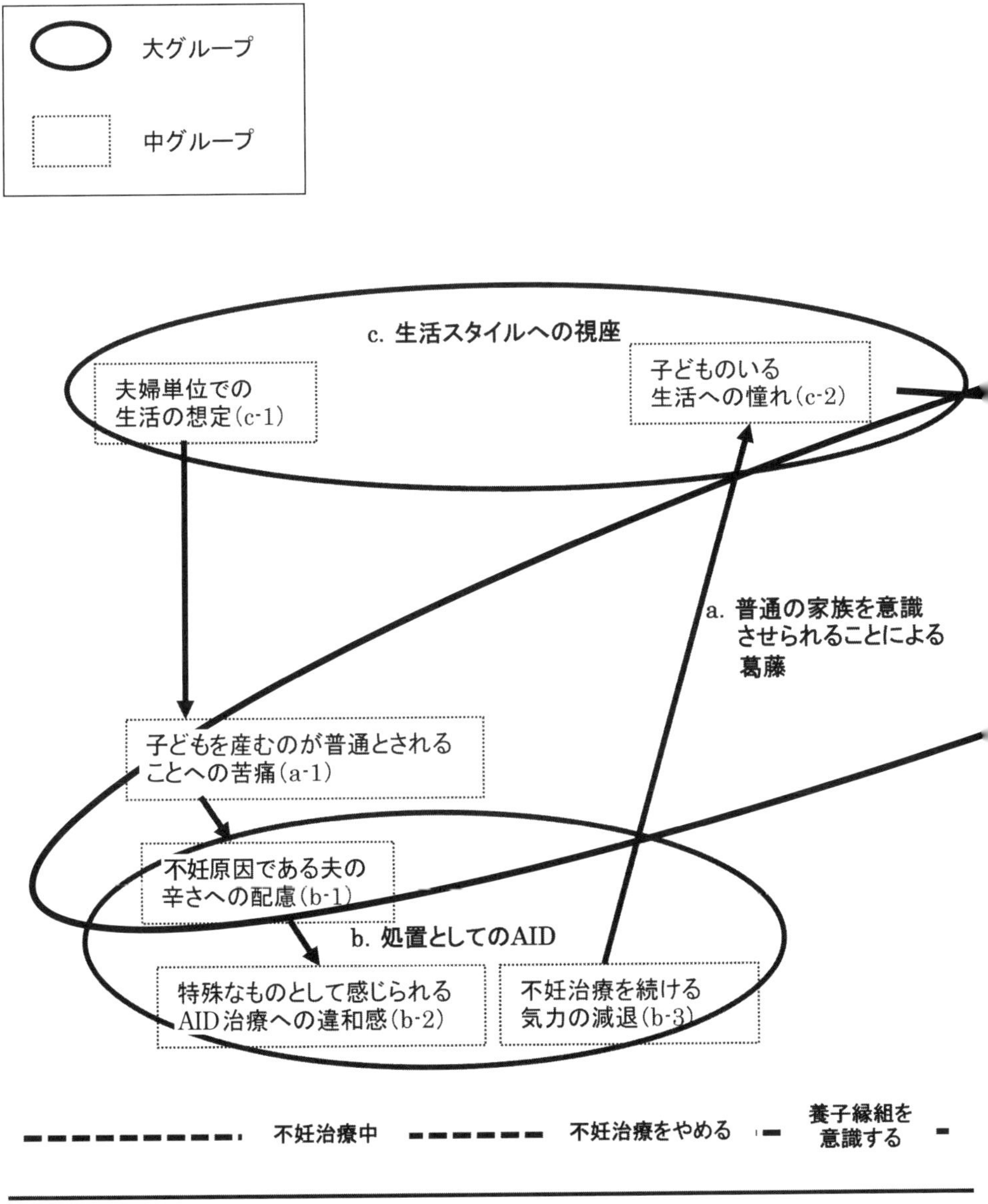
大グループ
中グループ
c. 生活スタイルへの視座
夫婦単位での
生活の想定（c-1）
子どものいる
生活への憧れ（c-2）
a. 普通の家族を意識
させられることによる
葛藤
子どもを産むのが普通とされる
ことへの苦痛（a-1）
不妊原因である夫の
辛さへの配慮（b-1）
b. 処置としてのAID
特殊なものとして感じられる
AID治療への違和感（b-2）
不妊治療を続ける
気力の減退（b-3）
不妊治療中
不妊治療をやめる
養子縁組を
意識する

図６－１　非血縁の家族を築く

切望〈e‐2〉〉は膨れあがっていく。すなわち、それは、〔非血縁の家族関係構築への展望（d）〕と〔非血縁の家族への認知度の低さによる苦痛（e）〕とが、せめぎ合う中で絞り出される思いであるということができる。その一方で、子どもの辛さに配慮することを通じて改めて、〔普通の家族を意識させられることによる葛藤（a）〕を感じざるを得ないのも事実である。

こうした状況下では、〈周囲と同じ流れの中で生きたいという願望（g‐2）〉が生じ、さらには時として、〈産みたかったという残余の念（g‐1）〉に揺り戻されることもある〔地域社会から疎外されたくないという思い（g）〕。このように、やむをえず周囲に自らを合わせて生活しようとする現状は、〔非血縁の家族関係構築への展望（d）〕とは相反するものとして語り出されている。また、Iさんは現在、不妊治療とはすっかり無関係の生活をしているのだが、こうしたさまざまな思いに揺れる中では、〈生殖補助医療技術の高度化への羨望と期待（f‐1）〉が、連鎖的に吐露されもした〔生殖補助医療技術の高度化への羨望と期待（f）〕。

このようにIさんは現在進行形で〔普通の家族を意識させられることによる葛藤（a）〕を痛切に感じながら、子どもを産むことや生殖補助医療技術の高度化に時に羨望の思いを抱きつつ、他方で非血縁の家族を築くことにさまざまな思いを行き交わせ、自らの志向する方向性を模索し確認しているように思われた。

2　非血縁の家族を築く経験のライフストーリー

次に、非血縁の家族を築くライフストーリーを大グループごとに描いてゆこう。

〔a　普通の家族を意識させられることによる葛藤〕

結婚して子どもをもつことは、個人の発達過程における1つの有り様として了解可能なことである。しかしそれが、普通の当然歩むべき道筋として認識された途端に、堅苦しく気詰まりのするものとして感じられることがある。とりわけ不妊に悩む人々にとって、たとえ他意も悪気もない何気ない言葉であったとしても、子どもはまだかと問われることが苦痛に感じられる場合がある。Iさんにとって、そうした言葉は「グスグス刺さる」ものとして経験されていた。

また、子どもと暮らす現在の生活の中でも、不妊治療中ほど苦痛を感じるわけではないにせよ、女性は子どもを産んで当然とする認識の存在を意識せざるを得ない時がある。たとえば、I子ちゃんを養子として受け容れたことを知らない人々から、I子ちゃんのためにも2人目を産んだ方がいいのではといった助言を受けたことがあった。そうしたことを通じて、女性は当然子どもを産むことができるのだという社会の認識の有り様を、Iさんは改めて突き付けられた。Iさんは、「だからほんま、延々と続くのかな、と思ってね」と、穏やかではあるが諦めに似た口調で語る。もちろん、Iさんが子どもを産みたくても産むことができないことを、他人が知る由もないだろう。しかし、不妊で子どもをもつことができない人がいるということが推し量られにくいほどに、女性は子どもを産むことができるということが、世間一般には普通のこととして認識されているのである〈子どもを産むのが普通とされることへの苦痛（a-1）〉。

また、非血縁の子どもを育てることについても、地域の人々から向けられる物珍しそうなまなざしによって、普通とは異なる家族を築いているのだということを意識させられた。Iさんは、養子として迎えたI子ちゃんを外に連れて歩いた時、「(子どもが来て）良かったね」と声をかけてくる人々の言葉の裏に、「難しいのに、よその子まで育てて」という、お人好しだと嘲笑うかのような、あるいは非難や蔑みともとれるような含みを感じたという。こうした言外にほのめかされた意図を含むような視線や言葉がけは、月日の流れとともに、次第になくなってはいった。しかし、子どもは産んで育てるのが普通であり、非血縁の家族を築くことは「少数派」に過ぎないのだとする地域の雰囲気を感じ、今でもIさんは、漠然とした居心地の悪さを拭い切れないでいる〈養子を育てることに向けられるまなざしの居心地の悪さ〈a-2〉〉。

〔b　処置としてのＡＩＤ〕

病院で受けた検査結果より、子どもは無理だろうと医師から告げられた時点で、Ｉさんは、仕方がないと思って子どもをもつことを諦めた。ＡＩＤという方法があることを知ってはいたが、非配偶者間の不妊治療をするつもりはなかったので、夫にはＡＩＤのことを相談せずにいた。しかし実際には、夫の方から、ＡＩＤを受けて欲しいという申し出があった。不妊原因が男性にある場合、当時の不妊治療の技術水準では、ＡＩＤという方法しかなかった。夫は、自分が原因で子どもをもつことができないことを気にかけ、仕事仲間から子どもはまだかと言われるたびに、辛い思いをしていたようであった。Ｉさんは、そんな夫の気持ちを慮り、ＡＩＤをすることを決め、また、時に感じられる、やっぱり子どもが欲しいという気持ちについては口に出さずに胸の奥に秘めたと語る。

このことは、不妊であることによる夫の男性性への脅かしと、その辛さに対する妻の配慮という、男性不妊の特徴を浮き彫りにする。また、不妊治療経験について多くを語らず、時に目を潤ませるようにするＩさんの表情には、不妊原因であった夫への配慮に加え、「ＡＩＤに行ってくれへんか」と夫から言われた時の複雑な思いが凝縮されているように思われた。ＡＩＤという治療法を選択するに至るまでに、夫と妻とがそれぞれに苦悩していたことが、Ｉさんの訥々とした語り口からうかがい知れた〈不妊原因である夫の辛さへの配慮〈b-1〉〉。

それにしても、3年もの間、遠方の病院までＡＩＤ治療に通ったＩさんの、「不妊治療自体はあまり長いこと行ってないからね」という語りは印象的である。Ｉさんにとっての治療期間とはＡＩＤをするまでのことであり、つまりＩさんはＡＩＤを不妊治療とはみなしていないのである。Ｉさんにそう思わせる理由の1つに、ＡＩＤという治療行為の特殊性があげられるだろう。Ｉさんの、「流れ作業」だとか「機械的」だとかいうＡＩＤを形容する言葉は、Ｉさんがを特殊なものと認識していたことを、端的に示している。また、不妊原因ではない自分がＡＩＤを受けなくてはいけないということ自体が、ＡＩＤに対する不妊治療としての認識しにくさを強めていたとも考えられる。Ｉさんは、こうした違和感を抱えつつも、ＡＩＤを受けるために病院に通い続けたのだが、その行動を支えていたのは、子どもが欲しいという思い――夫への配慮ゆえに生じた気持ちでもある――だけだったと語る。さらには、不妊治療技術の動向という社会背景に注意を向ける必要がある。すなわち、男性不妊症への適応となるＡＩＤという治療の存在が、子どもが欲しいと願うＩさんの選択を後押ししていた現実を見過ごすことはできない〈特殊なものとして感じられるＡＩＤ治療への違和感（ｂ‐２）〉。

ところで、なかなか受胎しない現実は、Ｉさんに、いつまで病院に通い続けなければいけないのかという不安を募らせ、ＡＩＤを受ける気力を萎えさせた。Ｉさんは、１年に５、６回、多い年で10回程度、航空機を交通手段に、時には泊まり込みで、遠方の病院に通い続けた。金銭的にも時間的にも負担が大きく、「３年して（子どもが）できひんねんやったらもうできひんのかもわからないわ」と気持ちが萎えつつあった頃、義父の死で葬儀などにより身辺が忙しくなったことをきっかけに、病院に通うのをやめてしまったと語る。このように、環境の変化によって不妊治療をやめたことが語られるということは、一体どういうことを意味しているのだろうか。治療に通い詰めたそれまでの年月と対比させると、より一層関心が喚起される。子どもを産むことを諦めきれない思いとＡＩＤという治療法の存在によって拍車がかかる不妊治療への期待感、他方で治療に通い続ける気力が萎えていく現実、子どもができるかどうかさえわからない悶々とした状態。こうした連鎖的に生じる感情の揺らぎや葛藤が渦巻く経験を、義父の死という環境の変化を差し挟んで語ることによって、Ｉさんは、ＡＩＤをし続けることに終止符を打った自分自身の選択に、正当性を与えようとしていたのかもしれない〈不妊治療を続ける気力の減退（ｂ‐３）〉。

〔c　生活スタイルへの視座〕

そもそもＩさんは、はじめはそれほど子どもが欲しいと思ってはいなかった。また、検査結果により、子どもは無理だとわかった時点で、仕事をしたり夫婦2人で楽しむ生活を考えた。「自分で選んで結婚したんだから、子どもができないっていうので、まさか別れるわけにもいかんしね」という語りは、子どもがいなくても、夫婦単位で関係を築く心づもりをしていたことを示していよう。ただし、そうした思いは、周囲からの子どもはまだかという指摘によって、激しく揺さぶられた。「自分が諦めたかって、人からどんどんどんどん言われるからね、その、色んなことがね、それが辛いばっかりですわね」と語るように、自分の意思だけでは、子どもをもたない生活を選ぶのが困難であったようである。そして、そうした周囲の言葉がけの存在からは、子どもを産むのが普通だとする認識が社会に流布している現実がうかがい知れる(〈子どもを産むのが普通とされることへの苦痛(a-1)〉を参照)。

不妊治療をやめてから数年間は、再び夫婦2人での暮らしに目を向けた。Iさん夫婦にとって、子どもを産んで当然とする社会通念や、出産の可能性を多少なりとも高めるAIDという不妊治療が存在しなければ、子どもをもたない夫婦2人の生活もまた、夫婦の1つのかたちとして当たり前に選択しうるものとして認識されていた〈夫婦単位での生活の想定(c-1)〉。

ただし、子どもが欲しいという思いは、時として押し寄せてきた。「なにか足らんのですね、やっぱり。なんぼ夫婦で、たまにはおんなじとこ行ったかってね。だから、寂しかったですね、やっぱり」という語りには、夫婦2人の時間を楽しむ暮らしに意味を見いだしつつも、子どものいる生活を憧れる気持ちが、Iさんの中に存在していたことがよく表現されている。

そんな時、「養子っていうのがフワッと浮かぶ」ような出来事に遭遇した。身内の結婚式で親戚が集まった時に、非血縁の子どもを育てている親戚に出会ったのである。そのまだ幼い子どもを見た瞬間に、「あっ、すごいなんかいいねんなぁ」と、初めて思った。そして、養子に向かうこうした気持ちを、夫もまた同様に感じていた。「あの子ども見てね、どない思った？(中略)なんか私、いける(養子を育てることができる)んちゃうんかなっていうふうに思ってん」と夫に問いかけると、夫からは「俺もそな思った」という答えが返ってきた。Iさんは、それまでに、養子を育てている親戚がいるという話を耳にしたり、不妊治療中に、養子縁組という方法もあると母親から言われたこともあったが、養子縁組で子どもを育てることについてはその当時は眼中になく、全く気にも留めなかった。それだけに、養子を育てている親戚に出会った出来事が、Iさんの意識が切り替わった転換点のようなものとして語り出されているのは興味深い。Iさんは、この出来事を「すごいなんか不思議な」経験だったと、意味づけて語っている。子どもをもつことについて夫と考えが一致したとする語り口からも、AIDを選択した時の夫婦間での気持ちの微妙なずれを表現した語りと対比させるとなお、この出来事が非常に感慨深い経験であったことがうかがえる。

子どものいる生活を望む気持ちがあり、それに、養子縁組を意識するきっかけとなった偶然の出来事をむすんで語ることで、Iさんは、養子縁組に向かっていった自らの行動を説明している。Iさんは、とりわけ、「それ〔子どものいない寂しさ〕がやっぱり、あれかなぁ。パッと〔養子縁組がいいなと〕思った時のあれなんかな」と、子どものいる生活に憧れた自分自身の気持ちにより重要な意味をもたせている。このように、当時の自分自身の心理状態が、養子縁組を意識する契機となる出来事を引き寄せ、養子縁組で子どもを育てる選択へとむすびついたのだとする語りには、子どものいる生活を切望した自分自身の思いの強さへの意味づけと、現在の子どものいる生活への満足感が、よく反映されている。養子縁組を基軸にしたこうした語りは、受け容れて育てている子どもが、単調な日常に新鮮さを吹き込み、夫婦や家族の有り様に変化をもたらす大切な存在としてIさんに認識されていることを、そして、子どものいるそうした生活がIさんにとって大きな恩恵となっていることを、明確に示している。ここを起点にして、Iさんの語りは、子どもに関することを組み込みながら繰り広げられていった〈子どものいる生活への憧れ（c-2）〉。

〔d　非血縁の家族関係構築への展望〕

「子どもってやっぱり、いてていいんですね」と、Iさんは、血縁を超えたところで子どもの存在に意味を与えるような語りを吐露する。それは、I子ちゃんと暮らす日常で感じられる、子どもがいない頃の生活と比較しての、生活面での肯定的な有り様に基づくものなのだろう。夫はI子ちゃんに接する経験を通じて、子どもとの関わりを苦手としていたそれまでとは一転し、子どもへの態度が柔らかくなった。また母親（I子ちゃんの祖母）も、血縁に関係なくI子ちゃんのことが心底かわいいと言う。そしてなによりも、Iさん自身が、I子ちゃんと一緒に暮らす生活の中で多くのことを教えられているのだと語る。

養子縁組を意識し里親登録をしてからI子ちゃんがI家に来るまでに、1年かからなかったという。IさんはI子ちゃんとの出会いに関し、「運が。やっぱり縁なんですよ、これははっきり言ってね」としみじみ語る。子どもとの関係のむすびについて、「縁」であり「相性」であり「一緒に暮らした年月」であると語ることで、Iさんは、家族の有り様は血縁によるとは限らないのだと、再確認しているように思われた〈血縁にこだわらない家族関係への開眼（d-1）〉。

さて、Iさんは、非血縁の家族の存在を社会に広く伝えていきたいと熱く語る。なぜなら、そうしたことが社会に普及していないことで、自分たち当事者にとって辛い状況が生み出されている現実があると痛切に感じているからである。また、不妊治療のことも社会に知らせていきたいと語る。そうした意気込みには、諸事情によりＡＩＤを選択せざるを得なかった苦々しい不妊治療経験が関係しているのかもしれない。なお、「やっぱり色んなことを変えてってあげないと、辛い思いをするのは子どもやし」という語りが示すように、Iさんは、社会に優勢な強固な価値観が、とりわけ子どもに及ぼしうる影響に心を砕いている。つまり、I子ちゃんの辛い経験を配慮することで、Iさんの語りが展開しているのである〈非血縁の家族を社会に知らせたいという意気込み（d-2）〉。

〔e　非血縁の家族への認知度の低さによる苦痛〕

しかし実際には、I子ちゃんとは血縁がないことを、学校でオープンにしてはいない。それは、I子ちゃんが、学校の先生や友達に知られることを嫌がっているからである。Iさんとしては、学校側に事情を把握してもらう方が、

Ｉ子ちゃんにとって少しでも楽な状況になるのではないかと思うのだが、Ｉ子ちゃんが拒否する以上は、先生にも言えないのだという。つまり、Ｉさんの、非血縁の家族の存在について社会に広く伝えていきたいという意気込みは、他者に知られたくないと切に訴えるＩ子ちゃんの辛さを慮ることで、すっかり弱められてしまうのである〈子どもの辛さへの配慮（e-1）〉。

ただし、そうしたＩ子ちゃんの辛さを推し量るからこそ、Ｉさんが、血縁のない家族関係があり親子がいるのだということを、社会に知らせたいという思いを強くするのも事実である。それは、「本当は、色んな親子があるのも学校で言って欲しいんですけどね」という葛藤を含んだ語りに表れている。非血縁の家族関係について広く伝えていきたいが、伝えることでＩ子ちゃんの辛さが増してしまうというせめぎ合うような感情の揺らぎを感じながらも、Ｉさんは、多様な家族があるのだという認識を社会が深める必要性を、静かに、しかし、しっかりと語る。このようにＩさんは、Ｉ子ちゃんの辛さに配慮して事を荒立てずに現状維持で生活することを良しとする考えや、非血縁の家族関係について広く社会に伝えていきたいという思いを複雑に行き交わせ、堂々巡りのような語りを繰り返す。そして、「辛い日々が、まだ、多分延々と続くんでしょうね。世間がそういうことを認知し、一般的なことにならない限りね、やっぱり」と、社会の認知度が高まって欲しいと願う切実な思いを、絞り出すようにして語った〈非血縁の家族の認知度向上への切望（e-2）〉。

〔f　生殖補助医療技術の高度化への羨望と期待〕

現在の不妊治療の技術水準は、Ｉさんが治療をしていた当時から、体外受精、顕微授精と大きく進歩している。不妊治療をやめた後も、こうした生殖補助医療技術の高度化・先端化の過程を横目で見てきたＩさんは、技術的に不可能なことが多かった当時を振り返りながら、「今の人はいいなぁって言ってね、色んなことが試せてね」と羨ましそうに語る。生殖補助医療技術が発展する中で、世間では、その是非についてさまざまな意見や議論が交わされたりもする。しかし、ＡＩＤまでしか試みることのできなかったＩさん夫婦にとって、体外受精や顕微授精をすることができる現在は、「いい時代」として認識されているのである。「だから羨ましいですね。絶対、私はもう10年若かったら、産んでると思いますわ。（中略）絶対産んでるやろなぁと思ってね」と、不妊治療をやめて10年を過ぎた現在において、Ｉさんはしみじみと語る。このように、仮定法の語りによって、生殖補助医療技術の高度化に羨望と期待が寄せられるということ、このことは、一体何を意味しているのだろうか〈生殖補助医療技術の高度化への羨望と期待（ｆ‐１）〉。

〔ｇ　地域社会から疎外されたくないという思い〕

「ずーっとやっぱり、それはなんか引きずるかな、もう死ぬまでね、これはね。だからやっぱり産んでみたかったというのが、本音やね」という語りには、Ｉさんの、子どもを産みたかったという思いがよく表現されている。Ｉさんは現在、子どもと暮らす満足した生活を送っているが、子どもを育てる現在に満足しているということと、子どもを産んだ経験をしたかどうかということとは、別の次元のことのようである。もちろん、Ｉさんは、「産んでみたかった」という思いを普段から常に意識しているわけではない。しかし、不意に、「産んでみたかった」という思いが蘇る。そして、こうした現在に引きずる願望が、生殖補助医療技術の高度化に対する羨望や期待を生じさせていると考えられる。そして、「違うね、やっぱり。みんなとは色んなものに対して」というように、こうした願望は、他者との比較においてより強く意識されるようである。つまり、他のみんながしている子どもを産むという経験をしていないことで、自分が他の人とは根本的に違ってしまっているのだと痛感され、そうした思いから「産んでみたかった」という語りが吐露されたのではないだろうか〈産みたかったという残余の念（ｇ‐１）〉。

とりわけ、「私らが、ＡＩＤをしたら、せめて世間近所には、そこまでわからないからね」という語りは象徴的である。過去に試みたＡＩＤで子どもをもつことができていた場合、秘密にしさえすれば、少なくとも世間的にはそうした非配偶者からの精子提供による治療をしたことがわからずに、地域社会の人々から祝福の言葉を受ける経験ができたのに、ということなのである。Iさんは、「ただ、それだけですね、やっぱり。一番、経験っていうか、みんなの、世間の、地元の、地域の中に、入っていきたかったというのが」と、自分の子どもを気後れすることなく堂々と地域社会で育て、周囲のみんなと同じ流れの中で生活したかったのだと、しみじみ語る。Iさんは、子どもはまだかと冗談交じりに言われた苦々しい経験とはまた異なるかたちで、世間でいう当たり前とは異なる家族を築いていることを、否応なく繰り返し認識し続けている。

こうした「産んでみたかった」だとか「できたらみんなと同じように流れて生きていきたい」だとかいう願望には、非血縁の家族を築くことに関わって時に直面させられる、普通とは違っているのだという疎外感が影響していると考えられる。Iさんは確かに、非血縁の家族関係について、社会に広く伝えていきたいという意思を明確にし、また、養子縁組で子どもをさらに迎え容れて育てたいという思いをもっている。しかし同時に、子どもは産むのが当たり前だとされ、非血縁の家族への認知度があまりに低い現状では、ますます世間を騒がせるだけだろうと懸念してもいる。そして、現在の生活をできるだけ乱されないように、地域から浮いてしまわないようにと心がけるばかりだという。「今の平和な生活でいいかなぁと思って、諦めてね、生活はしてますけどね」という語りには、非血縁の家族関係について社会に広く伝えていきたいという思いと、地域の人々と同じ流れの中で生きていきたいという思いの狭間で葛藤し、結局は「ここでは言えない」という結論に至ってしまう複雑な心情が、凝縮されているように感じられた〈周囲と同じ流れの中で生きたいという願望(g‐2)〉。

第3節　社会の家族認識と告知

1　社会に流布する「普通」の家族という認識 ―― ＡＩＤと養子縁組の対比から

Ｉさんの非血縁の家族を築くライフストーリーからは、〔普通の家族を意識させられることによる葛藤（ａ）〕が語りの軸を成していることが読み取れる（図６‐１を参照）。つまり、〔普通の家族を意識させられることによる葛藤（ａ）〕は、Ｉさんの非血縁の家族を築く経験を貫く主題となっていると考えられる。それでは、〔普通の家族を意識させられることによる葛藤（ａ）〕は、Ｉさんにどのように経験されているのか。このことに関し、不妊治療と養子縁組とでは子どもをもつことに関する意味づけに違いがあるため、それぞれを分けて検討する。

〔普通の家族を意識させられることによる葛藤（ａ）〕は、結婚したら子どもを産んで当然とする社会通念と関係しており（ａ‐１）、Ｉさんが不妊治療を開始し治療を続けようとする行動に作用していた。不妊治療の中でもとりわけ秘密保持を前提に行われてきたＡＩＤは、実子のいる普通の家族を希求する認識、裏を返せば、非血縁の家族を普通でないとスティグマを押し付ける社会認識と、より深い関係にある治療法だといえる。「（秘密にしていれば）世間近所にはそこ（ＡＩＤをしたこと）までわからない」と考えるのは、Ｉさんに限らずＡＩＤを選択する人々の本音であるだろう。

確かに、ＡＩＤで子どもをもったことについて、夫婦と医師の間だけの秘密として口を閉ざしてしまえば、妻が受胎したという事実があるのだから、周囲に知れ渡ることはないだろう。また、家族は血縁に依存するものではないと考えるからこそ、敢えてオープンにする必要はないと主張されることもある。しかし、いかなる理由づけがなされようとも、ＡＩＤで受胎した事実を是が非でも隠し通そうとするのであれば、それは同時に、自分たちが普通の家族ではないということを自ら認めることになる。つまり、ＡＩＤで受胎することを希望する人々は、秘密保持を固守するほどに、子どもを産むのが普通だとする認識を内面化し、その苦しみに縛られることになるのである。不妊であり、普通の家族として社会に認められないという不安や苦痛を払拭すべく始めたＡＩＤによって、かえってそうした苦悩に拘束されるのは皮肉なことである。また、ＡＩＤを受ける際の秘密保持の原則が、ＡＩＤを施す医師の指導によるものであったことは、あわせて指摘すべき点である。

養子縁組で子どもを受け容れた後は、〈普通の家族を意識させられることによる葛藤（ａ）〉を、非血縁の子どもを育てることを通じて突き付けられた（ａ‐２）。Ｉさん夫婦は、養子縁組を試みようとした時点で既に、非血縁の家族を築くことを乗り越えていくべきこととして認識していた。Ｉ子ちゃんを迎えた当初は、地域社会の人々から投げかけられる物珍しそうなまなざしに肩身の狭い思いをしたが、Ｉ子ちゃんと暮らす日々の生活を通じて血縁へのこだわりのなさはより明確なものとなり、非血縁の家族の存在を社会に広く訴えていきたいと考えるに至っている。ただし、時に、やはり地域の人々と同じように普通に暮らしていきたいという思いに揺り戻されるのも事実である。こうした葛藤の存在は、Ｉさんが現在でも、自分たちの築く家族が、世間一般でいう普通とは異なるものであると強く意識せざるを得ない状況にあることを、端的に示している。

それでは、「普通」とは一体何なのだろうか。日本社会の近代化過程において、「性」と「愛」と「結婚」が一致すべきとの規範が普及した（白井 2004）。そして、血縁を重視する歴史的な流れと、子どもを夫婦の愛情の証とする欧米的な風潮とを取り込んだ多層的家族制度のもとで、不妊であることは多層的に逸脱性を帯びさせられてきたのである（田間 2001）。とりわけＡＩＤを受ける夫婦には、生まれてくる子どもの血縁が父親との関係において通常ではないために、その逸脱性が強められてしまうことは容易に推測できる。もっとも、ＡＩＤで子どもをもった夫婦が、そうした出自の有り様を子どもに知らせることに拒否の態度を示すのは、子どもや家族の幸せを考えてのことであり、単に体面を保つためというばかりではないだろう。養子縁組によって家族を築く人々が、子どもに告知するか否かと思い悩むことについても、程度の差こそあれ同様のことがいえる。いずれにせよここで指摘すべきは、家族内で血縁関係があることが「普通」だとする社会の認識が、逸脱性を払拭すべく血縁関係のある家族像を追い求めようとする当事者に、逸脱感や疎外感をより一層強めさせるという悪循環を生み出しているということなのである。

2　多様性としての非血縁の家族と子どもへの告知 ── 養子縁組からＡＩＤへの示唆

さて、〔普通の家族を意識させられることによる葛藤（a）〕に悶々とする語りとは相反する、自らの態度を明確に方向づける〔非血縁の家族関係構築への展望（d）〕の語りは、苦悩するばかりではないＩさんの毅然とした意思の存在を明確にする。その〔非血縁の家族関係構築への展望（d）〕に着目し、養子縁組とＡＩＤとの違いに触れつつ、非血縁の家族のむすびと子どもへの告知について検討する。

Ｉさんは、家族の有り様は血縁に依らず、一緒に暮らした歳月が家族にするのだとはっきりと語る（d-1）。実際Ｉ子ちゃんには幼い頃から自分たちには血縁関係がないことを伝えており、そのおかげでＩ子ちゃんは年齢相応に出自に関する理解を深めていくことができた。他方でＩ子ちゃんは、日常生活の中で、非血縁であることを知っていたがための辛い経験もしている。また、成長に伴い、知識や思考力を身につけたり人間関係が複雑になることを考えれば、Ｉ子ちゃんが出自にまつわる苦痛を経験することは、今後もありうることだろう。しかし、だからといって子どもへの告知が即座に否定されるものではない。むしろ大切なのは、困難に直面するたびごとに親子間で苦悩を分かち合い、血縁関係がなくても家族であると確認し合ってきたことではないか。そうした1つ1つの経験が、Ｉ子ちゃんが自分自身や両親との関係や家族の有り様について、さまざまな思いを巡らしつつ考えや理解を深めていく貴重なきっかけになっているのである。つまり、Ｉ子ちゃんが出自に関する告知を受けていたことが、自己のアイデンティティについての洞察を深めたり、血縁関係がなくても家族であるという認識を培っていく、重要な基盤になっているのだと考えられる。

ＡＩＤが実施の事実さえも秘密にすることを前提になされてきた一方で、近年養子縁組においては、養親となる夫婦に対して子どもに告知することの必要性が説かれることが多い。実際に、子どもへの告知の重要性を認識している養親は多く、家庭養護促進協会大阪事務所が１９９５年に実施したアンケート調査（子どもを委託した家庭のうち、特別養子法が施行された１９８８年1月から１９９４年7月までに特別養子縁組が成立した１４０家庭が対象。１１４家庭が回答）では、一般論として「うちあけた方がいい」と答えたのはおよそ6割、「うちあけない方がいい」はおよそ１割だった。その中で、実際に「告知をした」のはおよそ3割だったが、「告知をしていない」85ケースに関しても、「今後告知するつもりである」と答えたのはおよそ6割であった。そして、告知後の子どもの様子については、「以前とかわらない」と「当初はこだわっていたが戻った」を合わせると7割を超えており、およそ8割の家庭が「うちあけてよかった」と思っているという結果が報告されている（岩崎 2004）。

ここで、ＡＩＤで生まれた子どもたちに目を向けると、血縁の有無に関わって、アイデンティティや家族を築くことがより深刻な課題として浮かび上がってくる。それは、ＡＩＤで生まれた子どもが、その出自の事実すら隠されてきたことに起因するだろう。もっともこうした解釈が、ＡＩＤで生まれた事実を子どもに告知すべきだとする結論を即座に導くものではないかもしれない。しかし、ＡＩＤで生まれた子ども自身による訴えかけは、ＡＩＤにおける告知のあり方について、子どもの視点を取り入れ根本的に問い直すことの重要性を提起している。

ＡＩＤと養子縁組との間で、家族内に非血縁関係が存在するという点では同様であるにもかかわらず、親となる人の、子どもへの告知に関する認識や態度に相違が見られるのはなぜなのだろうか。それは、ＡＩＤが、そもそも医師との間で、その実施の事実を秘密にすることを前提になされてきた歴史的経緯を踏まえることで明らかになってくる。

長沖（2005）は、オーストラリアで行った、ＡＩＤで子どもをもった人々への真実告知に関するインタビュー調査から、当事者夫婦が告知を決定することに、医師やカウンセラーの告知に対する考え方が大きく影響しているとまとめている。こうした結論は、養子縁組で主流となっている告知のあり方にもあてはまることである。つまり、子どもの委託の仲介に携わる専門家が、養親となる夫婦に対し、養子縁組を選択する過程で子どもへの告知の必要性を繰り返し教育することにより、うちあけた方がいいと考えるに至る夫婦が増えているのである。岩崎（2004）は、親が子どもの存在を価値あるものとして受け容れていることが重要であり、告知はそれを伝えることであるという考えから、養親となる夫婦に子どもへの告知を推奨している。要するに、ＡＩＤにしても養子縁組にしても、支援の最前線にいる専門家が告知にどのような姿勢で臨んでいるかが、非血縁の家族を築く夫婦の子どもへの告知に対する態度や姿勢のあり方に、大きな影響を及ぼしているということができる。

加えて、子どもへの告知に関する認識の違いには、子どもの法的位置づけがきちんと整備されているか否かということも関係していよう。養子に関しては、家庭に恵まれない子どもに温かい家庭を与えその健全な育成を促すという、子どもの利益を図るための特別養子制度が１９８７年に新設され、翌年に施行されている（岩崎 1997）。他方で、ＡＩＤに関しては、生まれてくる子どもの法制度上の受け皿が欠如しているに等しいことは、第1節2でみたとおりである。このことから、子どもへの告知を検討するに際し、法律面での権利保護の枠組みもまた必要だということが指摘できるだろう。

また、ＡＩＤにおいて、告知を受けることが子どもにどのような意味をもつかという観点も重要であり、その検討には、非血縁であることを告知して家族を築く養子縁組の事例が貴重な見方を与える（古澤・富田・渡辺・清水・加藤・柏木・榎本 2005）。本章で明らかにした、I子ちゃんの視点を組み込み捉えたIさんの非血縁の家族を築く経験のライフストーリーも、それにあてはまる。このように事例を読み解くことが、ＡＩＤという非配偶者間の不妊治療で非血縁の家族を築く人々に対して、遭遇しうる葛藤や困難や課題を伝え、子どもへの告知の是非や告知の時期と方法を検討するための重要な示唆を提供する。また、社会にこうした事例を提示することの積み重ねが、多様な家族の有り様を拘束しかねない社会の固定観念を突き崩す着実な歩みとなるのである。

第4節　まとめ――変容するライフストーリー

本章で捉えたIさんのライフストーリーが、〔普通の家族を意識させられることによる葛藤（a）〕に代表される、どこへ向かうともしれない感情の揺らぎを伴う語りと、〔非血縁の家族関係構築への展望（d）〕に代表される、社会に真っ直ぐ向かっていくような意思を感じさせる語りとがないまぜになっているのは興味深い。こうしたIさんの力動的ともいえるライフストーリーは、どのように組織化され、今後さらにどのように変わっていくのだろうか。

ホルスタイン&グブリアム（2004/1995）は、生きられた経験（Smith, 1987）に関する語りは、過去に起こった出来事とむすびつけられたり、その出来事について現在解釈されつつある事柄と関連づけられたり、現在の未来展望とむすび合わされたりすることで、複雑なかたちで展開し、かつ、インタビューの経過でそのつど取られる立場や視点に応じてアクティブに形成されていくと述べる。こう考えるなら、Iさんのライフストーリーが、不妊治療や養子縁組にまつわる過去の経験にむすびつけられたり、地域社会の中で現在経験される苦悩と関連づけられたり、非血縁の家族について社会に広く知らせていきたいと今後を志向する態度にむすび合わされたりしつつ、その時々で夫やI子ちゃんの視点を組み込みながら、力動的に組織化されていくといえるだろう。加えて、自他と対話し出来事の筋立てや配置を変えることによって新たな意味生成を行う（やまだ 2000b）ことを踏まえれば、感情の揺らぎを伴ったり芯のある意思を感じさせたりする異なる様相を呈する語りは、今後、その形態や重みづけを変えながら、新たなライフストーリーとして紡がれていくものと考えられる。聴き手あるいは自分自身に繰り返し語る行為を通じてIさんは、家族内での血のつながりについて考えたり、地域社会の中で非血縁の家族を築いてきた現在に至る経験の意味を再確認するのではないだろうか。

つまり、〔普通の家族を意識させられることによる葛藤（a）〕のような感情の揺らぎを伴う語りと、〔非血縁の家族関係構築への展望（d）〕のような芯のある意思を感じさせる語りによる、Iさんのライフストーリーにおける振幅の大きさは、社会のそして自分自身のドミナント・ストーリー（支配的な物語）に対峙し格闘しようとするIさんの、経験の意味を生成しようと志向する態度と分かちがたくむすびついている。こうした社会文化的な文脈との影響関係を含めて、ライフストーリーが組織化される有り様を丁寧に捉えることは、社会に生きる当事者の目線に沿った支援を考えるにあたり重要な作業である。さらに、夫や子どもの視点を組み込みその経験を映し出したIさんの語りは、声にならない声を代弁しているという点で、増幅機能としての貴重な役割を果たしてもいる。もっとも、それぞれが経験していることをより深く理解し支援を検討するには、夫や子どもの声を直接聴き取る試みもまた必要なことである。今後の課題である。

第7章　養子縁組で子どもを育てる経験と課題

――不妊治療者のその次の選択からの提言

第1節　養子縁組という選択

1　養子縁組という制度

生殖補助医療技術が高度化・先端化する現代において、望みながらも子どもをもつことができない夫婦にとって、不妊治療をする選択肢が比較的手の届きやすいところにある。しかし、希望をもって不妊治療を受けるなかで、妊娠反応が陰性と診断され、奈落の底へと突き落とされては次回の治療に向けて気持ちを引き起こし、再び期待をかけてはまた治療の失敗により絶望へと転落するという激動の心理状態が繰り返され、多大なストレスとなったり危機的な精神状態に陥る可能性が指摘されてもいる（平山ら 1998）。それにもかかわらず、不妊治療を継続する以外の選択肢が見えなくなり、治療のやめられなさが増長されている面がある（安田 2006b）。

ここで注目したいのは、不妊治療をする以外の子どもをもつための選択肢、すなわち養子縁組という選択肢である。養子縁組について簡単に説明しておこう。現行民法の養子縁組には普通養子縁組と特別養子縁組とがある。普通養子縁組は、戸籍上実親との関係が残り二重の親子関係となる縁組で、養親との関係は「養子」と記載される（民法第792条から817条）。他方、特別養子縁組は、貧困や遺棄などで実親による養育が困難であったり期待することができず子どもの利益にならない場合、養親が実の親として養育するために、1987年に新設された（民法817条の2から817条の11）。戸籍上子どもは実親との関係を断ち切り、実子と同じ扱いとなる。特別養子縁組は家庭裁判所の審判に依り（第817条の2）、審判請求の際に子どもが6歳未満である必要があるが、6歳前から既に養親となる夫妻に監護されている場合は請求の際に8歳未満であればよい。また、実親との関係がなくなるため原則として実父母の同意が必要だが、病気などで実父母が意思を表示できない場合や、虐待や育児放棄など子どもの利益を著しく害する場合、実父母の同意は不要とされる。戸籍には養親との関係は「長男」「長女」など実子と同じ記載がなされ、養子であることがわかりにくくなっている。もっとも第817条の2による裁判確定に基づく入籍である旨は記載され、戸籍を遡ることで実父母が誰かを知ることができ、子どもの出自を知る権利や近親婚の防止への配慮がなされている。

昨今、養子縁組、とりわけ特別養子縁組を希望する人々の多くが、不妊治療でも子どもをもつことができなかった夫婦であるという。家庭養護促進協会大阪事務所が1994年に実施した養親希望者の実態調査（1991年8月から1993年9月までに申込みをした夫婦が対象）によると、養親の申込み動機の第1は、「実子なし、生まれる可能性なし」（およそ86％）であった（岩崎 2001）。一方で、第6章で明らかにしたように、「普通」の家族を望ましいものとする社会文化的認識の存在を否定できず、非血縁の子どもを育てる選択が見えにくくなっているのも実状である。こうしたことを踏まえれば、不妊治療が不成功に終わる経験を繰り返しながらも、治療に通う以外の選択肢が見えなくなっている当事者に、実親に育てられなかった子どもを育てるという選択肢を、時期を考慮しつつも未来展望として照らし出すことは、不妊に悩む人々への選択支援の1つの有り様として意義があると考えられる。

2　インタビューと語りデータの分析

ここでは、不妊治療では受胎せず、その後、養子縁組を選択した人々の、非血縁の親子関係を築く選択と経験を捉えてゆく。そして、非血縁の子どもを育てる選択にまつわる困難や課題、その時々の対処の仕方を把握し、不妊に悩む人々の家族を築く多様なかたちを踏まえて、不妊治療でも受胎しない人々への子どもをもつことに関する選択支援の1つのあり方を検討する。

インタビュー協力者（以下、協力者）は、不妊治療でも受胎することなく、その後養子の委託を受けて子どもを養育している、あるいは養育した経験のある女性4人である（表3 - 2を参照）。4人のうち1人の協力者は、夫同伴でインタビューに臨んだ。

分析は、KJ法（川喜田 1967）に準拠した手法を用いて、養子縁組を選択した以後の経験に関する語りを対象とした。まず、1つの意味を含む文章のまとまりを1つの単位として切り出し、181個の語りを得た。次に、どのような経験が語られているかという観点から類似の語りをまとめると、58個のグループになった。各グループに語られた言葉を生かしてその内容を端的に表す見出しをつけ、さらに統合できるもの同士をまとめてグループを作成する作業を繰り返し、2回目のグループ編成で19個の小グループを、3回目のグループ編成で9個の中グループを、4回目のグループ編成でもはやそれ以上統合することができない6個の大グループが得られた。

大グループは、a　養子縁組に伴う葛藤、b　子どもの変化と関係づくり、c　施設育ちを証明する物への負の意味づけ、d　養子であることを周囲に言わずにいる現状への葛藤、e　周囲の助けや社会的支援の中で養子を育ててきたことへの感謝、f　非血縁の親子関係であることへの前向きな姿勢、である。大グループとその下位グループである中グループを、表7 - 1に整理した。

表7-1　大グループと中グループのまとめ

大グループ	中グループ
a. 養子縁組に伴う葛藤	a-1. 子どもの受け容れと実親にまつわる感情の揺らぎ a-2. 告知における子どもへの配慮
b. 子どもの変化と関係づくり	b-1. 赤ちゃん返りや試し行動への対応 b-2. 出自や非血縁であることに関する親子での話し合い
c. 施設育ちを証明する物への負の意味づけ	c-1. 施設育ちを証明する物への負の意味づけ
d. 養子であることを周囲に言わずにいる現状への葛藤	d-1. 養子であることを周囲に言わずにいる現状への葛藤
e. 周囲の助けや社会的支援の中で養子を育ててきたことへの感謝	e-1. 周囲の助けや社会的支援の中で養子を育ててきたことへの感謝
f. 非血縁の親子関係であることへの前向きな姿勢	f-1. 世間の偏見を変えたいという意気込み f-2. 子どもへの，血縁の有無に翻弄されないで欲しいという願い

養親子における非血縁の親子関係を築く経験を、時間経過を横軸に、養親子間での経験の蓄積を縦軸に大グループを配列すると図7-1のようになる。次節では、この枠組みに沿いながら、養親子における非血縁の親子関係を築く経験を、中グループごとに描いてゆく。「　」は語りの直接引用を示している。

第2節　非血縁の親子関係を築く養親子におけるストーリー

〔a　養子縁組に伴う葛藤〕

〈a-1　子どもの受け容れと実親にまつわる感情の揺らぎ〉

非血縁の子どもを受け容れる選択には迷いや葛藤を伴う。たとえいったん養子を育てる選択をしても、その決意は時として揺らぐ。養子の受け容れに際し、家庭養護促進協会（以下、協会）で受講が事実上義務づけられている「養子を育てたい夫婦のための連続講座」（以下、養親講座）は、選択の1つの分岐点となる。養親になった人の体験談、葛藤場面のロールプレイ、子どもの問題行動の実録ビデオ鑑賞、

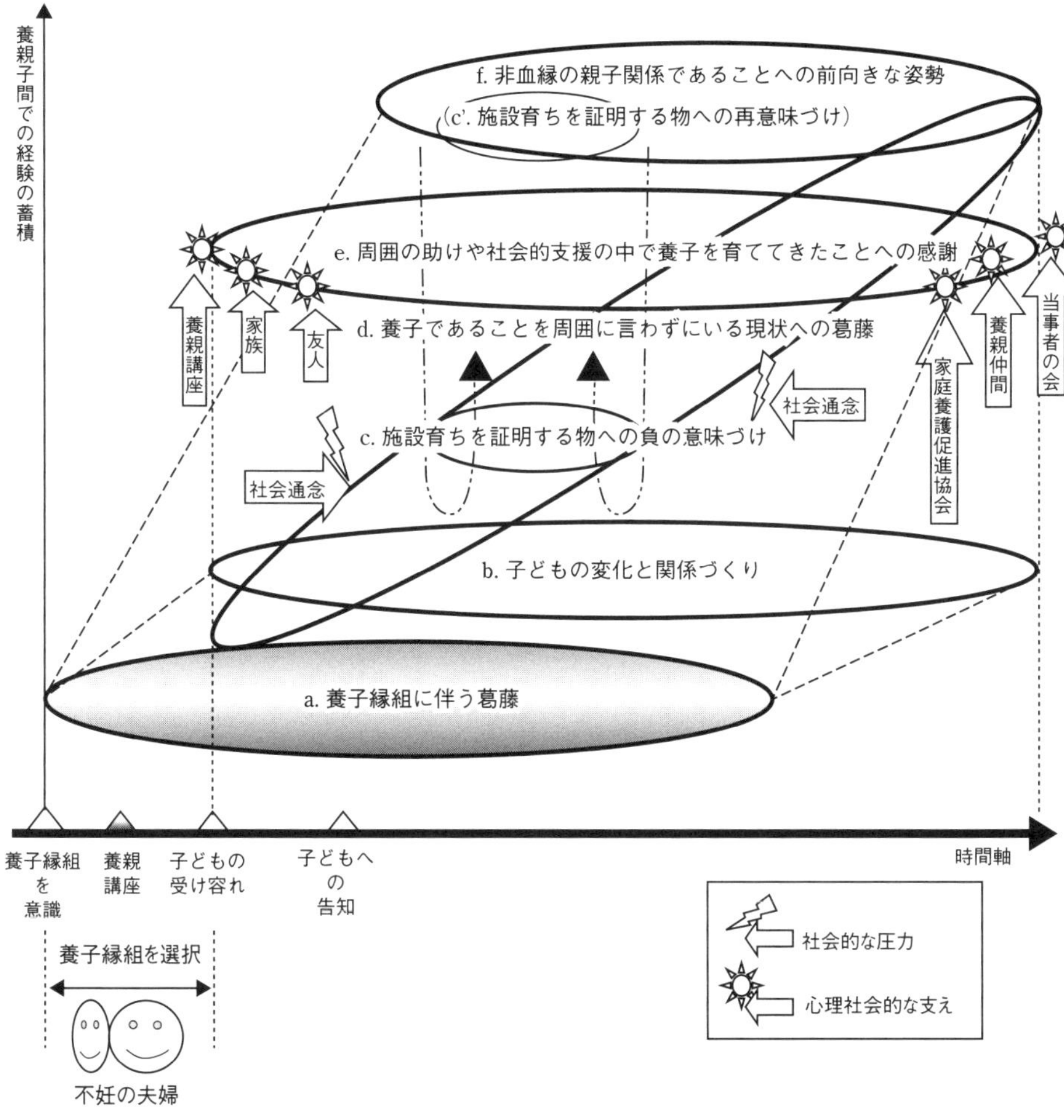

図７－１　養親子における非血縁の親子関係を築く経験

養子の委託に長く携わってきた協会の職員による講話などで構成されている養親講座では、子どもを迎えた後にどのような困難に直面しうるのか、その時どのように対応すれば良いのかを学ぶ。それは同時に、非血縁の子どもを育てることがいかに大変であるかをまざまざと突き付けられる場でもある。「やっぱり、あれ（養親講座）を聞いて、できるかなっていう不安がすごい出てきて」（Cさん）、「旦那がね、（養子を）もらうこと自体諦めかけたのね。養親講座を受けて、そんなに大変やったらやめよか言うて」（Fさん）と、非血縁の子どもを受け容れ育てたいという思いが、根本的に揺さぶられる。しかしそれは、子どもを育てたいという思いの真意を、夫婦で確認し合う機会にもなる。Fさんは、夫婦2人の生活や仕事に励む生活を想定し、資格取得のための勉強を続けながら、養親講座を受けていた。それは、「矛盾した」行動であったかもしれないが、Fさん夫婦は、養親講座を受けつつも今後どのようにして生きていくのかを具体的に考えていた。また、養親講座を受講することを通じて「色々と考えれば考えるほど不安になってきた」Cさんは、その後、なぜ子どもが欲しいのか、本当に非血縁の子どもを育てることができるのかを繰り返し熟考し、2年の期間を経て、非血縁の子どもを迎え容れて育てる決意を再び固めたと語る。

さて、子どもを迎えた後、6ヵ月以上の養育期間を経て、法律上の特別養子縁組の手続きをすることができるのだが、手続きをする過程では、主に実親のことで気持ちが揺さぶられる。Iさんは、実親の情報が裁判所から改めて伝えられたことについて、「それも辛いことでねぇ。本当は、もう私ら聞きたくないようなことでも、聞かなあかんでしょ」と語る。また、裁判所から、実親と連絡を取ることができないために、実母の許可なしで特別養子縁組の手続きを進めるという通知を受けたCさんは、「もうそれが、結構頭いっぱいでね。無事（縁組が）整うかどうかが、なんですけど」と不安を表現した。しかし、このように間接的であれ実親と接点をもち、改めて子どもの背景情報に触れながら養子縁組の手続きを行う過程は、今後に非血縁の子どもと親子関係を築いていくうえでの重要な基盤となっていると考えられる。

〈a－2　告知における子どもへの配慮〉

Gさんは、４人の子どもを育ててきたが、子どもを受け容れた時期の違いにより、３人は普通養子で、４人目の子どもだけが特別養子である。４人目の子どもは、特別養子縁組制度ができて以降に迎えた。特別養子縁組は、子どもの利益と福祉を目的に創設された制度であり、子どもと実親およびその親族との法律上の関係が消滅することを、大きな特色とする。Gさんは、４人目の子どもに、特別養子であること、他のきょうだいとは制度上の違いがあることを伝えようと、「第2の告知」―― 養子であることを伝えた「第1の告知」と区別したGさんの表現である ―― をした。すると、子どもは、実親から縁を切られたという事実に衝撃を受けた。特別養子縁組制度ができて以降、子どもは、いわば、関係を断つことを選んだ実親の都合で特別養子縁組の対象となるのである。

養親は、子どもを手放した実親の複雑な背景を知ることに一度は葛藤を覚えるが、子どもに実親のことを肯定的に受けとめて欲しいと願い、告知に際してもさまざまに心を配る。Iさんは、なぜ産みの母親は自分を育てられなかったのか、自分は必要ない子どもだったのかと訴える子どもに対し、「そんなんちゃう（違う）と思うで。（中略）みんな事情あるさかいにな」と答えたと語る。Fさんも、「産んでくれた親に対しては、全然恨み辛みとか一切もっていませんから。（中略）もたないように、ちゃんと説明はしてます」と述べる。子どもの辛さを配慮しつつ、葛藤を感じながらも実親への理解を促そうとする有り様には、子どもへの、出自をしっかり受けとめて欲しいという願いが見て取れる。

子どもが出自についてあれこれ考えることは、アイデンティティを築いていくうえで、大切な作業であるだろう。そして、養親の、子どもの辛さを配慮しつつ出自について伝えていこうとする姿勢は、子どもが出自を引き受けて生きていくうえで、重要な支えとなっているのである。

〔b　子どもの変化と関係づくり〕

〈b－1　赤ちゃん返りや試し行動への対応〉

養親講座を受講し、子どもと接し触れ合う実習を済ませていても、赤ちゃん返りや試し行動をする子どもへの対応に戸惑う人は多い。Cさんが迎えた子どもも、執拗な抱っこの要求、食品を限定した過食、何時間にも及ぶ洗面所での水遊びなど、一連の試し行動をした。それはまるで、「不安な気持ちを紛らわせるみたいな感じ」であり、Cさんは、「嫌やけど、やりたいんやったらやりなさい」という態度で、時間をかけて子どもに関わってきた。Gさんが4人目として幼児期後期に受け容れた子どもは、赤ちゃん返りがひどく、また、「自分の波長を崩されると、パニックになって暴れ出し」た。Gさんは、そんな子どもを受けとめることができず、「随分、返すってことを言いました」と語る。特別養子に関しては、法律上、養子縁組の解除をすることができないことをわかっていながらも、そうした言葉が口を突いて出たという。

子どもの赤ちゃん返りや試し行動に不安になり、受けとめられない、かわいくないと思い、時には嫌悪さえ感じることもあったという。しかし、そうした状態を出発点とし、戸惑いつつも子どもに向き合ってきた関わりの1つ1つが、親子の関係を築く礎をかたちづくっていたといえるだろう。そして、赤ちゃん返りや試し行動が起こりうるということを、その時の対応の仕方を含めて養親講座などを通じて事前に学び得たことの意義は大きい。

〈b－2　出自や非血縁であることに関する親子での話し合い〉

子どもは成長に伴い、産みの親のことや血のつながりがないことを口にするようになってきた。「なんで産んでくれへんかったん？　なんで？　って」（Fさん）、「突然、本当に僕を産んでくれた人はどこにおんの？　とかね」（Iさん）、「思春期になった時、あそこのおうちとうちとは違うっていう、そういう比べることはしたよね」（Gさん）と、子どもが出自について疑問を発してきたことが語られた。こうした、子どもの出自や非血縁であることに関する親子間のやりとりは、Iさんの例にみるように、辛さを伴うこともある。Iさんは、子どもが小学校に入学して以来、年に一度、学校で誕生という授業があるたびに、子どもと涙ながらに話をするという。その授業は、命の大切さを学ぶという教育目的に基づいて行われるものであるが、教育の一環で、母のお腹から生まれてきたことを前提に話がなされるのは、子どもによっては相当辛いことのようである。授業では、生い立ちを振り返るという趣旨で、赤ん坊の頃の写真を使ってアルバム作りをする。しかし、施設で育った時期には家で撮った写真は当然なく、数少ない中から選んだ写真を、毎年使い回さざるを得ないという。そして、『『お母さん、産んでくれてありがとうございました』って書いてるでしょう」と、アルバムの最終頁の一文を指さし、「これを見て泣いてしまってね」と、子どもの複雑な心境を思い、Iさんは目を潤ませた。

非血縁の親子関係を築く親子にとって、生い立ちを振り返ることは、苦痛を伴う経験となる場合もある。しかし、たとえ辛い思いをしながらも親子間で出自について話し合うことは、血がつながっていなくても親子であるということを確認し合う、なくてはならない作業でもある。

〔c　施設育ちを証明する物への負の意味づけ（c-1）〕

施設で職員が撮った写真は、子どもの成長の記録として貴重であり、また、施設で成長を温かく見守られていた証拠でもある。Iさんは、子どもを迎える時、施設での幼い頃の写真を職員から譲り受け、それを大切に保管してきた。ただし、施設の風景を背景にした写真は、養子であることを明らかにするものでもある。Iさんは、子どもと非血縁であることを周囲に隠そうとしているわけではないが、子どもが、先生や友達には伝えないで欲しいと言うために、学校側には言わないでいる。こうした状況下で、毎年1回、授業の一貫で、子どもは幼少の頃の写真を学校に持っていかなければならないのだが、施設で撮った写真を持たせるわけにはいかず、同じ写真を使い回す他ないのである。

養子であることを隠す必要がないのなら、写真のことで、このような辛さを経験することもないのかもしれない。

しかし、非血縁の親子関係について、隠し立てしないという態度でいても、子どもがオープンにするのを嫌がり、学校の授業教材として幼い頃の写真が必要とされた時、貴重な成長記録である施設での写真は、こうしたマイナスの意味を帯びてしまうのである。

〔d　養子であることを周囲に言わずにいる現状への葛藤（d-1）〕

非血縁の親子関係について、周囲に隠さずに生活していきたいと考えつつも、伝えるのに適切な時期やタイミングを悩む中で、結局、今はまだ言わないでおこうと判断せざるを得ない場合もある。

Cさんは、親である自分たち夫婦の口から、時期をみて、子どもにきちんと告知したいと考えていた。また、ずっと付き合いのある親友には既に、子どもが養子であることを伝えている。しかし、近所の人々には、言った方が良いのではないかと思いつつも、子どもに告知するより先に伝えてしまうと、何かの拍子に不意に子どもの耳に入ってしまうのではないかと危惧し、迷いもあると語る。他方、Iさんは、幼い頃に子どもに告知を済ませ、子ども自身も養子であることを自然に理解してきたが、上述のように、子どもが嫌がるため学校側には伝えないでいる。このように、状況に違いはあれども、周囲の人々に言うことができないことには、親子間に血縁があって当然とする社会一般の認識が関係しているのではないか。Iさんは、養子をもう1人育てたいとも思ってはいるが、「こういう状況で受け容れると、また世間が騒ぐでしょ？　今のに上乗せするからね」と懸念を示し、結局、「できたらみんなと同じように、流れて生きていきたいっちゅう部分もやっぱりありますね、やっぱり」と語る。非血縁の親子であることを隠すことなく生きていきたいと考えつつも、地域社会で生活する中で、少なくとも現在は、子どもが養子であることを周囲の人々に言わずに世間の流れの中で生きていきたいという思いが不意に生じるようである。

〔e　周囲の助けや社会的支援の中で養子を育ててきたことへの感謝（e-1）〕

もっとも彼女たちは、友人や家族、養親仲間や当事者の会、そして協会の存在に支えられている。Iさんは、子どもを1歳代で迎えた当初、異なる生活環境に馴染むのが大変な子どもに向き合い養育に奮闘していた日々を思い出しながら、「(友達が) 見に来てくれてね、掃除して帰ってくれてね。だからすごく好意的にしてくれましたね。あの時は嬉しかったね」と、当時の感情を噛みしめるようにしみじみと語る。またGさんは、子どもが小学校にあがり「早い反抗期」をむかえ、毎日遅くまで遊んで家に帰ってこないでいたのを、上の子どもが自転車で探し回ったことについて、「気持ちの優しい子どもだから、お母さん心配するかららって、お帰りのチャイムが鳴る直前ぐらいに探して歩いてね」と懐かしげに語る。仲間の存在も大きい。「養子の親の会、親子の会みたいなのがあって、(中略) お昼を食べて、16時頃までみんなでしゃべっているんですけど。月に1回そういう会があってね」(Cさん)、「同じ仲間がいるから、お互いに支え合っている、っていうふうにして今がある」(Gさん) という。そしてFさんも自宅で養親の会を開催している。会は、茶話会から議論の場のようなものまでさまざまだが、仲間と集い言葉を交わし合うことが精神的・実質的な支えになっている。また、子どもを受け容れる前に協会で受けた養親講座が、重要な役割を果たしていることを再度確認しておきたい。Cさんは、子どもが半年間し続けた一連の試し行動について、「養親講座の方で、全部受けとめてくれっていうのを言われてましして。だから、ご飯は常に用意しといて、(子どもが欲しいと) 言ったら出す、みたいな感じで」と笑って語ったが、養親講座で事前に学んでいたことが、こうした余裕のある対応につながったことは明らかである。

彼女たちは、非血縁の子どもの養育で困難に直面しつつも、その時々で周囲の人々に支えられて子どもと向き合ってきた。Gさんは、自由奔放に振る舞う親泣かせだった子どものことを思い浮かべながら、「なんか、人間がわかったっていうか。(中略) もちろんしんどいんだけど、養子を育てるっていうことはそんな簡単なものじゃないんだよっていうのを、あの子に教わったわけね」と語る。その語り口からは、子育ての中で支えてくれた人々や社会的な支援の存在を有り難く思い感謝しつつ、非血縁の親子関係を築く選択をし子どもを育ててきた現在に至る経験を振り返り、その意味を噛みしめているように感じられた。

〔f 非血縁の親子関係であることへの前向きな姿勢〕

〈f-1 世間の偏見を変えたいという意気込み〉

他方で、事あるごとに、マイナスの含みをもたせて養子という言葉を浴びせられたと感じられた経験がある養親は少なくない。Gさんは、子どもが中学受験をした時、自分の子どもでないのにどうしてそこまでさせるのかと言われ、また、入れる学校ならどこでもいいと冗談交じりに口にすると、自分の子どもでないからそんな無責任なことが言えるんだと非難されたという。また、Fさんは、養子として育った近所の子どもが「たまたまぐれた」時、養子だから悪くなったのだと世間が噂したことを取りあげ、「それもねぇ、違うでしょ?」と、型にはまった偏見丸出しの反応に疑問を投げかける。

Iさんは現在、非血縁の家族や養子に対する世間の認識が変わって欲しいと切に願い、学校に対しても、色んな親子関係があることを伝える教育を望んでいる。彼女たちは、非血縁の親子関係を前向きに捉え、世間の意識を変えていこうとして日々励んでいるのである。とりわけGさんの語りは、「世間だけが悪いんじゃなくって、私たちも、養子を育てる親たちも、もっとオープンになって。(中略)社会の、養子に向ける目を変えていくのも、私たちなんですよ」と顕著である。Gさんにも、世間の人々から差し向けられる視線を気にし、子どもを、人目を気にしなくてすむ場所で遊ばせたり、買い物に連れて行かないようにしていた時期があった。そんな彼女も、4人の子どもを養育する経験を通してこうした姿勢を堅持している。そして、スポーツの試合などで内側を向いて円陣を組む様子を引き合いに出し、「そうじゃなくって、クルッと回って、外を向いて、円陣を組まなきゃならない」とする姿勢が、育ててきた子どもたちにも引き継がれているのは興味深い。

〈f－2　子どもへの、血縁の有無に翻弄されないで欲しいという願い〉

告知について、養親講座でその重要性を学んできたためであろう、子どもには幼い頃に告知を済ませ、子どももまた出自を自然に理解してきた。たとえばIさんは、「お母さん、お腹病気だからね、お母さんが産んだって（産んであげて）ないねんで。もう1人のお母さんが産んでくれてんで」と伝えていた。子どもは、その時は理解している様子ではなかったが、私にはお母さんが2人いてんねんな、と言って、話を聞いていたという。また、Fさん宅では、養親の会を開催している関係で色んな人々が出入りするという環境のもと、子どもは、養子であることを年齢とともに理解していったようである。子どもが普段から「うちの中でも、養子だ何だって（きょうだい同士で）平気で言い合って」（Gさん）いたり、「学校で、僕は養子です、言うて（笑）、勝手に打ち明け話をし」（Fさん）たりするのは、親子での話し合いを通じて、子どもが出自のことを自然に理解していったからこそだろう。

一方で、非血縁であることに関し、本当のところ子ども自身がどう感じているかは計り知れないと不安に思う面もあるという。Cさんは、非血縁であることを自分たち夫婦は全く気にしておらず、血のつながりがなくても親子だという気持ちを強くもっている。しかし、いわば「私たちの都合で、私たちが育てたくて」子どもを迎えたのであり、「大人のエゴっていうかな、ちょっとそういう感じもする」ため、非血縁であることが子どもにどう感じられるかが気がかりでもあると語る。それは、Iさんの、「私にもわからない状況やから、私にも自分の母がおって、母から生まれてるから。絶対、あの子しかわからへんことやからね。（中略）1つのハンディとしてね、グッと受けとめていかなしゃあない」という語りと通じることである。ただ、こうした不安や心配は、子ども自身を、血縁の有無に関係なく1人の生を受けた人間だとする視点の転換によって補われてもいる。「血はつながってないけれど、自分の子どもであるし、かわいいし。（中略）育てるってことに関して、子どもが、自分の子どもじゃないとかそういう感覚はない」（Fさん）のであり、「お母さんとは親子なんやろ、って言って。何か変わったことある？　みんなと、とは言うんやけどね。（子どもも）何も変わってない、って言うんやけど。ただそれだけの部分」（Iさん）なのである。実子だからとか養子だからとかいう区分ではなく、1人の人間として躾け、1人の尊厳ある存在として関わり、「生を受けた人間を、私たちが、子どもが社会に出るまで、育てさせてもらっている」（Gさん）だけなのだという。こうした認識は、子どもが血縁の有無に関係なく、1人の人間として自ら立っていく礎をかたちづくっているのではないか。外に向かい世間にオープンにしているGさんが養育してきた子どもたちが、自らの生い立ちについて講演会やテレビなどで堂々と語っていることが、そのことを端的に物語っている。

第3節　非血縁の子どもを育てる選択と意思確認

1　養子縁組に伴う葛藤と親の態度

子どもを育てたいと望み、不妊治療でも受胎しなかった経験を経て養子縁組を考える人の多くは、まず、子どもを育てることにまつわる喜びや楽しみを想像する。だからこそ逆に、養子縁組を選択する時点で、本当に非血縁の子どもを育てることができるのかを突き詰めて考える機会が必要となる。その一環として、非血縁の親子関係を築くことにまつわって遭遇しうる困難や課題を、心理教育的に学ぶことの意義は大きい。第2節で描かれた、子どもの試し行動、子どもへの告知の有り様、近所や学校など子どもの成長過程に関わる地域社会の人々への告知の有無、養子であることによる発達上の危機などは、養子縁組で非血縁の親子関係を築く選択をするからこそ直面することである。こうしたありうる困難や課題を認識し、本当に育てることができるのだろうかと考えたうえで養子縁組を選択することが重要なのである。協会が開催する養親講座は、そうしたことを事前に学ぶ心理教育的な社会資源として示唆的である。

もっとも、そのような心理教育を受けていても、養子縁組に伴う葛藤（a）はその時々で経験される。それは、子どもを受け容れる時期における、実親の情報提供を受けることによる動揺（a‐1）であったり、子どもの成長過程で意識化される、子どもへの告知に関するさまざまな配慮（a‐2）であったりと、時間経過の中でかたちを変えて生じうる。こうした非血縁の親子関係にまつわる諸々の葛藤は、当事者親子にとって、辛いこととして経験されるかもしれない。しかし、そのたびごとに繰り返し葛藤に対峙することが、後の、子どもの変化に応じた関係づくり（b）や、非血縁の親子関係であることへの前向きな姿勢（f）を培う重要な基盤となっていることもまた事実である。

さらには、こうした非血縁の親子関係に関する親の前向きで肯定的な姿勢は、ひいては、出自に関する子どもの疑問や戸惑いを受けとめる素地となり、子ども自身の出自への理解に重要な役割を果たす。将来、子ども自身が、どうして自分は養子になったのかを知りたいと思ったり、自分の出自を探りたいと考えた時には、子どもが養子に出された理由や経過や実親に関する情報が必要となる。実親の情報など自分の出自を知ることは、今どうして自分がここにいるのか、自分が何者なのかという、子ども自身のアイデンティティ形成に大きな意味をもつ（岩崎 2007）。そして、非血縁の養親子における健康的なアイデンティティの発達には、子どもの出自に対する親の態度、親子の間での会話、信頼に満ちた親子関係が影響しているのである（Hoopes, 1990; 森和子 2005）。

2　子どもを望む気持ち

さて、養親たちは、家族や友人、養親仲間や当事者の会、協会などによる心理社会的な関わりや支援を得てきた（e）が、こうした支援を有効に使うことができたのは、非血縁の親子関係であることに対して前向きな姿勢を保持している（f）からこそではないか。現在でも、状況によっては、施設で育ったことを証明する物をマイナスに認識してしまったり（c）、意思とは裏腹に、非血縁の親子であることを地域社会の人々に言わないようにしたりする（d）こともある。しかし、非血縁の親子に対する周囲の偏見や差別を認識し、自分自身の思いを何度もふるいにかけ、その結果、子どものいる生活への思いや子育てをしたいという気持ちが強く存在するなかで、養子縁組を選択したことが重要なのである（森 2004）。女性たちは、不妊治療でも受胎することなく、それでも、子どもを育てたいと考えた。そして、養子縁組に携わる専門家からの情報提供や心理社会的な教育を通じて、本当に非血縁の子どもを育てることができるのかを突き詰めて考えてきた。このように、いくつもの精神的・実質的な関門を乗り越えて、養子縁組によって非血縁の親子関係を築くことを選択したことの意義は大きい。

子どもを望む気持ちについて、産んでみたいのか、子育てしたいのか、不妊であることを受け容れたくないからではないか、などと検討することで、その後に進む道は変わってくる（森 2004）。不妊治療現場において、治療を受ける当事者女性の生活設計や人生展望に位置づけた意思確認がなされにくいままに、治療が進んでいく場合がある（安田 2005b）ことを踏まえるとなお、養子縁組を選択する時点での意思確認の重要性は一層際立つものとなるだろう。

第4節　まとめ——非血縁の親子関係を築く経験のむすび方

本章では、不妊治療でも受胎することのなかった当事者女性の、その後に選択した、養子縁組で非血縁の親子関係を築く経験を捉えた。そのうえで、不妊で受胎することはなかったが、それでも子どもを望む人々への、選択支援のあり方の検討につなげた。最後にまとめとして、なかでも現在進行形的に語られた〔養子であることを周囲に言わずにいる現状への葛藤（d）〕を取り上げ、不妊治療で受胎しなかった女性のその後について述べる。

〔養子であることを周囲に言わずにいる現状への葛藤（d）〕にみるように、告知を済ませ非血縁であることを子どもが理解しているがゆえに、親子ともども、辛くしんどい経験をすることがあるかもしれない。また、自分は誰なのか、何者であるのかというアイデンティティの問いに対する答えは基本的に語りの形式をとる（山口 2004）が、子どものアイデンティティへの問いかけに親として適切な返答を見いだすことができず、よって非血縁の親子関係をむすぶ自分たち親子のアイデンティティへの意味づけがうまく語られないこともあるだろう。しかし同時に、出来事はむすびつけ方（物語化）によってその意味は全く異なる（やまだ・山田 2006）ものでもある。よって今後、彼女たちは、養親子であることにまつわる諸々の葛藤を現在進行形で経験しつつも、親や友人や同じ立場の仲間などの支えや心理社会的支援を受けてきた経験、そして、親子間で話し合い共有し合った経験に思いを馳せ、非血縁の親子関係を築くことへの意味づけを新たにしていくとも考えられる。その過程で、それまでマイナスのこととして認識されていた事象――たとえば施設で写した幼い頃の写真――に新たな意味が付与され、本来の意味――生い立ちを遡ることのできる、貴重な成長記録としての意味――が取り戻される日がやってくるかもしれない（c′）。そうした苦楽をともにしながら非血縁の親子関係を築く経験の積み重ねが、血縁の有無に関わりなく、養子縁組を選択した親と迎え容れた子どもとを確実に親子にしていくのである。こうした不妊経験のその後という長期的な時間軸の中で、養子縁組という選択肢によって子どもを受け容れ、さまざまな葛藤を抱えながらも非血縁の親子関係を築く当事者女性の有り様を生涯発達の観点から理解するにあたり、いかなる出来事がどのような語りとむすびつけられ、辛い経験に生成的な意味づけがなされるかを捉えることもまた重要なことである。今後の課題にしたい。

第8章　未婚の若年女性の中絶経験
――受胎をめぐる選択

女性の受胎をめぐる選択を考えた時、不妊と中絶とは関連性をもつ事象であるといえる。実際、産むための技術である不妊治療と産まないための技術である中絶は生殖技術として発展し、女性の生殖の選択は、歴史的・文化的・社会的な影響を受けてきた（第1章第1節2を参照）。本章では補足的に、そうした文脈に埋め込まれている未婚の若年女性の中絶経験を扱い、生涯発達の観点から子どもをもつことをめぐる女性の選択と経験を捉えよう。

第1節　人工妊娠中絶

1　人工妊娠中絶への社会的評価――未婚の若年女性に対する否定的なまなざし

人工妊娠中絶（以下、中絶）とは「胎児が、母体外において、生命を保続することのできない時期に、人工的に、胎児及びその附属物を母体外に排出すること」（母体保護法第1章第2条）と定義され、日本では現在、中絶ができる時期は、妊娠21週の末までとされている。つまり、妊娠21週の末までの短期間に女性たちは中絶するか否かを選択しなくてはならない。曽我部ら（曽我部・遠藤・川崎 1999）によれば、中絶を選択する理由として、比率の高い順に、相手との関係における理由（結婚できない相手である、別れた後に妊娠が発覚するなど）、経済的理由、既に子どもがいるため、学業継続のため、年齢的理由（若すぎる、高齢すぎる）などがあると報告されている。

厚生労働省大臣官房統計情報部が実施している実態調査「衛生行政報告例」によると、２００３年度の中絶件数は３１９、８３１件、中絶実施率（15～49歳の女子人口千対）は11・2（以下、数値を括弧内に記載）で、前年度より9、495件（０・2）減少している。また、年齢別にみてもほとんどの階層で前年度より数値が低くなり、20歳未満の中絶件数は４０、４７５件（11・9）で、4、５１２件（０・9）減少している。

しかし、とりわけ20歳未満の件数が着目され、それ以前は一括りにされていたが、２００3年度より、15歳から19歳までが1歳刻みで集計されるようになった。そして、「新たに、『20歳未満』[9]を詳細に把握した結果、『19歳』１４、６４7件、『18歳』１１、０８7件、実施率（中絶実施率、15～19歳の各年齢層の女子人口千対）は順に19・9、15・7と高くなっている」と、20歳未満の数値の高さが、同年度内の他の年齢層と比較されるかたちで報告されている。また、２００3年度の中絶実施率が１９８9年対比（１９８9年＝１００）で表示され、「全体では75、『20歳未満』では１９５、一方、30歳以上では約50となっている」と、20歳未満の中絶実施率の増加が強調されている（厚生労働省 2005b）。20歳未満の中絶に対して、厚生労働省母子保健課が、「ショッキングな数字。性に関する知識の普及を啓発したい」（日本経済新聞夕刊 2004）と見解を述べていることからも、とりわけ若年層の中絶が非常に否定的なものとして捉えられている様子がうかがえる。その後、中絶件数は２００6年度で２７6、３５2件（前年度に比べ１2、７７5件減）と減少傾向にあるが、語り口は同様である。すなわち、「『20歳未満』について各歳でみると、『19歳』１０、８５9件が最も多く、次いで『18歳』7、１９１件となっている」、「（中絶実施率は）年齢階級別にみると、『20～24歳』19・2、『25～29歳』14・6となっている。『20歳未満』について各歳でみると、『19歳』が16・3、『18歳』が11・2となっている」と、20歳未満に焦点があてられ報告されている（厚生労働省 2007）。

学術的な研究においても、中絶を望む女性に接する看護職者の間でも、中絶に対する否定的な見方が散見される。従来から、中絶に関する研究には、中絶に至るような妊娠をいかに避けるかに論点を置くもの（河野 2002; 平井・宮崎・工藤 2002; 眞庭・白井・内藤・片山・益岡・山本・真鍋 2002; 小竹 2003）が主流であった。また、一部の看護職者は、中絶は良くないという認識のもと、中絶する女性は中絶について容易に考えたり悩んでおらず、罪悪感をもっていないとし、中絶を選択する女性を理解できないと認知していることが報告されている（大久保 2002）。

中絶という行為が、胎内に宿る命を奪い、また、母体にも負担をかけるものであり、中絶を避けるための指導や教育を行うことは一方で重要なことである。しかし、中絶を避けるべきとする認識だけがひとり歩きした時、諸事情により中絶を選択せざるを得なかった女性にマイナスの烙印を負わせ、結果として孤立させてしまう可能性がある。これは、ゴッフマン（Goffman, 1963）がスティグマという言葉で表現した、社会的合意を伴って個人に押しつけられ差別となるような客観的なマイナスの属性の付与であるといえる。スティグマを負った人々への劣等視は社会的に正当化され、当事者女性たちは、差別というかたちでさまざまな社会的不利を被ることになる。死産や流産への同情との対比において、中絶を選択した女性に道徳的・倫理的責任を求めるスティグマに充ち満ちたドミナント・ストーリー（支配的な物語）が、医療従事者を中心とする援助者側に依然として残っており、それが中絶へのケアの遅れの一要因となっている（斎藤 2007）。とりわけ、未婚の若年女性の性意識・性関係に対する、社会にはびこる「あるべき」道徳律――結婚するまでは貞操を守るべきという従来からの価値観――は根強く存在する。それゆえに、若年層の未婚の女性が妊娠し中絶せざるを得ない事態に至った場合、彼女たちに対する社会の批判的なまなざしはなおさら厳しく、それゆえケアやサポートはもちろん、理解すらままならない状況に陥ることが容易に推測される。

2　語られない喪失経験としての中絶

中絶を選択した人は、二重の意味で苦しみを負うことになると考えられる。1つ目に、中絶を選択する場合、程度の差こそあれ体内に宿る命の喪失の決定に自ら関与することになり、罪悪感や自責の念を突き付けられるということがある。そのため、中絶を選択した人は、自らの人生においてその出来事を受け容れていく必要があり、また受け容れることができるように語り直す必要がある。やまだ（2000c）は、身近な人の死や自身の病気など自分にとって決定的に大きな喪失に直面した時、過去の人生の意味を問い返し、人生を再編し、新たに生きださなければならず、よって喪失は人生の物語が生み出される典型的な場だとする。重大な喪失についての語りは変化への可能性を認識することにつながり、何らかの建設的な方法で喪失に対処する具体的な行動を導くのである（ハーヴェイ 2003/2002）。しかしながら、2つ目の苦しみのために、中絶経験を語ることが難しくなっている。それがスティグマとしての苦しみである。

デーケン（1991）は、社会的に容認されない喪失経験の1つとして中絶をあげ、中絶経験者は、その経験や思いを誰かに話すことが困難で、それゆえ孤独のうちに悲嘆のプロセスを辿る人が多いとする。とりわけ未婚の若年女性の場合、性行為に対する道徳的判断も加わって、社会におけるスティグマ視はより厳しい。したがって当事者女性は、相談したり話したりする場も対象も見いだせず、ケアやサポートはおろか、理解されずに孤独であり続ける。そうした事態はあまりに過酷すぎるといえよう。中絶後には不安や抑うつが高まる（鈴井・柳・三宅 2001; 常盤・土江田・渡辺 2003; 木戸・中村・林 2004）という指摘には、スティグマゆえに語ることが難しく、したがって罪悪感や自責の念を解消することができず、また孤独であり続けてしまうことが関連していると考えられる。

こうした観点から、中絶に至る妊娠をいかに避けるかに論点を置く研究動向とは別に、中絶を選択する当事者がどのような心理状態であり、中絶に際していかなる支援が求められているかを検討する必要性が指摘されてもいる（Tentoni, 1995; 鈴井 1997; 木村・齋藤 2002; 長谷 2003; 一本松・北林・杉浦 2004; Rubin, 2004）。適切な支援を行うには、中絶経験のある女性の視点から、その経験を聴き取り、捉え、理解することが重要である。しかし、当事者目線に留意した研究であっても、質問紙調査によるものが多く、その経験を丁寧に聴き取りまとめた研究はごく稀である。

その中で、中絶経験を当事者の視点から捉えようとした数少ない研究の1つに、中絶手術を受ける際の迷いと意思決定の主体者を中心に、中絶を選択するに至る意思決定過程を検討した研究がある（杵淵・高橋 2004a）。20歳以上50歳以下の女性29人を対象に、手術の直前または直後にインタビューを行い、意思決定過程について、構成する22のカテゴリーを抽出し、「自ら早期に中絶を決定」「迷い続けながら自ら決定」「自ら決断した後に再決定」「他者の意に添って決定」の4類型にまとめている。ただしこの研究では、年齢を始め婚姻の有無や子どもの有無など、さまざまな属性によって異なる女性の中絶経験を混ぜて検討していることに注意を向ける必要がある。特に婚姻の有無や子どもの有無は、中絶経験の意味を検討するうえで、非常に重要な属性である。対象とした女性について、具体的には、年齢層に関し、29人中、20歳代が16人（55・2%）、30歳代が9人（31・0%）、40歳代が4人（13・8%）、婚姻関係の有無に関しては、有り群が15人（51・7%）で無し群が14人（48・3%）、子どもの有無に関しては、有り群が16人（55・2%）で無し群が13人（44・8%）と多岐にわたっている。つまり、中絶を選択する意図や経緯などの背景やその経過での感情の有り様が、年齢、婚姻関係や子どもの有無などの違いの区分なく4類型にまとめられ、そのために、いわば平均像のような固定的な印象を与えていることを否定できない。

さまざまな属性の女性と日々向き合う医療従事者の立場からすれば、幅広い属性の女性を対象に、意思決定過程を解明することに関心が寄せられるのは当然なのかもしれない。しかし、当事者女性の中絶経験に接近し理解するためには、さまざまな属性の女性ではなく、年齢や婚姻関係の有無や子どもの有無などの違いを加味して対象を限定し、中絶を選択する経緯やその経験の意味を、重要な他者との関係性などの背景状況を含めて具体的に捉える必要がある。

また、この研究では中絶手術の直後にインタビューを実施しているが、この時期は、中絶するまでの不安から一時的に解放された特殊な時期であることを考慮しなければならない。たとえば、鈴井ら（2001）は、中絶直後は、時間を置いた場合に比べて不安得点が低くストレスから解放されて安定しているように見えるが、時間が経つ（3ヵ月後・6ヵ月後）につれてストレスが高まることを指摘している。また同様に、中絶1ケ月後に比べて2年後のほうが、中絶したことを後悔している人の比率が高くなるという報告もある（Major, Cozzarelli, Cooper, Zubek, Richards Wilhite, & Gramzow, 2000）。そして、杵淵・高橋（2004a）自身、「今回の意思決定がその後の女性の心理状態や満足度へ与える影響などについては明らかではない」と、自らの研究の限界を述べている。

中絶はストレスの強い出来事であるが、成長や円熟の過程を辿る経験にもなりうると考えられ（Adler, David, Major, Roth, Russo, & Wyatt, 1992）、手術後の長い期間を見据え、感情や経験の意味の変化を捉えることもまた重要なことである。杵淵・高橋（2004b）はさらに、前記の研究で、継続的な調査への協力の同意が得られた21歳、27歳、28歳の女性3人を対象に2回から4回のインタビューを行い、中絶経験を個々人にとっての意味も含めて記述している。しかし依然として、婚姻の有無や子どもの有無については違いがあり、それぞれの背景を加味した考察が十分なされているとは言い難い。

以上より、未婚の若年女性に対象を限定し、中絶手術の直前や直後ではなく長期的な時間軸の中で、中絶経験を、手術を選択したことで生じる気持ちや認識、当事者女性の意味づけの変化を含めて捉えることが重要であるだろう。

3　時間経過と社会文化的制約の観点から中絶経験を捉えるために ―― 複線径路・等至性モデル（TEM）

中絶経験は、中絶手術で終わる一過性のものではなく、妊娠していることへの気づきから、中絶手術、現在に至るまで、時間経過に伴って変化する個別多様な経験である。それゆえ、時間の概念を抜きにして中絶経験を捉えることはできない。また、中絶は、制約も含めて社会文化的な影響を強く受ける、歴史的・文化的・社会的に構造化されたものであるといえる。たとえば、妊娠をもたらす性的な行為の許容のされ方が時代や文化で異なることや、中絶が宗教上禁止されている国や地域があることは、よく知られていることである。また、日本でも中絶可能な胎児月齢が時代によって変わってきたという歴史的背景がある。

現代の日本においては、望まない妊娠をした女性は、妊娠21週の末までに中絶手術をしなくてはいけないという社会文化的制約がある。この制約のもと、時間が限られた切迫した状況において気持ちがさまざまに揺れる中で、中絶をするか否かの選択をしなくてはならない。こうした時間とともにある中絶経験について、社会文化的影響のもとで生起する連綿とした行動や選択を捉え提示するために、TEM[10]を用いるのが適しており（Sato, Yasuda, Kido, Arakawa, Mizoguchi, & Valsiner, 2007）、なかでも社会文化的制約を具体的に検討するのに、ほとんどの人が通過する地点として設定された必須通過点の概念が有用である。ある行動や選択を必須通過点として焦点化することにより、本来的には自由度の高いはずの個人の径路に制約をもたらしている社会文化的な背景を浮き彫りにすることができる。必須通過点によって、社会から与えられた限定や条件によって立ち現れている人間の行動や選択を記述しやすくなるのである。

次節では、未婚で20歳前後の時期に中絶を経験し、中絶手術後2年以上経過した女性たちの、妊娠に気づいてから中絶手術を経て現在に至るまでの中絶経験について、気持ちや認識、遭遇した出来事、行動や選択を、プロセスとして捉えてゆく。そして、制度や医療などの社会文化的・現実的な制約と可能性のもとで、周囲との関係を捉えながら、当事者女性がその時々でどのようなことで苦しみ迷っているかを明らかにする。このことにより、周囲の人々[11]、すなわち、中絶手術を選択する未婚の若年女性と何らかの接点をもちうる人々が、当事者の気持ちを理解し支援するきっかけを提示する。そして、中絶経験を語ることができない辛さについて考え、中絶経験の理解に向けた支援と教育のあり方を検討したい。あわせて、TEMを用いて中絶経験を捉えたことの意義を検討する。

表8-1　インタビュー協力者

	インタビュー時	中絶手術時（初回）	中絶手術後年数
Kさん	21歳	18歳	3年
Lさん	27歳	20歳	7年
Mさん	23歳	21歳	2年

4　インタビューと語りデータの分析

インタビュー協力者（以下、協力者）は、未婚の若年期に中絶を経験した女性3人である（表8-1）。

インタビューは200Y年9月から10月にかけて実施した。協力者が安心して話ができることを第一に、協力者が希望する場所（協力者の自宅、大学の小教室）で、共同研究者がインタビューを行った。インタビューは質問項目（「中絶手術を経験した年齢」「妊娠に気づいた時の気持ち」「産婦人科を訪れた経緯」「中絶手術前の気持ち」「中絶手術後の気持ち」「現在の気持ち」「パートナーとの関係」「一番辛かったこと」）を事前に伝え、時間経過に沿って中絶経験を語ってくれるよう依頼した。インタビュープロセスは許可を得てミニディスクに録音し、すべてを逐語録に起こした。インタビューに要した時間は平均76分（最短51分、最長125分）に及んだ。

語りデータの分析は、まず、3人の協力者によって語られた経験を、1つの意味を含む文章のまとまりごとに切り出してから、それぞれに各内容を端的に表す見出しをつけた。各行動や選択を表す見出しを時間軸に沿って整理し、複線径路・等至性モデル（TEM）を用いて、〈中絶手術を受けた〉ことを等至点（EFP）として、そこへ向かいそこから分岐する各個人の経験を図にした（図8-1、8-2）。その際、〈医師による妊娠の診断を受ける〉という経験は、身体の変化に気づいた当事者女性に妊娠を確定的なものにし、中絶手術をする選択をもたらすきっかけとなったという点で重要であり、必須通過点（OPP）として焦点化した。図上では、各行動や選択を線囲みによって記し、二重線の囲みは必須通過点を、三重線の囲みは等至点を表している。点線の囲みは、協力者の語りからは得られなかったが、論理的に多くの人が通過すると考えられた行動や選択を示す。また矢印に関しては、語りから得られた径路を実線で、語りからは得られなかったが論理的に存在すると考えられた径路を点線で示している。

第2節　時間軸に沿って捉えた中絶経験のプロセス

1　気持ちや認識、行動や選択の径路

中絶経験における、気持ちや認識、行動や選択を時間軸に沿って図8-1に示した。3人の女性は共通に、〈身体的変化に気づく〉ことを中絶経験の始まりとして取りあげた。〈身体的変化に気づく〉経験は、中絶の前提となる妊娠、またはその可能性の開始を意味するため必須通過点（OPP）とした。〈身体的変化に気づく〉（必須通過点）ことにより予期された妊娠は、〈医師による妊娠の診断を受け〉（必須通過点）て確定的なものとなり、その後彼女たちは〈中絶手術を受ける〉（等至点：EFP）方向へと向かう。その間〈「不安」と「気づきたくない」との葛藤〉から始まる気持ちや認識の揺らぎを感じつつも、必要に迫られて行動していた。それは、〈妊娠検査薬を使う〉ことや〈病院を探し、訪れる〉こと、そして〈医師による妊娠の診断を受け〉（必須通過点）て〈中絶を決め〉た後は、〈中絶費用を工面する〉ことや〈承諾書にサインする〉ことであった。身体的変化に気づいて行った病院で、医師から妊娠の確定診断を受けた彼女たちには、気持ちの変化や対処すべき事柄が待ち受けていた。なかでも、〈「不安」と「気づきたくない」との葛藤の開始〉、〈病院を探し、訪れる〉こと、〈承認書にサインする〉ことは、3人ともが中絶手術

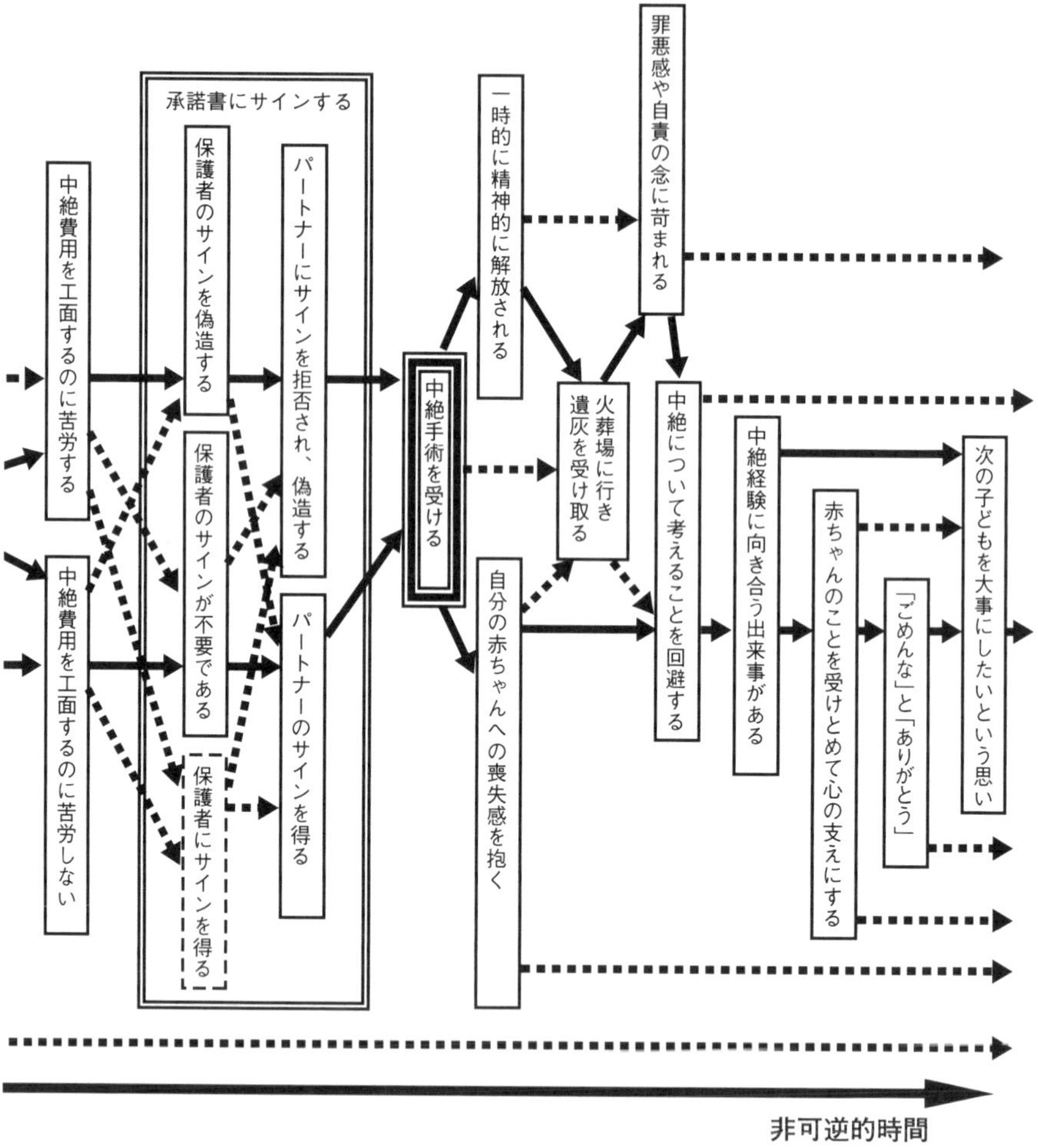

注）両親やパートナー，友人や妹に相談した場合，相談したこと自体が，中絶経験に新たな変化をもたらす偶然のきっかけとなる。とりわけ，中絶は，パートナーとの関係を抜きにして語ることができないため，パートナーとの関係に関する図を別途提示する（図8-2）。

行為や選択の変化の径路

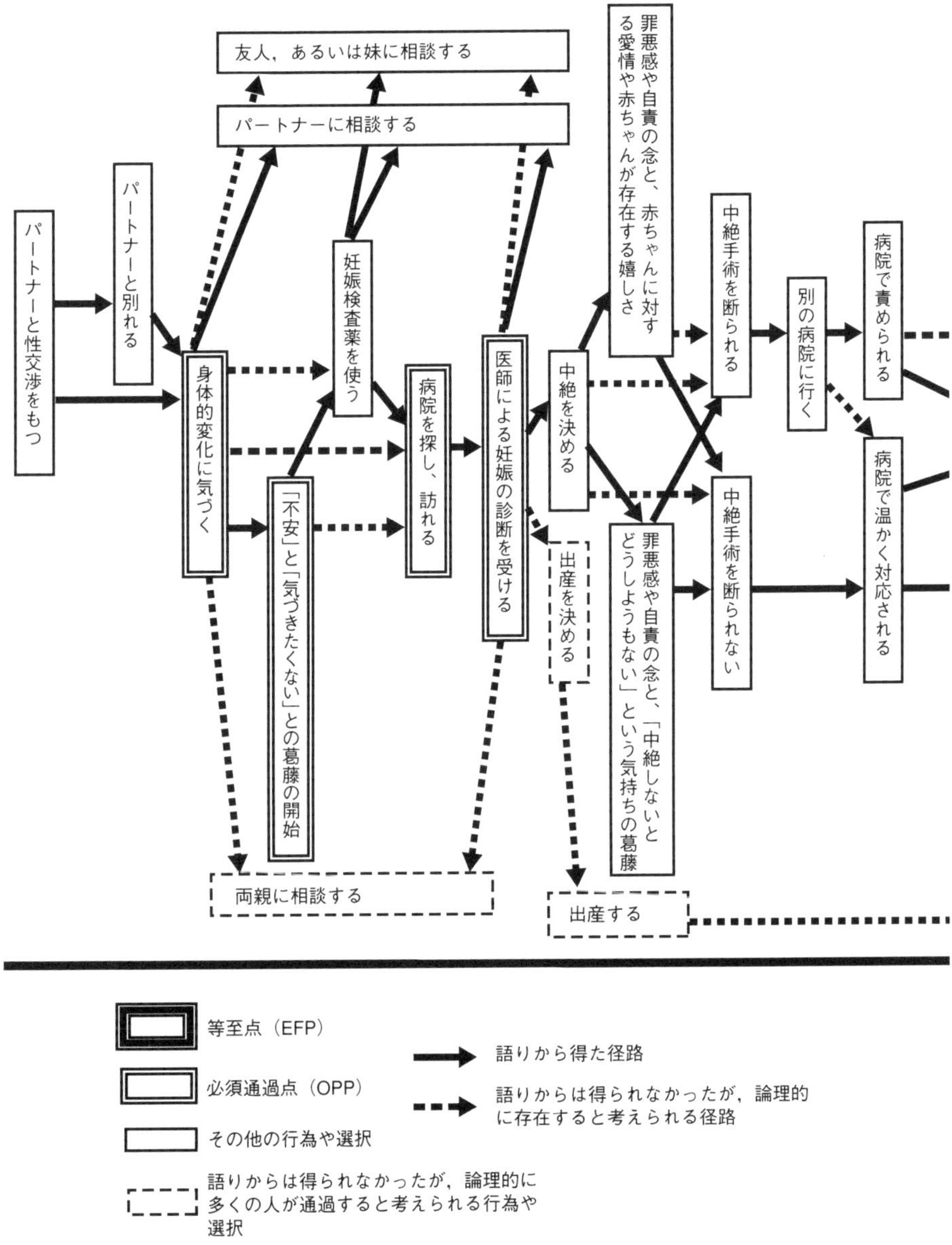

図８－１　中絶経験における気持ちや認識，

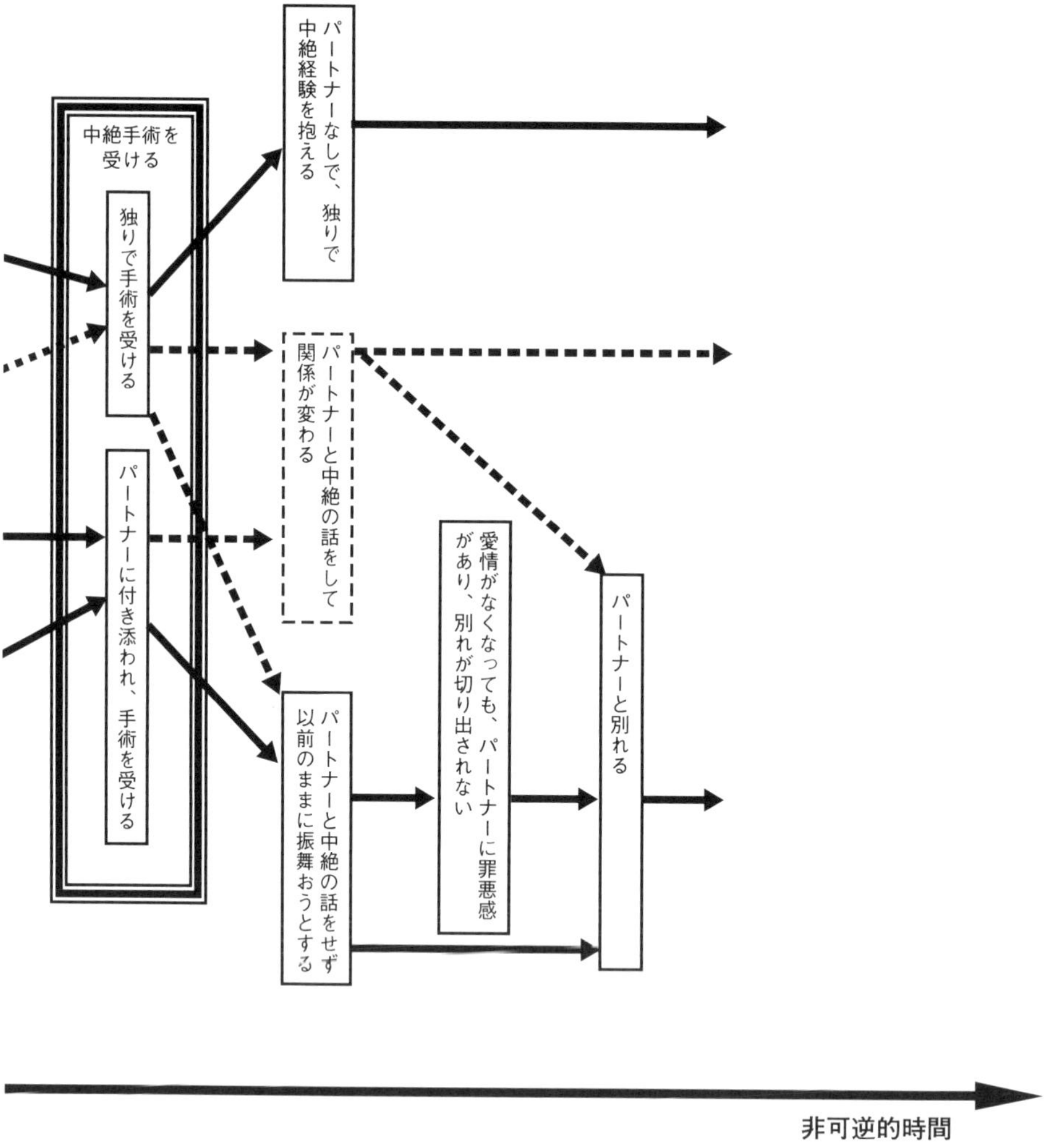
中絶手術を受ける
独りで手術を受ける
パートナーに付き添われ、手術を受ける
パートナーなしで、独りで中絶経験を抱える
パートナーと中絶の話をして関係が変わる
パートナーと中絶の話をせず以前のままに振舞おうとする
愛情がなくなっても、パートナーに罪悪感があり、別れが切り出されない
パートナーと別れる
非可逆的時間

パートナーとの関係

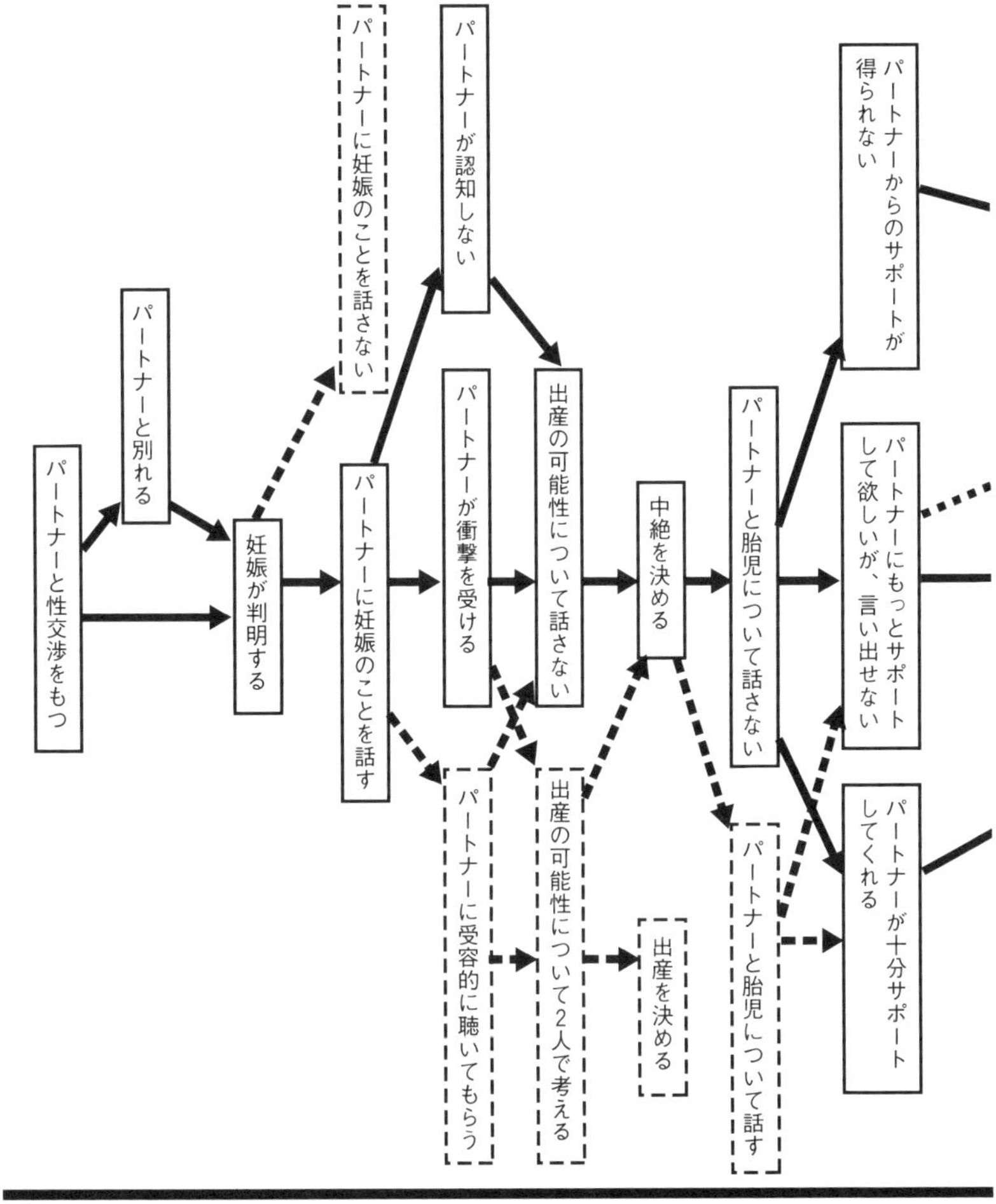

図８-２　中絶経験における

を受けるまでに経験しており、これらを必須通過点とした[12]。中絶に際しては医療機関との関わりが必須だが、医療従事者にどのような対応をされたかによってもその後の気持ちや行動には変化が生じる。〈中絶手術を断られ〉れば受け容れてくれる〈別の病院に行く〉しかない。また、〈病院で責められる〉のと〈病院で温かく対応される〉のとでは、罪悪感や自責の念に苛まれる程度にも差が出てくるのである。

〈中絶手術を受けた〉（等至点）以後は、手術の完了によってなすべきことを実際に終えているだけに、気持ちの変化が際だって経験されていた。中絶手術を受けた直後は、〈赤ちゃんへの喪失感を抱く〉人がいる一方で、中絶を終えたことで〈一時的に精神的に解放され〉た人もいた。その後、〈中絶について考えることを回避し〉たり〈罪悪感や自責の念に苛まれ〉たりしながらも、赤ちゃんのことを受けとめ、それぞれに中絶経験を意味づけようとしていった。こうした気持ちや認識の変化は、〈中絶手術を受ける〉（等至点）までの時期と比較すると、より顕著なものとなる。〈中絶手術を受ける〉（等至点）までは、妊娠21週までの短期間に、中絶手術に向けて実際に行動することが優先される状態であり、自分自身の気持ちを意識する余裕はほとんどなかった。ただし、〈中絶手術を受け〉（等至点）た以後でも、妊娠12週以降の中絶の場合は、〈火葬場に行き、遺灰を受け取る〉という実際的な行動が必要とされた。

さて、中絶について、パートナー、両親やきょうだい、友人といった他者に相談した場合、それ自体が中絶経験に変化をもたらしその後の行動や選択に大きな影響を及ぼす。とりわけパートナー関係は中絶経験を検討する際に欠かすことができないものであるため、パートナーとの関係を図8‐1と分けて図8‐2に示した。

2　時期に区分した中絶経験 ── 個別の語りから

以下では、〈身体的変化に気づく〉（必須通過点）ことから始まる中絶経験を、〈医師による妊娠の診断を受ける〉（必須通過点）こと、〈中絶手術を受ける〉（等至点）ことで3つの時期に区分し、〈身体的変化の気づき〉（必須通過点）

から〈医師の診断〉（必須通過点）まで、〈医師の診断〉（必須通過点）から〈中絶手術〉（等至点）まで、〈中絶手術〉（等至点）以後に分けて捉える（図8-1を参照）。「 」は語りの直接引用を、「 」中の（ ）は語り手もしくは補足説明を示している。

（1）〈身体的変化の気づき〉から〈医師の診断〉まで

生理がこないことによって妊娠に気づいたと、3人ともが話している。Mさんは、あわせて吐き気などの体調不良も重なり、妊娠の可能性に気がついた。身体の変化に気づいた時の気持ちは、「まさか！（K）」「やばいなぁと思って（L）」「（パートナーと花火大会に行っている時に）もしかしたら私たち今3人なんかも?! と思った時に、うわっと思って（M）」と、不安や衝撃に近い言葉で表現された。彼女たちにとって妊娠は受け容れ難いことであり、自分は妊娠していないと思おうとしたようである。Lさんは、「すごい気づくのが遅かったたっていうか、気づきたくなかったたっていうか」と、妊娠に気づかないようにすることで、精神の安定をはかろうとしたと語る。妊娠しているかもしれないという「不安」ゆえに気になってしかたがない一方で、「気づきたくない」と思うのも事実であり、そうした葛藤のために気持ちが揺らいでいる状態であった。

しかし、彼女たちがそうであったように、もし実際に妊娠しているのなら、それは単に妊娠の事実を知ることを先送りにしているに過ぎない。そのままでは胎児がお腹の中で成長していくばかりだろう。本来なら、病院に行って検査を受けるということも可能だが、彼女たちは、「不安」ゆえに気になってしかたがない気持ちと「気づきたくない」気持ちとの葛藤に揺れながら、病院に行く前に妊娠検査薬を使っていた。Lさんは、その時のことについて、「怖くて病院にも行けず、妊娠検査薬もようよう（やっとの思いで）買って」と話している。

このように病院に行く前に妊娠検査薬で検査をすることには、2つの背景があると考えられる。1つ目は、妊娠した場合に、病院に行けばその後どのようなことが起こるのかがよくわからず不安だから、という理由である。このことは、中絶経験のプロセスを明らかにするという本章の意義にもつながる。この点に関しては、第3節2で詳述する。2つ目に、彼女たちが、妊娠の可能性を自分だけで確認し、解決しうるものであるならば解決したいとする気持ちがあることを示している――しかし実際には、後述するように、妊娠検査薬は、妊娠していないことの確たる証拠にはならない――。すがるようなわずかな期待に過ぎないのだが、彼女たちは、もし妊娠検査薬で妊娠していないことがわかれば、自分だけで処理することができると考えたようである。一方で、いったん病院に行ったならば、自分だけでは処理できないシステムの中に置かれることになる。もっとも、妊娠検査薬で陽性反応が出れば、いよいよ病院に行かないといけなくなるのも事実である。その場合、妊娠検査薬は、妊娠しているかもしれないという不安な気持ちを抱えながらも身動きができないでいる状態に踏ん切りをつけ、病院に行くという行動を後押しする役割を果たすものになるともいえる。

そもそも妊娠検査薬は、妊娠を肯定する材料になっても、否定する材料になるものではない。それは、「検査結果が陽性の場合は、妊娠している可能性があります。（中略）陰性の場合でもその後生理が始まらない場合は、3日後に再検査をするか、直接産婦人科でご相談ください。人によって妊娠のごく初期では、尿の中にまだ十分にｈＣＧ（ヒト絨毛性性腺刺激ホルモン）が出てきていなくて（後略）」（株式会社 アラクス 1998）という但し書きの記載からもうかがえる。このように、必ずしなくてはいけないものでないにもかかわらず、病院に行ったら何が起こるのかわからず不安であるために、妊娠検査薬を使う人が多くいると考えられる。通常、妊娠検査薬は、妊娠していることを確かめる道具として認識されているかもしれない。しかし、妊娠の可能性に、恐れや不安を抱いている彼女たちには、実際には慰み程度にしかならないにせよ、妊娠検査薬を使うことで妊娠していないことを確かめたいという思いが強くあったのだろう。病院に行く前に、できれば妊娠していないことを自分で確認したいという切実な思いと、しかし、もし妊娠しているのであればいよいよ病院に行かないといけないという気持ちとがないまぜになった状態のまま、彼女たちは妊娠検査薬を使っていた。

さて、もしかしたら生理が遅れているだけかもしれないという淡い期待は、妊娠検査薬を使用することで否定された。その時の気持ちは、「うわっ、やってもうたって感じやって（K）」、「（妊娠検査薬を）やったら駄目で。えーっ、と思って（L）」、「判定が出た時にはやっぱり、って感じだった。もう、泣いたけど（M）」という言葉で語られ、衝撃が大きかったことがうかがい知れる。とりわけKさんやLさんの語りは、妊娠検査薬を使うことで妊娠していないことを確かめたいという切実な思いがあったことを示している。妊娠していないことを望むかすかな期待が、妊娠検査薬の陽性反応の表示によってすっかり覆されたことによる、衝撃の気持ちを表現する語りが聴き取られた。妊娠が成立するとhCGが急速に分泌され、尿中hCG濃度は予定生理日の数日前、遅くとも予定生理日の頃には妊娠検査薬の感度以上になっており、この時期に妊娠反応の検査を行えば妊娠している場合は通常陽性になる（医療法人社団清新会 東府中病院 1999）。つまり、陽性反応が出れば妊娠しているかもしれないという推測はほぼ確信的なものとなるのであり、結局彼女たちは病院へ行かざるを得なくなった。

この間、彼女たちは孤立しがちであり、パートナーにすら言い出しにくい場合も認められた。身体の変化に気づく前にパートナーと別れていたKさんは、別れた元パートナーに相談を試みたが、妊娠した事実を受け容れてもらうことすら難しかった。またLさんは、「妊娠検査薬を買って、（妊娠していることがわかって）追い詰められて」と語っている。彼女たちは、不安を抱えたままに、孤独に行動を起こさなければならない状態であった。さらに、病院を訪れる局面でも、病院に関する知識や情報がない中で、病院を探すことさえ困難な場合もある。Kさんは、「知らんところの病院も不安やんか。（中略）でも、だからって地元の病院に行くのも、バレたらどうしようって」と話している。こうした状況下でなんとか病院を探して訪れたものの、そもそも出産を考えていない彼女たちにとって、病院は決して快適な場所ではなかった。Kさん、Lさんはそれぞれ、「周りのお母さんの視線がむっちゃ怖くて（K）」「産むお母さんたちのためのものだから、ここは、みたいな感じで。（中略）周りみんな妊婦さんだけだもんね。すごい嫌だった（L）」と語っている。

〈身体的変化の気づき〉前後から〈医師の診断〉までの間の径路は、3人ともほぼ同様であった。この時期に個別性が見られるのは、いつパートナー、あるいは、その他の人物に相談するかということである。Lさんは、生理がこないことへの気掛りをパートナーに伝えていた。また、Kさんは、妊娠検査薬で陽性反応が出た時に、元パートナーに電話で告げた。この2人は、いずれも妊娠が確定する前にパートナーに話していたことになる。他方、Mさんは、吐き気などの体調の変化があった時点で「妊娠してるかもしれない」とパートナーに話をもちかけはしたものの、「不安のまま彼氏に言ってしまうと、うろたえるだけだと思ったし、〈医師の診断を受けて〉確証があってから言おうと思ってた」という。この語りからは、不安だから早くその不安な気持ちをパートナーに共有して欲しいと考えるのではなく、不安な状態だからこそ言えないという複雑な心境が見て取れる。このことからは、孤独なまま不安感に襲われているにもかかわらず、告げられたパートナーが動揺するのではないかと配慮する様子が読み取れる。

一方、パートナー以外の相談相手を得ている人もいた。パートナーと別れていたKさんは妹に、周りに相談できる友人のいたMさんは友人に相談していた。また、それぞれから得た支えも異なっている。Kさんは妹に、妊娠検査薬で妊娠している可能性があることがわかった時の動揺を支えてもらったり、中絶手術の費用の一部を借りたりした。そしてMさんは、友人に、病院選びのアドバイスを得たり、病院に付いて来てもらったりした。身近な人に相談できるこうした関わりは、微視的であるが重要なものだといえる。スティグマを押し付けられがちで、社会的な支援に辿り着きにくいのはもちろんのこと理解されることすらままならず、誰かに話すことが困難で孤独に悲嘆のプロセスを辿ることの多い中絶経験（デーケン 1991）において、身近な人に相談できるこうした関係性は、変化のきっかけをもたらすものとなっている。

なお、半数近く（7人中3人）が妊娠したことを最初に親に告げたという報告（岸田 2002）とは異なり、「親になんか絶対言えない（L）」という言葉に代表されるように親に相談した人はいなかった。その理由は第3節1で考察する。

訪れた病院で、医師から、妊娠しているという診断がくだされた。妊娠の診断を受けた時の気持ちについて、Mさんは「わかってたけど、そこで絶望的な気持ち」になったと語る。さらにエコーを見せられて「赤ちゃん」を自分で確認した時に、「そこで一番実感があって、泣いたなぁ」、「でもその次どうするってゆうのが考えられんくって、（中略）もう、その事実を受けとめるのにいっぱいいっぱいで」と話している。このようにMさんは、妊娠の診察を医師から受けることによって一挙に「現実を突き付けられた」という。医師による確定的な診断は、妊娠検査薬でそれなりの覚悟をしていた彼女たちにも、かなりの衝撃であったことが推測される。

3人の女性たちは、お腹にいる胎児をどうするかと医師に問われて、中絶することを申し出た。ただし、同じように中絶を選択した3人の間でも、その時の気持ちには多様性が認められた。パートナーとの関係が良好であったMさんは、「4日後にいなくなる命でも、今ここに赤ちゃんがいるなぁ。（中略）ま、あたしと彼氏しか知らなかったことで、だから、4日後バイバイやけど」と、自分の「赤ちゃん」に対する愛情を語っている。また、パートナーと別れていたKさんは、「産むっていうことは、全然考えへんかった。産めんかったしな。状況が状況やったから」と、中絶するほか仕方がなかったと話している。

社会では、中絶は良くないことと認識されているが、医療機関においても、そうした否定的な態度があからさまに示される場合がある。Lさんは、産婦人科で診察を受けた時は既に妊娠中期に入っていた。そのため、1つ目に行った病院では、中絶手術を断られたうえに、「君は赤ちゃんを殺すんだ、みたいなことをすごい言われて」と語っている。確かに、中絶は、人工的に胎児およびその附属物を母体外に排出することであり、胎児の成長を阻止するための処置である。命の誕生に関与することを生業《なりわい》とする産婦人科医にはなおさら、中絶を回避すべきこととして認識されていた可能性がある。また、12週以降に行われる胎児の排出は、手続きの上でも、人の死として扱われることになっている。しかし、中絶をせざるを得ないという状況は、誰よりも当人にとって過酷なことであり、医療機関で非難されたうえに手術も断られたことは、Lさんという当事者女性に厳し過ぎる対応だったという見方は可能だろう。

中絶を決めた後、彼女たちは、2つの大きな問題に直面する。1つは中絶手術の費用に関する問題であり、もう1つは承諾書のサインの問題である。前者について、中絶手術にはおよそ6万円から20万円の費用を要する。若年者で周囲からの支援が得られない場合、その費用は短期間で用意できる額ではない。パートナーの助けも受けられず、両親にも打ち明けられず、貯蓄もなかったKさんは、「とりあえず、あと4万！あと4万！あと4万！あと4万！とか思って」「援助交際」をして金銭を工面した。Kさんは、そのようにして費用を捻出することを選択する以外に、中絶手術の費用を工面するすべをもたなかった。このことは、未婚の若年女性が、誰にも相談できずに孤独なままに中絶を選択せざるを得ない場合の1つの帰結だといえるだろう。また、そこには援助交際を成り立たせてしまう社会背景があることも認識する必要がある。なお、こうした捉え方は援助交際を正当化するものではなく、また、そもそも援助交際の是非を述べる観点に立ってはいない。次に、後者、つまり承諾書のサインの問題について述べる。中絶には、胎児の父親、つまりパートナーの承諾書のサインが必要である。また、妊娠したのが未成年である場合、両親の承諾も必要とされることが多い。よって、パートナーが承諾せず、両親に相談することもできない場合、承諾書のサインを自分独りで何とかしなければならない。別れたパートナーが認知すらせず、両親にも相談できずにいたKさんは、「ほんまなんか、八方塞がりやって。彼氏が助けてくれへんし、親にも言えんし」と、どうしようもなかった当時の辛さを語る。こうした状況下で中絶手術を受けるには、Kさんには筆跡を変えて承諾書のサインを用意するしか方法がなかった。

医師の診断から中絶手術までの期間は、協力者たちの場合、1週間以内であった。この短期間に彼女たちは、中絶手術が可能な病院を探し、費用や承諾書を工面するといった現実的な問題を解決しなければならなかった。また、この間は、妊娠していることに対する思い、病院から受ける対応、パートナーとの関係自体に個別性が大きく認められる時期である。周囲から、精神的あるいは実質的な支えを得ることができなければ、孤独なままに中絶に向き合わざるを得ず、非常に辛い時期となる。当時のことを思い出して、Lさんは「ほんとにすっごいなんか、重い石を引きずって歩いてた感じなのよ。ズルズルと。心にね」と語る。またLさんは、「たらい回しにあって、すごい怒られて追い返されたのが、すごいショックやって」と、今振り返ってみても、中絶手術をすることができる病院を独りで探す時期が一番辛かったという。彼女は、「逃げたい、逃げたい、逃げたい、逃げたい、っていうのはずっとあって」と語っているが、中絶を選択する場合、法律で定められた時間的制限があり、気持ちとは裏腹に、逃げることができない状況下で行動しなければならないのである。

（3）〈中絶手術〉以後

中絶手術は、生まれるかもしれなかった「赤ちゃん」との別れの時でもある。よって、中絶手術を受けることで新たな気持ちが生じることとなる。協力者の中にも、中絶手術に特別な意味づけを行っている人がいた。Kさんは、中絶手術の際の麻酔が効いている状態について、「すごい、水の音みたいなんが聞こえて。（中略）細い、ピンクのなにか細い管みたいなところを、ずっと、ワーッて流れていく夢みたいなんを見て」と、そして麻酔が切れた時については、「あれ、たぶんあたしの赤ちゃんやわって、すぐ思って。絶対そうやって思って。最後の最後に、（泣き出す）あたしに訴えかけるもんがあったんかな、とか思って」と語る。また、十分な説明がなされないうちに、全身麻酔で手術されてしまったMさんは、「あたし赤ちゃんにバイバイゆってへんとか思って。（中略）知らないうちに赤ちゃんいなくなっちゃった、みたいなんで、またバーッて泣いて」「赤ちゃんごめんねって、すっごい2、3日泣きまくってた」と、喪失感、罪悪感や自責の念、「赤ちゃん」に対する償いの気持ちを表現した。

大久保（2002）は、一部の看護職者が、中絶する女性は中絶について容易に考え悩んでおらず罪悪感を抱いていないと認識していると述べている。しかし、彼女たちの語りからは、そうした非当事者の想像とは異なり、当事者女性にとって中絶が、悲哀や罪悪感や自責の念を伴う重大な出来事である可能性が示唆される。他方、中絶手術の直後、それまでの葛藤や辛い状況から一時的に解放されたように感じた人もいた。Lさんは「でも、ほんとに、終わって、心の鬱々感がなくなって、手術によって。ちょっと、すごいテンション高かったもんね」と話している。この語りは、それまでの精神状態がどれ程大変なものであったかを示すものであり、中絶直後は時間を置いた場合に比べて不安が低く、ストレスから解放されて安定しているように見えるという報告（鈴井ら 2001; Major et al., 2000）とも一致する。つまり、Lさんの語りは、妊娠がわかってからの不安感が払拭されたことによる一時的な心理状態を示すものであり、Lさんは、中絶を単に容易に考えていたわけではないといえるだろう。その証拠にLさんは、中絶した「赤ちゃん」の遺灰を受け取り、死産届けを提出する過程で、自責の念を感じていた。このように中絶直後の精神状態がさまざまであったことからは、中絶手術が、それぞれにとって多様な経験であったことがうかがえる。

さらには、時間が経過する中での中絶経験の捉え方についても多様性が認められた。パートナーからの助けを得ることができなかったKさんは、「あの子がいたから、たぶん、あたしは幸せにならなあかんねんやと思って、がんばれたこととか多かった」と語り、自分のお腹の中に「赤ちゃん」がいたことを心の支えにし、辛いことにも耐えてきたと話している。逆に、ずっと考えないようにしていた人もいた。Lさんは、「絶対考えないようにしてた。一刻も早く忘れたかった。でも、逆に引きずってたんやろね。思い出して受けとめるスタンバイが、まだ自分の中でずっとなかったんだと思う」と語り、そしてMさんも、「なんか、はじめは、もうそのことに触れないようにしようっていうか、立ち直らなっていうか、悩んだらあかんとか、落ち込んだらあかんとか、とりあえずもう済んだことにしてしまおうっていう、意地じゃないけど強がりみたいなのが働いて」と語っている。彼女たちは、中絶という辛い経験について考えないようにすることで、自分自身の心の安定をなんとか保とうとしていたと考えられる。

しかし、そうした自分自身の辛さや悲しみを覆い隠すかのような状態は、ある出来事をきっかけにしてほぐれていった。Lさんは、中絶を扱ったセミナーに自ら参加することで、Mさんは、就職活動中にある講演を聴くことで、中絶経験を受けとめ乗り越えていくきっかけを得たと話している。そして、こうした時間経過に伴う変化はKさんも経験している。Kさんは、「ずっと、ごめんなごめんなやったんが、今はな、ありがとうって思うもん。生まれてへんけど、あたしのお腹に宿ってくれてありがとうって思う。（中略）あの子がいたから。（中略）もうがむしゃらやったし、やり方は間違ってたかもしれんけど、一生懸命前に進めたから」と、自分の「赤ちゃん」に対する気持ちの変化を語っている。また、Mさんは、最初に見せられた時は衝撃でしかなかった「赤ちゃん」のX線写真を、常に持ち歩いているという。彼女たちは、ある時は考えることを避け、ある時は心の支えにしながら、中絶経験を捉え直していた。そして3人ともが、次の子どもを大事にしたいと語った。このように、中絶経験は手術で終わってしまうものではない。抱え方に違いはあっても、何かの折にその経験に立ち戻りながら、自分にとっての意味を問い直し続けているのである。

3　パートナーとの関係性

中絶経験はパートナーとの関係を含めて捉えることが重要である。パートナーに話したこと、あるいは話せなかったこと自体が中絶経験に変化をもたらすのであり、そうしたプロセスは、多分に偶然的な要素をもちながら、当事者には必然のように感じられる。そのようなプロセスのあり方を偶有性（contingency）[13]という。ここでは、パートナーとの関係が中絶経験にどのような変化をもたらしたかという観点から検討する（図8-2を参照）。

（1）〈身体的変化の気づき〉から〈医師の診断〉まで

恋愛におけるパートナー関係が変わることが比較的多い若年層の場合、Kさんのように、パートナーと別れた後に妊娠に気づくこともある。別れてしまっている場合、パートナーに妊娠したことを話さないことも可能性としては考えられるが、Kさんは妊娠したことをパートナーに伝えた。Kさんは、「とりあえずこれは言わなあかんよねっと思って、とりあえず言った」というが、このことからKさんが、妊娠をパートナーとの2人の問題であると考えていたことがわかる。

3人の女性たちはみな、妊娠をパートナーと当然共有すべきこととして捉えていた。他方、話した時のパートナーの反応はそれぞれ異なっていた。Kさんの場合、「とりあえずサインだけやって。そうしいひんかったら、あたしどうもできひんから」と頼んでも、「それもしたくない」と告げられ、その後は連絡さえつかなくなった。また、Mさんは、パートナーに伝えた時の反応について、「やっぱ、俺の子やったんやっていうか、責任感とか、罪悪感とか、それ以外の重荷を背負わはった」と語っている。前のパートナーとの子どもだと思い込んでいた彼女は、今のパートナーにあなたの子で良かったと嬉しい気持ちをいくら伝えても、「その言葉は彼氏の耳には届かへんかった」と語る。要するに、女性側がパートナーときちんと共有すべきこととして妊娠の事実を伝えても、パートナーは自分の子どもと認めなかったり、衝撃を受けるばかりだったようである。

こうした状態では、妊娠やその後の対処について一緒に話し合うことはおろか、受けとめられた感じもなく話を聴いてもらった気さえしなかったという。可能性としてはパートナーと相談のうえ出産を考えるということもあるだろう。しかし、こうした関係性に埋め込まれた中では、出産の可能性についてパートナーと話し合うこともなく、女性たちには中絶を考える以外の選択肢は見えなかったと思われる。なお、パートナーと話し合いをもたずに子どもを産むという選択肢もあるだろうが、彼女たちはそうした選択もしていない。

（2）〈医師の診断〉から〈中絶手術〉まで

その後も、妊娠や中絶や胎児について、パートナーと話をすることはなかった。その理由として、Lさんは、「もう早く忘れたかった」と、Mさんは、「その（責任感や罪悪感を背負い込んで、苦しみ落胆する）彼氏を見たから、赤ちゃんのことについて、もう話さなかった」と語る。そして既にパートナーと別れていたKさんは話ができる状態ではなかった。また、パートナーの気持ちを酌み、2人の関係を維持することを第一に考えたMさんの語りは、「彼との関係の中では、もういいや、過去のことだしって感じで、あたしが、結構、（何もなかったかのように）振舞ってたと思うの。（中略）（心身の負担も）私が背負えば済むんだったらいいわ、とか思ってしまうねん」というLさんの語りとも通じるものである。

これらの語りは、パートナーと共有して対処しても不思議ではない妊娠や中絶の問題を、自分とパートナーとの愛情をつなぎとめ、それまでの2人の関係でいたいがために、パートナーにすら話すことができずにいた状態を表している。ところが実際には、そうした語れなさこそが当事者女性の辛さを強めているのである。このことに関しては第3節1で検討する。

また、パートナーの「赤ちゃん」に対する思いと自分の「赤ちゃん」に対する思いにずれがあり、それが「後のしこりになった」とする語りもあった。Mさんは、「（赤ちゃんに対して）きてくれてありがとうとかさ、あたしと彼氏の子やで、みたいな、（中略）そういう気持ちになりたかったんやけど、彼氏は全くそういう感じじゃなくて」と、「赤ちゃん」への愛情をパートナーと共有することができなかったことへの不満を語る。妊娠がわかってから中絶手術をするまでは、確かに自分とパートナーを両親とする「赤ちゃん」が存在した。ただし、女性は「赤ちゃん」を身体的変化を伴って感じ、その存在感ゆえに「赤ちゃん」により重要な意味をもたせるのだろうが、他方、男性にはそうした実感がないのが実際である。

女性たちがパートナー間での「赤ちゃん」への思いのずれに不満を感じる気持ちには、こうした男女の差異が一因となっていよう。しかしそれに加え、妊娠のことを話した時に受けとめられなかった苦い経験も影響しているのではないか。パートナーに受容的に聴いてもらえる経験は、妊娠の事実に衝撃を受けた女性たちにとって、非常に重要なことなのである。

(3)〈中絶手術〉以後

3人とも、中絶手術後も、中絶についてパートナーと話さない状態が続いた。パートナーと別れていたKさんは、当然、中絶経験を自分だけで抱えざるを得なかった。Mさんは、パートナーと一緒にいる時に何度か話題に出したが、パートナーからは「しんどい、忘れたい」と言われ、話すことを次第に避けるようになった。また、Lさんも、中絶の話をすることは「2人の間ではね、結構タブー」であり、「関係は、そんな抜本的に見直すほど、相手と向き合うことはできなかった」と語っている。このように、中絶について、2人で共有することはもとより、その話題を口にすることさえも難しい状態だった。

こうした、妊娠や中絶そのものをまるでなかったことにしようとするある種抑圧的な状態は、先に述べた中絶手術後における女性の気持ちの大きな変化とは対照的である。そして、自分自身の心情の変化とパートナーの心情との間の顕著なずれは、女性たちにとって、パートナーとの間の深い溝として認知されていたと思われる。もっともパートナーは、中絶のことを全く考えていなかったわけではなく、程度の差こそあれ、男性として責任感や罪悪感を背負い、中絶を深刻な事態として捉えていたようである。確かに、お互いの気持ちにずれが生じていたかもしれない。しかし、中絶手術を終えた後、男女がそれぞれに妊娠や中絶手術という重い出来事に向き合い対処しようとしていたと考えられる。

このようにパートナーは、中絶についてあまり話そうとしない人物として語られた。もっとも、LさんやMさんによれば、後に別れる時にはパートナーの方から中絶のことについて触れてきた。このことは、パートナーが中絶についてそれなりに考えていたことを示すものであるが、LさんとMさんは、パートナーが中絶のことを話す時に表現した責任や義務の感覚に違和感を抱いている。Lさんは、「最終的に別れる局面になった時に、『別れたいって思ったことが、これまでに何回もあるんだけど、僕、君のこと、中絶させちゃっているし、なんか言えなかった』とか言われて、なんかすっごいむかついて、そういうふうに思ってるんだ、と思ったね。男の子はね」と語る。Mさんも、「1

回『離れる』って言った時に、（パートナーが）『やっぱその義務感が（ひっかかって）』って言って、（私は）『違う』って言ったけど、『もう俺はそれしか感じられへん』みたいなこと言ってきはった」と話している。

実際上女性が中絶手術の対象となるのであり、それに対して男性が責任や罪悪を感じていたことは推測できる。また、そうした男性の思いは、女性の精神的・身体的負担を思いやるパートナーの心情として理解しうるものである。しかし、別れる局面になって、女性にとっては好きで付き合っていたパートナーが、実は、中絶させてしまっているという義務感から付き合っていたことがわかった時、それが彼女たちには、強い違和感として感じられたのだろう。ここでは、男性は、妊娠に責任を感じて自分を責めはしても――責任を回避する人もいたが――、妊娠をなかったことにして済ませようとする存在として語られた。もちろん、すべての男性パートナーがそうした態度を取るわけではないだろうが、こうした男性側の態度によってもたらされる女性側の負担感については明らかにすることができたと思われる。

第3節　中絶経験の理解に向けて

1　中絶経験を語ることができない辛さ

中絶経験の語れなさを、女性たちは次のように話す。「そん時誰かに相談できてたらなにか変わってたかも知れんなって、今になったら思うけど。なんか知らんけど、言えんかってんやんか。なんかわからんけど（K）」。「しゃべらなかった（L）」「あの時話しておけば良かった、もっと話すべきだったたって（M）」。

こうした、渦中における語れなさは、二重の意味で辛いものだと考えられる。1つは、相談できないために、実質的、あるいは精神的な支えが得られないという辛さである。とりわけパートナーとの関係において、相手の負担に配慮して相談できなかったということが、結局、パートナーからの支えを十分に受けることができない状況を引き起こしていた。「今から思えば、（中略）なんか、もうちょっとしてもらっても良かったかなって、思う。でも、好きだったので、あまり言えずに（L）」という語りからも、女性がパートナーを気遣い、自分独りで解決しようとしていた有り様がうかがえる。また、病院に関する情報を得たり、中絶手術の費用や承諾書を工面するなどの実際的な行動についても、そのたびごとに苦労していた実態が明らかになったが、話すことができないために、そうしたことへの実質的な支えを得ることが困難になっていた。Mさんは、「（妊娠に）気づいてから病院に行って、堕ろすまでが短かった」ことを、話せなかった理由の1つにあげているが、逆に、妊娠に気づいてから中絶手術までの短期間に迅速な選択や対応が求められているからこそ、諸々の実質的な支援が必要なのである。このことは第2節2でみたように、パートナーの他に妹に相談したKさんや友人に相談したMさんが、話すことによって、その時々で必要に応じて助けを得ながら行動していた事実からも明らかである。

語れないことのもう1つの苦しみは、自分が本当に大切に思っているものが、話すことができないままに失われていくということである。Mさんは、「赤ちゃん」について語ることができなかったことの辛さや哀しみを、「お腹に赤ちゃんがいる、しかも好きな人の子ども、でも産めへんから、他の人には言えない、っていうのも辛かった。存在しているのに、誰にも存在を知られないままこの子はいなくなっちゃうんや、とか」と表現している。もちろん、中絶という経験に直面し続けている最中、おそらく、敢えて語らないことで、彼女たちが自分自身を守ることができていた部分はあっただろう。語ることが、常に、苦しみから解放する手段となるわけではない。ただ、話す時期や場所や相手を選びながら、繰り返し思い浮かべる自分の「赤ちゃん」のことを言葉にしていく必要があったのではないか。それは、無理に忘れようとしたり、語らずに自分の内に押し込めたりすることで、「逆に引きずってたんやろうね（L）」「全然消化できてへん（M）」というように、思いが残ったとする語りからも推測できることである。

こうした語ることのできなさを踏まえると、彼女たちが、人によってはパートナーや妹や友人などから断片的な支えを得ながらも、パートナーにきちんと話をすることができないままにそのプロセスを辿ってきた現実は、非常に過酷なものであったといえる。彼女たちは、語ることができない理由に直接言及しているわけではない。前記の「なんか知らんけど、言えんかってんやんか（K）」という語りにみるように、彼女たち自身もその理由がはっきりわからなかったのかもしれない。しかし、当時、中絶手術の前後を通してどうしても語ることができなかったことには、罪悪感や自責の念が関係していたとも考えられる。渦中で彼女たちは、「なんでそんな無責任なことするんだ（L）」と問われたり、「胎児をあんたは殺してしまったんや、みたいなこと（L）」を言われ、深く傷ついた。また、人に責められずとも、中絶手術以後、「ずっと、ごめんなごめんなやった（K）」「赤ちゃんごめんねって、すっごい2、3日泣きまくってた（M）」と語る。そしてMさんは、「赤ちゃんに対して、申し訳ないとか罪悪感とか」と、自責の念を直接口にしている。つまり、中絶手術の前にも後にもみられるその語れなさは、彼女たち自身が、「自分の中で、自分のことを責めて（L）」罪悪感や自責の念を痛いほど感じていたにもかかわらず、それを親や友人や医療従事者から指摘されれば、あるいは言葉にされなくてもそう思われていると自ら思い込む――彼女たちもまた、中絶する女性にスティグマを押し付ける社会の中で生きている――ことで、より強くなる罪悪感の重みに耐えられないと感じたことによるのではないか。さらに、こうした抑圧的な有り様や隠蔽性が中絶経験を不透明にし、支援や解決を困難なものにしている可能性がある。そして、実質的な方策が得られないことによる苦しみはもとより、中絶についてパートナーにすら話すことができなかったのは、大変孤独な辛い状態であったといえる。

2　教育と心理社会的支援への示唆

中絶という経験は、当事者女性にスティグマを押し付ける社会認識、喪失感や罪悪感による苦しみ、パートナー関係にまつわる難しさ、それらを総合したものとしての語られにくさなどを特徴とする。語られにくいということが、当事者女性の苦痛を強めていることは重ねて指摘しておきたいが、語られにくさによる弊害は、そのことに留まるものではない。20歳未満の女性が年間2万7、000人以上――総数では年間27万人以上（2006年度）――中絶している現状を踏まえれば、中絶にまつわる諸々の経験を覆い隠してしまうのではなく、それぞれの経験から得られる知見の蓄積を活かせるように、当事者の視点から中絶経験を明らかにすることは重要なことである。もちろん、望まない妊娠があり、また中絶によって胎内に宿る命を奪い、母体に負担をかける以上は、受胎をコントロールし、中絶をしないようにする教育は必要だろう。しかし、そうした教育だけではなく、中絶せざるを得ない状況を想定した教育もまた必要である。すなわち、中絶を選択する未婚の若年女性が、どのようなことを思い、何に苦しみ迷っているか、そして、どのようなプロセスを辿る中でいかに中絶経験を意味づけていくのかを、広く伝えていくという教育の有り様である。

こうした中絶にまつわる経験が知識として習得されれば、将来、看護を含む医療職に就く人々、中絶せざるを得ない状況に陥った未婚の若年女性、パートナー、親やきょうだいや友人など周囲の人々がそれぞれに、必要に応じて対処すべき方策を検討することが可能となる。それはまた、中絶した女性にむげにスティグマを負わせる社会の認識を変えていく力となりうる。もちろん、社会におけるスティグマ視をなくしてしまうことは困難であるだろう。それでも、周囲の重要な他者の支援意欲に刺激を与えたり、「中絶を選択する女性は妊娠や中絶について容易に考えている」と十把一絡げにするような一部の医療従事者の医の倫理観に働きかけるものとなるのではないか。中絶経験をその意味も含めて当事者女性の視点から捉え提示することは、中絶をせざるを得ない未婚の若年女性の苦しみを知り、個別の状況に応じて支えの手を差し伸べようとする姿勢や態度を培う教育や心理社会的支援の基盤をなすものだと考えられる。

3　必須通過点による行動や選択の焦点化の意義

本章では、未婚の若年女性の中絶経験について、複線径路・等至性モデル（ＴＥＭ）の枠組みを用いて、〈身体的変化に気づく〉（必須通過点）経験、〈医師により妊娠の診断を受ける〉（必須通過点）経験、〈中絶手術を受ける〉（等至点）経験の３つに焦点をあてて時期を区分し、妊娠に気づいた彼女たちが、中絶手術を受ける前後を通して、どのような経験をし、何に迷い、気持ちや認識がどう変わっていったのかを時間軸に沿って捉えた。さらに、〈「不安」と「気づきたくない」との葛藤の開始〉、〈病院を探し、訪れる〉、〈承諾書にサインする〉といった行動や選択を必須通過点として定め、中絶手術を選択する女性がどのような事態に遭遇し、いかに対処していったのかを明らかにした。このように必須通過点は、人の行動や選択を拘束しかねない文化社会的・現実的制約を見つけやすくし、また、そうした制約と偶有性の中で人が行動し選択することについての理解を促す可能性をあわせもっている。このことを、〈承諾書にサインする〉ことを取りあげて説明しよう。

中絶手術を選択するに際して、母体保護法では、中絶を考える当事者女性とパートナーの同意が必須とされている。妊娠や中絶がカップルの問題である以上、現代の日本社会において、それは当然のことだという見方は可能だろう。そして、出産を選択することができない場合はむしろ中絶を希望するのであり、パートナーのサインを得ることができるのが通常である。しかし、Ｋさんの例にみるように、出産という選択が望めない状況で、パートナーにサインを拒まれる場合がある。中絶手術を受けることができない「八方塞がり」の状態で、Ｋさんはサインを「偽造」するしかなかったのだが、出産する選択肢もなくパートナーのサインも得られない状態において、「違う筆跡で」「認めの印鑑を取りあえず押す」ことで手術を受けられることは、明らかに抜け道として認識されていた。そして、そうした方法が、追い詰められたＫさんにとって、大きな救いとなったのは事実である。サトウら（サトウ・安田・木戸・髙田・Valsiner, 2006）は、必須通過点の1つとして制度的必須通過点をあげ、それを、制度的に存在し、典型的には法律で定められているものとして定義している。〈承諾書にサインする〉は、この制度的必須通過点にあてはまる。制度は、保障や代替となりうる一方で、それによって身動きできない事態に陥る場合があり、必須通過点は、個人の多様性を制約する契機を見つけやすくするという点で重要である。

他方で、中絶手術に際し、本人とパートナーが〈承諾書にサインする〉ことは、法律上の取り決めとして重要であろう。また、取り決めとされていることによって、たとえ妊娠の事実や中絶についてパートナーに相談しにくい状況であっても、2人で話をするという相互作用が生み出されやすくなる。そして、パートナーに相談すること自体が、その後の行動や選択、関係性に変容をもたらしうる。こうしたプロセスのあり方、すなわち偶有性を踏まえると、〈承諾書にサインする〉という必須通過点は、承諾書へのサインが不可欠であるという現実的な制約となる一方で、パートナーと2人で中絶に向き合うきっかけを与え、中絶経験における変容を促すものであるとも考えられる。中絶経験の肯定的な意味の1つに、パートナーとの関係を見直す大きなきっかけになることがあげられる――協力者にはいなかったが、ありえる経験として点線の囲みで図8-2に示した――ことを考え合わせても、〈承諾書にサインする〉という必須通過点は、パートナーとの関係性の変容に働きかけるものになり、焦点をあてるべき行動として重要である。このように、文化社会的・現実的制約と偶有性とが交差する網目の中で、人の経験の変容を捉える見方を提供するという点でも、ある行動や選択を必須通過点として捉え、焦点をあてる分析には意義があるといえる。

社会文化的背景をさぐるという視点をより浮き立たせ、広い文脈に位置づけて深く検討するためには、異なる文化圏や制度における同様の焦点化と分析が有効であるだろう。異なる文化圏や制度内では、全く異なるものが、〈承諾書にサインする〉ことと類似した機能を果たしている可能性がある。また、〈承諾書にサインする〉ということが、全く別の機能をもっているかもしれない。その際、〈承諾書にサインする〉というような取り決めが、どのような背景のもとで成立したのか、あるいは成立しなかったのかを中絶の歴史的変遷とあわせて捉え、異文化間の差異を突き合わせて検討するということが必要だろう。こうした分析を通じて、〈承諾書にサインする〉ということのここでの解釈の適切性を検討し、知見を蓄積していくことが重要である。

4　個別多様な中絶経験の可視化の意義 ―― 行動や選択の共通性と個別性、可能な径路から

時間とともにある経験を、平均像にまとめてしまうのではなく、等至点や必須通過点として要となる行動や選択に焦点をあて、そこに至るまでどのような径路を辿り、その後にどのようなことが待ち受けているのかを把握することは、個人の多様な経験への理解を深める鍵となる。インタビューから浮かび上がった鍵となる行動や選択を等至点や必須通過点として焦点化したことは、多くの人が共通に経験しうる行動や選択と、他者との関係性の違いによって変化する気持ちや認識、行動や選択を捉え、それらの連なりによって構成される多様な経験のプロセスを示すことができた点で、意義があった。

また、TEMの枠組みによって、協力者は経験しなかったが、可能性として制度的あるいは論理的に多くの人が経験すると考えられる行動や選択を示した。具体的には、例えば前者は「保護者にサインを得る」という行動であり、後者は「出産を決める」という選択である（図8－1を参照）。「保護者にサインを得る」ことを制度的に多くの人が経験する行動とするのは、通常日本では、「保護者にサインを得る」ことが、未成年者が中絶手術を受ける際の要件の1つとされているからである。ただし、母体保護法の規定でサインが必要とされているのは、実際には当事者女性とそのパートナーのみである。それにもかかわらず、多くの病院で保護者の同意書が求められるのは、未成年者に対する中絶手術後のケアの必要性と、未成年者の契約を真の契約と認めることができないといった法的な解釈によるとされる。ただし、とりわけ後者の、未成年者の契約を真の契約と認めることができないということについては、専門的にも無理のある建前的な解釈であり、余計なトラブルを避けたいとする病院側の意向を反映したものだとも考えら

れる。こうした必ずしも保護者の同意が必要とはいえない中で、「保護者のサインを得る」ことが、通常多くの病院で必要とされている。ここで、慣習的な取り決めであれ通常必要とされる「保護者のサインを得る」行動が実際になされなかったのは、中絶経験の語れなさと関連することである。なお、親子関係の悪化が予測されるためだとか、少子化社会で産婦人科として経営を成り立たせるためという理由により、「保護者のサイン」を必要とせずに中絶手術を行う病院もある（Bright sex life, 2005）。そして、「出産を決める」ことを論理的に多くの人が辿る選択とするのは、実際、妊娠した未婚の若年女性が「出産を決め」て母になることが、可能性として十分にあり得ることであるからである。大川（2012）は、10代の未婚の女性が、妊娠を契機にパートナーと話し合って結婚を決め、あるいはパートナーと別れるがシングルマザーとなる選択をするなど、出産に至る経緯はさまざまであるにせよ、子どもを産み、社会的逆境の中で母親として逞しく活き活きと生活している姿を描き出している。

このように、協力者の語りから聴き取ることはできなくても、可能性として制度的あるいは論理的に経験すると考えられる行動や選択を示すことは、他の同じような経験をしている人々の中絶経験への理解を広げるという点で意義がある。そして本書のような質的研究では少数の事例を詳細に分析することが多いが、少数の協力者を対象にその経験をＴＥＭによって丁寧に捉えたからこそ、こうした制度的・論理的に経験しうる行動や選択があり得る径路として見えてきたといえよう。そういうあり得る径路は、中絶にまつわるさまざまな困難に遭遇して気持ちが揺さぶられ、他の選択肢が見えないでいる当事者女性に、代替的な可能性を示すものになる。未婚の若年女性の妊娠を、予防すべき深刻な事態だと捉える視点が多い中、妊娠に伴うさまざまな決定を当事者がくだすことができるように、可能な選択肢を示す試みは重要である（シンプソン 2006/1990）。

すなわち、ありうる行動や選択を示しつつ経験を描き出すことには、大きく2つの意義があると考えられる。1つ目に、周囲の他者も含めて、実際には経験しない人々にも追体験しうるものとして提示することによって、中絶経験への理解を深めることができることである。周囲の人々が、関わりや支援の検討につなげることもできる。語られにくく、したがって明らかにされにくい中絶経験の性質を踏まえればなお、その意義が明確になる。2つ目は、後に経験するかもしれない人々に対するモデルとして役立つものになる、ということである。ここでいうモデルとは、基本であるとか定形であるとか、手本として倣うべきもの、ということを示しているのではない。そもそも、提示された経験が、そっくりそのまま他者に当てはまるわけではないだろう。しかし、今後どうしたら良いのだろうかと悩んでいる当事者が、これまで自身が辿ってきた径路や、他者との関係性を含めた現在の状況を加味しつつ、今後のことを決めていくのに際し、他者の辿った径路を、可能性も含めて1つのモデルとしうることの意義は大きい。もちろん、現実には選択肢が無数にあるわけではない。なぜなら、人は、文化社会的・現実的な制約の中で、他者と関わりをもちながら行動し選択する、文脈に埋め込まれた存在であるからである。TEMによる、行動や選択の共通性と個別性、可能性を含めた径路の可視化は、いわば、こういう行動や選択もあるといった経験のヴァリエーションを示すものなのである。

第4節　まとめ ―― 中絶経験を生涯発達につなげる視点

本章では、社会文化的・現実的な制約や偶有性の中で選択し行動する、時間とともにある中絶経験を、当事者の目線から捉え提示した。最後に、時間経過と偶有性の観点から、語られた中絶経験のその後について述べ、生涯発達を捉える観点へとつなげたい。

たとえばMさんは、中絶を選択した時のことを振り返り、「元の自分に戻りたいって気持ち」があったと語っている。当時、彼女たちが中絶を選んだ理由には、妊娠の事実に衝撃を受けているパートナーの愛情が得られなくなるのを恐れ、元のパートナー関係に戻りたいとする願望が働いていた。中絶手術を終えた直後、それは形式的には達成された。しかし、もはやパートナーとの関係においては、彼女たちが望んだような元の状態に戻ることはできなかった。それでも彼女たちは、そうした妊娠や中絶の経験をなかったことにしてはいなかった。時間が経過した後、インタビューを通じて改めて語り意味づける中で、妊娠と中絶をなかったことにはせず、自分の人生における大切な経験として受け容れようとしていた。

妊娠はパートナー関係において起こるものであり、妊娠や中絶についてパートナーと話すことで、その後の行動や選択に変化がもたらされる。こうした、その時点ではわかりようもない質的変容をもたらすパートナーとの関係のプロセスのあり方を偶有性として捉え、図8-2に提示した。可能性という点からは、パートナーに妊娠の事実を告げて以降、パートナーとその事実を共有し、出産する選択肢を含めてどう対処するかを一緒に考えるという方向性もあり得た。もっとも、協力者の中には当時学生だった人もおり、出産に関しては、学業や経済基盤、生まれてくる子どもの養育などを含めて、慎重に検討する必要があるだろう。ただし、学生という身分であっても、周囲の人々の理解や支え、心理社会的な支援があれば、カップル間で話し合い、出産するという選択をしていた可能性もあったと考えられる。また、ありうる径路という観点からは、産んだ子どもを預ける、里子や養子に出す、という選択肢もまた存在する。さらにその背景に視野を広げると、生まれてきた子どもの利益と福祉を保障するという目的のもと、子どもたちに、乳児院や児童養護施設での養育環境や、里親や養親との出会いを設定・提供するような心理的・社会的基盤も存在する。

本章では、未婚の時期に中絶を経験した女性の視点からその経験を捉えた。経験が偶有性をもち、時間とともにあることを考慮すれば、彼女たちは今後、中絶経験を振り返る機会を得る中で、中絶経験の意味やお腹にいた胎児のこと、さらには自分が子どもをもつことについて、思いを巡らしたり、感情に揺さぶられたり、あるいは考えを深めたりすることがあると考えられる。中絶経験は、過去の制約を受けながらも未来に開かれている。マイナスでしかなかった中絶経験に関する語りをむすぶ中で、――このインタビューを通じてもなされたように――自らの生殖の物語を再構築したり、パートナー関係を考えたり、家族像を創り出していく可能性に開かれているのだ。そして、そうした有り様に、中絶を経験した女性の生涯発達を見て取ることができるのである。

第9章　不妊当事者への生涯発達的支援

本書は、不妊治療でも受胎しなかった女性の子どもをもつことをめぐる選択と経験を、生涯発達の観点から当事者の人生文脈に位置づけて捉えてきた。また、第8章で扱った未婚の若年女性の中絶経験も、当事者の視点を重視し、生涯発達を見据えてみてきた。本章ではこれまでのまとめとして、生涯発達の観点から、不妊当事者への実践的支援について検討する。

第1節　情報提供と心理教育による選択支援——不妊治療を始める段階での支援

まず、不妊治療を始める前の人々への支援について検討しよう。不妊に悩んだ最初の時点で、子どもをもつことに関する選択肢の情報提供ならびに心理教育を行うという支援である。

1　子どもをもつことをめぐる選択の代替性の保障 ── 養子縁組という選択肢

不妊治療を受ける前に、不妊に悩む当事者が、子どもを望む自分自身の気持ちを確認するための支援は重要である。子どもを望む気持ちについて、産んでみたいのか、子育てしたいのか、不妊であることを受け容れたくないからではないかなどを検討することによって、その後の進むべき道は変わってくる（森 2004）。本書では、養子縁組という社会制度の存在を、子どもをもつための選択肢として明示することの重要性を随所で論じてきた。ここでは、より早い時期に、つまり不妊に悩んだ最初の時点で、不妊治療と養子縁組を、いずれも子どもをもつための選択肢として並列的に情報提供することの重要性を述べる。

現代の日本では、結婚して子どもを望みながらももつことができない場合、不妊治療という選択が一般的なものとして認識されている。しかし、こうした「受胎しにくい→不妊→不妊治療」という単線径路は、生殖補助医療技術の高度化・先端化のもとで社会文化的に水路づけられたものであるという見方ができるだろう。欲求を満足するための行動が、何度か繰り返されるうちに固定化することを、水路づけ《キャナリゼーション》という。思考および行動や選択の硬直化につながることが、その弊害として指摘されている（大島 1999）。技術の進歩により不妊治療という限られた場でのみ選択肢が拡大しているからこそ、不妊に悩む当事者に、養子縁組という社会制度の存在を、不妊治療に通う前段階で選択肢の1つとして明示することが重要なのである。

こうした提案は、突拍子もないことでは決してない。実際、養子縁組を子どもをもつ選択肢の1つとして認識することの重要性は、一部の不妊治療施設でも認識されつつある。不妊治療を専門とする婦人科で、カウンセリングを中心とした臨床心理的支援に携わる伊藤（2007）は、不妊治療を4段階に区分し、より上位の段階へと進めていくのが一般的であるとする。段階1は、性生活の時期を指導するタイミング法や人工授精などの一般の不妊治療である。段階2は、体外受精や顕微授精など、精子と卵子をともに体外で操作する生殖補助医療技術である。段階3は、非配偶者の関与がなされる、精子や卵子や胚の提供および代理懐胎などである。そして、段階4に養子縁組をおく。不妊治療現場で支援に従事する立場で、子どもをもつ方法として養子縁組を考慮に入れていることは注目に値する。しかし、不妊の当事者が、自らの生活設計や人生展望の中で選択できるよう支援するには、養子縁組という方法を、医療従事者側が最終段階として示すのではなく、どの段階に位置づけるかということ自体を当事者の決定にゆだねる必要があると考えられる。なお、段階3の、非配偶者が関与する治療法は、ＡＩＤを除き、現在日本では公に認められていない。それにもかかわらず、段階3として位置づける整理の仕方に、受胎を第一とする不妊治療現場の価値観が強く表れているといえよう。

2　選択支援の環境設定——不妊相談の専門家の養成とともに

こうした選択支援はどのような場や仕組みによって可能となるのだろうか。不妊治療現場の外の地域社会と、不妊治療現場に分けて考えてみたい。前者に関しては、都道府県や市町村単位で、女性センターや公民館を活用したり私営のカウンセリング施設と連携して、不妊相談の場を設け、専門の相談員を養成し、情報提供や心理教育を行うという支援体制があげられる。こうした体制づくりは、厚生労働省により２００１年から母子保健計画の一環としてなされている「健やか親子21」の不妊相談支援事業を土台にして拡充することができるだろう。この事業は、不妊専門相談センターを全都道府県に整備すること、不妊治療を受ける際の専門家によるカウンセリングを受けることのできる割合を１００％にすることなどを目標に掲げて始められた。２００５年の第1回中間評価で、目標を達成あるいは達成しつつあると評価されているが、他方で、不妊専門相談センターの質的な評価の必要性や、カウンセラーの配置が生殖補助医療を実施する施設に偏っていることなどが、課題として指摘されてもいる（第1章第1節3を参照）。こうした課題を踏まえればなお、都道府県や市町村といった地域社会単位において、不妊専門相談員の養成と研修により相談の質を高めつつ、当事者が不妊に悩みを抱えた段階で、情報提供と心理教育を通じて子どもをもつことに関する選択支援を受けることができるような体制づくりが求められる。後者について、不妊治療現場においても、当事者に、不妊に悩み治療に訪れた最初の時点で、不妊治療と養子縁組という選択肢を提示する選択支援が重要ではないだろうか。受胎を第一目的とする不妊治療現場からすると、養子縁組を不妊治療と並列的な選択肢として情報提供することには、価値観の大きな転換を必要とするかもしれない。しかし、現状において不妊に悩む夫婦が最初に訪れる不妊治療現場でこそ、当事者が自らの生活設計や人生展望に沿った選択ができるような支援が求められる。

こうした不妊治療現場の内外における選択支援の環境設定に、不妊相談の専門家の養成を欠かすことができない。近年、たとえば、日本生殖医療心理カウンセリング学会[14]が開催する生殖医療相談士養成講座や生殖心理カウンセラー養成講座では、不妊相談の専門家の養成が行われている。地域社会に不妊相談の場を設定するとともに、不妊治療現場の内外における不妊相談の質を高めるべく専門家を養成することが、急務の課題である。

3　当事者の生活設計や人生展望に位置づけた選択支援

養子縁組という選択肢の可視化は、子どもをもつことができずに悩む人々にとって、養子縁組が実際に選択しうるものとしての意識化にむすびつくことが目指される。したがって、情報提供を受け養子縁組を具体的に考える夫婦には、さらに、養子縁組を選択した場合の現実的制約や直面しうる問題や葛藤に関する心理教育を行う必要があるだろう。たとえば、養子縁組に関しても――不妊治療がそうであったように――、望めば必ず子どもを受け容れることができるとは限らない。なぜならば、子どもの利益と福祉を第一とする観点から、養親になることを希望する側の経済状況や生活環境、子どもが成人する時期と退職年齢との関連で養親側の年齢などが、厳しく問われるからである。また、非血縁の家族を築くことにまつわり、子どもを迎えた後には、子どもの試し行動や子どもの出自に関する告知など、特有の課題がある（第6章および第7章を参照）。

養子縁組という選択肢の明示化は、子どもをもつことに関する選択肢の代替性を保障することにある。もちろん、子どもをもつことの可能性を広げる点に選択支援の意義があるが、だからといって、必要以上に子どもを望む当事者夫婦に希望を膨張させるものであってはならない。もっとも、こうした現実的な制約を示すことの重要性は、不妊治療においても同様である。不妊治療を受けることを選択した人々には、妊娠のメカニズムをはじめ、不妊原因、治療技術の種類と費用と成功率、治療の進め方などに関する情報提供、ならびに、不妊治療に伴う副作用や治療の進行により生じうる心理状態などに関する心理教育が不可欠であるだろう。

このように、不妊治療を選択するにしても養子縁組を選択するにしても、実際上の可能性ならびに限界や制約を把握したうえで、当事者夫婦が自分たちの生活設計や人生展望に即した選択を行うことができるような情報提供と心理教育が、不妊に悩みを抱えた最初の時点で必要であるといえる。

第2節　不妊の喪失への支援 ―― 不妊治療中における支援

次に、不妊治療中の人々への支援について検討したい。不妊経験の共有、および不妊の喪失感情への対処を目的とした支援である。まず、不妊の喪失に関連するスティグマについて述べたうえで、当事者グループにおける支援、個人カウンセリングによる支援に分けて検討する。

1　喪失をもたらす不妊のスティグマ――自ら支援を断つ心理機序

不妊は、結婚しても子どもができないということにより、スティグマを押し付けられやすい事象であるが、それでは一体、不妊のスティグマとはどのようなものなのだろうか。

スティグマとは、他者と異なっているということと関係する概念であり、その他者との異なりがどのように捉えられるかが問題となる。ゴッフマン（Goffman, 1963）は、スティグマという言葉を、異なることが価値としてみなされない時に生まれる否定的な特徴を表現する時に用いた。なんらかの他者と異なる特徴をもつ個人にとって、その異なることの意味を理解するうえで、次の2つの点が影響する。1つ目は、その異なりが、他人にどのように認識されるか、ということである。そして2つ目は、他人が認識するその異なりを、その人自身がどのように考えるか、ということである。現代における不妊のスティグマは、とりわけ後者と関係していると考えられる。なぜならば、子どもがいないことを人に指摘されること以上に、あるいは人に指摘されなくても、自分自身が、子どもがいないことを苦痛に思っている場合が多いからである。

確かに、結婚したら子どもをもつのが普通であるという社会通念は未だ根強く、一般的なものであるといえる。しかし一方で、子どもをもたない選択もまた家族を築く1つの有り様として理解されている現代においては、「子どもがいない自分あるいは自分たち夫婦を、周りの人々がどのように認識しているかと自分自身が考えているのか」が、不妊のスティグマを理解するうえでの鍵となる。つまり、子どもがいないという他人との異なりを、友人、大多数の家族、所属する何らかのグループ、地域あるいは社会との比較において、自分自身がどのように認識しているのかということが、不妊のスティグマと密接にむすびついているのである（才村 2008b; ソーン＆ダニエルズ 2008/2003）。

不妊であることを、当事者自らがスティグマとみなしてしまうことの弊害は甚大である。子どもをもつことができない自分は、他の多くの人々とは違ってしまったと考えることによる疎外感と孤独感、他の人が普通にできていることができないと思い込むことによる自己欠損感や劣等感、それに伴う自尊感情の低下などを引き起こす。そして、劣等感が増し自尊感情が低下する中で、自ら内に閉じこもり他者とのつながりを断ち、ますます疎外感や孤独感を強めるという悪循環が生じてしまう。こうした有り様は、不妊の喪失として理解することができる。このような数々の喪失感に塗り重ねられた状態においては自己を表現することが難しく、よって、支援を受けることが極めて困難な状況となり、結果として、諸々の不妊の喪失の感情を放置したり抑圧したりする事態に陥ってしまうのである。

2 スティグマへの対処――当事者グループの効用

疎外感や孤立感を深め、支援を享受することすらできないという事態を切り崩す1つの方法に、安心することのできる、同じように不妊に悩む人々の集まりの中で、不妊の喪失感を含めて自己を表現し合う、ということがあげられる。不妊に悩み治療経験のある人々からは、しばしば、「不妊の苦悩は経験した人でないとわからない」という言葉が聴き取られる。そう語らしめる程に、不妊であることや不妊治療が苦痛に満ちたものであることが推測されるが、こうした語りからは、当事者グループにおける自己表現および経験や感情の共有が、疎外感や孤独感を和らげ、自己欠損感や劣等感を払拭し、自尊心を回復させるのに役立ちうることが示唆される。

ただし、不妊の苦悩と一口に言っても、不妊原因や治療に通う背景、治療の進行状況によって、当事者同士ですら、「妊娠できるのならいいじゃない」/「流産を繰り返すぐらいなら妊娠しない方がまし」、「子どもがひとりいるのなら十分よ」/「ひとりっ子はかわいそうといわれるのが辛い」と、排他的な感情に支配される場合があることも否定できない。また、一緒にがんばろうねと不妊治療に向き合っていた仲間同士であったのが、どちらかが妊娠したのを機に、裏切られたような感覚をもってしまうこともしばしばである（安田 2009）。不妊当事者は、不妊であることに怒りを感じてもいる。怒りの感情については、感じてはいけないと抑圧してしまっていたり、直接的な攻撃として表出されたりなど、人によって感じ方や表現のされ方はさまざまであるが、自らの怒りの感情をきちんと意識化し、適切に処理することもまた重要なことである。こうしたことを踏まえ、当事者グループによる語りの場が、いたずらに傷つけ合うことなく1人1人が安心して自己を表現し、経験や感情を共有することができる場になるように配慮する必要がある。よって、不妊原因や不妊治療の段階などによって参加者の枠を設け、また、形態としてはクローズドグループとオープングループに分け、当事者のニーズにあったいくつかのグループを設定する必要があるだろう。それでも、感情処理の段階や精神状態は個別に異なるものであり、心理士や看護師などによるファシリテートのもと、慎重にグループが進められることが重要である。

このように、安心できる場で、当事者同士による自己表現ならびに経験や感情の共有を通じて、不妊に悩んでいるのは自分独りではないこと、子どもがいないことで自分が不完全であるとか社会から認められない劣った存在であるわけではないことなどを実感することができ、ひいては、自己を尊ぶ気持ちが生まれてくるのではないだろうか。当事者グループにおいて、適切なファシリテートにより、当事者同士の自己表現および経験や感情の共有を促すという支援は、不妊であることによる自らへのスティグマ視をほぐし、疎外感や孤独感を緩和させ、自己欠損感や劣等感を修復し、自尊心を回復させるのに奏功するものと考えられる。

加えて、自尊心の回復を推し進めるには、「子どもをもつ／もたないという価値基準でははかることのできない私」の有り様に、目を向けることができるようになる必要がある。不妊治療過程では、子どもをもつ可能性に開かれている一方で、誰もが、治療で子どもをもつことができるわけではない現実と背中合わせの状態にあるといえる。また、不妊治療で子どもをもつことができ、いったんは解決を図ることができたように思えても、実際にはそうでない場合もある。自尊感情の綻びは、子どもをもつかもたないかという次元を超えた、自分の人生をどう生きていくかといった深い問題と密接にむすびついたことであるだろう。したがって、このような、子どもをもつかもたないかという価値基準を超えた視点で、自分の人生を考えることができることが重要になってくる。それは、子どもをもつことができない喪失感を抱えながらもさまざまな背景をもつ個別多様な人生を尊重するという、支援者の関わりによって培われる面が多分にあろう。よって、グループワークでは、不妊治療をしている今に固執してしまうことのない長期的な時間軸を取り入れながら、不妊に悩む当事者が自らの人生展望に即して、「子どもがいなくても」もしくは「子どもがいないからこそ」と発想を転換することができるような心理教育を含めた関わりが必要となってくる。こうした関わりの中で、子どもがいないという他者との異なりを肯定的に意味づけし直し、不妊であることによる自らへのスティグマ視からの解放を促し、ひいては、子どもをもつかもたないかという価値基準とは異なる次元で自己を尊重する視点が芽生えてくるものと考えられる。

このような当事者同士での自己表現および経験や感情の共有を促すグループワークは、自らの、子どもをもたないという他者との異なりを肯定的に認識する視点を培うことに加えて、目の前にいる他者を独自の異なる存在として尊重するという、多様性を認識するものの見方を育む土壌にもなる。こうした当事者グループでの関わりや心理教育的な支援を通じた、不妊に悩みを抱えた人々から発する多様性を認める1人1人の認識改革の蓄積が、ひいては、不妊に対する社会的理解を促し、社会的少数派に無意識にスティグマを押し付けてしまうことのない多様性を尊重する社会的基盤の形成へとつながるのではないだろうか。その実現化に近づくためには、当事者によるグループワークという枠を越えて、よりマクロな視点で、つまり一般社会に対する啓発や教育という規模でも、検討していく必要があるだろう。なお、こうした、多様性を尊重する視点や、子どもがいようがいまいがあなたは尊い存在であるという支援を行う側の基本的かつ重要な姿勢や関わりは、個人を対象とした不妊カウンセリングにおいても要点を同じくすることである。

3　あいまいな喪失への対処――個人カウンセリングの効用

個別のニーズにより、また扱う内容によって、グループよりも、個人を対象とした不妊カウンセリングがより有効な場合がある。グループでの関わりは、双方向的な経験や感情の共有を目的とするがゆえに、良くも悪くも個別的な関わりが薄められる。不妊の悩みを抱える他者と居場所をともにし、同じような経験をした同じような境遇にある他者の声を聴き、不妊に悩んでいるのは自分独りではないのだと感じることが、疎外感や孤独感の緩和や自尊感情の底上げに奏功しうるが、不妊であることによる個別の深い喪失には接近することが困難である場合が多い。そうした、背景の異なる個別の深い喪失の哀しみを放置することなく、時期を見計らい、それぞれの状況に応じて支援するには、個別の語りに寄り添う個人カウンセリングが必要となってくる。

それでは、深い喪失の哀しみにはどのようなものがあるのだろうか。とりわけ、幼い頃から思い描いてきた家族像や生殖の物語は、長い時間をかけて、個別の背景を編み込み築き上げてきたものであるだけに、根が深く、それが崩壊することによる衝撃と喪失感は、非常に大きいといえるだろう。

私たちは、幼児期から、思春期・青年期を通して、養育された家庭を土台としつつ、保育士や幼稚園教諭の関わり、友達の家族、地域社会での価値観、学校教育、メディアなどの影響を受けながら、理想とする未来の家族像を思い描き、生殖の物語を語ってきたことだろう。結婚したら子どもを何人もちたいのか、何歳ぐらいで産みたいのか、男の子がいいのか女の子がいいのか、どのような母親になりたいのか、どのような家庭を築きたいのか、ということを、程度の差こそあれ、多くの女性が一度は考えたことがあるのではないだろうか。このようにして幼い頃から思い描いてきた家族像や生殖の物語が、不妊であると診断されることによって、すっかり崩壊するという事態に直面する。そして、不妊治療を始めて以降、こうした不妊の喪失感は、毎月訪れる生理によって慢性化しながらも次第に揺るぎのないものとなり、自らの遺伝子や血縁、命を後世につないでいくことができないという喪失感へとつながっていく。総理府広報室（1986, 1991）が実施した「なぜ子どもを産み育てるのか」に関する意識調査では、年齢が若く都市部に住む人々に、「自らの命をつないでいきたい」という欲求をあげる傾向があったことが報告されている。この報告は、不妊により、自らの意思に反して命をつないでいくことができないという事態が、大きな喪失として経験されうるということを示している。

こうした、不妊であることによって命を後世につないでいくことができないという考えは、現代に特徴的なものである。中山（1995）は、明治初期から昭和初期までの生命誕生に関する認識のあり方との比較検討により、子どもや生命に対する日本人の考え方の変化として、次の2つのことを明らかにした。1つ目は、私たちは、子どもの誕生や妊娠・出産という出来事に際して、「超自然の世界（あの世）」の存在に対する認識を希薄化させる方向に向かっており、生命を考える際の空間世界の観念の幅を縮小させてきていることである。2つ目は、「人間の世界（この世）」の肉体が生きる時間の範囲内で生命を認識する方向に向かっており、生命の誕生に対する観念の時間軸の幅をかつてよりも非常に短くしてきていることである。そして、生命が「不連続な個人」の集合体であるという認識が強化された社会の中で、不妊に直面した人々の喪失感を、次のようにまとめている。「私たちは『不連続な個人と個人』を繋げていく『実の親』と『わが子』の存在を永遠の生命のシンボルの1つとして重視し、それに固執する」傾向が促されているのであり、よって、「個人と個人をつなぐ生命の連続性から断ち切られたかにみえ『血縁に基づく親子関係』を継承することに希望をもちにくい不妊の人々の喪失感や疎外感は周囲が想像する以上に大きく」、「血縁を重んじた『わが子』意識を強化する働きが社会全体で増すほど、生殖補助医療技術の助けを借りてでも『わが子』を産みたいという願いはさらに強まっていく」のである。つまり、不妊であることによって当事者に否応なく突き付けられる喪失感や疎外感は、永遠のシンボルとして生命を血縁的・遺伝的につなげていくという重要な営みをなすことができないといった認識に起因するものであり、そうした認識の形成には、血縁のある親子関係を重んじる歴史的・文化的・

社会的な価値意識が色濃く影響している、ということができるだろう。このことは、不妊で子どもをもつことができない悩みを抱えていても、養子縁組という選択肢が意識化されにくいこと、そして、養子縁組で子どもを育てることが、地域社会の中で普通の家族ではないと自ら認識されてしまう事例（第6章を参照）にも、顕著に表れていよう。こう考えるなら、不妊に悩む女性の、自らの命をつないでいくことができないという喪失感を理解するには、歴史的・文化的に血縁のある親子・家族関係を重んじる社会認識の形成過程を丁寧に読み解く作業が必要でもある。ただし、そうした作業は、本書での目的を超えるものであり、ここではその必要性を認識するに留めておく。また、柘植（1996b）は、イエイデオロギーが次第に薄らいできた今日では、子を産むことの強制よりも「母性」によって女性が自分自身を縛っている状況の方が、根深いことを指摘している。不妊女性の子どもをもちたいという願望は、歴史的・文化的な流れを汲みながらも、現代の女性の個人主義的なライフスタイル選択（柏木 2001）や生殖補助医療技術の進歩などの現代における諸々の要因が複合的に絡み合い、子どもを望む女性自身の意思を巻き込んだかたちで複雑化しているのである。

それでは、幼い頃から思い描いてきた家族像や生殖物語の喪失、そして、自らの命をつないでいくことができないという喪失に対して、個人カウンセリングではどのような支援を提供することができるのだろうか。こうした喪失感から目を背けたり抑圧したりしてしまうのではなく、また、無理に語ることを強要するのでもなく、当事者の感情処理の段階に即しながらもそこから一歩先導するかたちで、喪失感に向き合うことができるように支えることが重要であるだろう。

不妊の喪失は、あいまいな喪失であるともいわれる（ボス 2005/1999）。ボス（2005/1999）は、愛する人の生死が不確かな場合に起こる反応としてあいまいな喪失という概念を提唱し、身体的には不在であるものの心理的には存在する場合と、身体的に存在するにもかかわらず心理的に不在である場合の2つのタイプを定義した。不妊の喪失は、前者の、身体的には不在であるものの心理的には存在する場合にあてはまる。こうした、不妊の喪失のあいまいさは、不妊であることによる不確かさ（星 2003; 長岡 2001; Sandelowski, 1987）を基盤としつつも、生殖補助医療技術がその特徴としてもつ不確かさ（星 2003）によって増してゆく。不妊治療を試みては受胎するかもしれないと期待に胸を膨らませ、思い描いていた生殖物語や理想的な家族像の実現に思いを馳せながらも、治療が不成功に終わる度ごとに落胆し、未だ見ぬ子どもに別れを告げるという、実態のない喪失を繰り返さなくてはならないのである。こうしたあいまいな喪失は、実態がないがゆえに、他者には理解されにくいものであるといえるだろう。また、自分自身でも、大したことはないと気持ちを誤魔化し、次の治療の機会に意識を向けることで、喪失の哀しみを感じないようにすることもできる。それは、不妊の辛さに敢えて向き合わないことで精神の安定をはかろうとする、1つの対処方策でもあるだろう。

しかし、そのようにして、喪失の感情をまるでなかったことのようにやり過ごし、抑圧してしまうことによって、自閉的に抑鬱状態に陥り、あるいは、他者に怒りや攻撃性として感情を爆発させるなどいびつなかたちで感情が表出され、ひいては重篤な精神状態や対人関係の悪化を招きうるのである。こう考えるなら、幼い頃から思い描いてきた生殖物語や家族像の喪失、そして、自らの命をつないでいくことができないという喪失に、そうした感情が際立った時に、じっくり向き合うことができるような支援が重要になってくる。それは具体的には、生理になったり、採卵できなかったことや、受精しなかったこと、そして着床しなかったことが告げられた後、つまり不妊治療が失敗したことがわかったタイミングなどである。

他方で、いのちをつなぐという営みが、遺伝子や血縁を残すことによってのみ成し遂げられるものではないという心理教育も重要である。いのちをつないでいく営みは、さまざまなかたちで可能となる。それはたとえば、近所の子どもたちと触れ合うこと、甥や姪と関わること、職業で後継者を育成すること、里子や養子を育てること、親を介護すること、地域社会でのボランティア活動に従事すること、職業において偉業をなすこと、著書や芸術品や造形物を後世に残すことなど、多様なかたちがある。心理教育においては、まず、自分がどうして子どもを望むのか、何をしている時に、他者とどのような関わりを築く中で喜びややりがいや生きがいを感じるのか、今後どのように生きていきたいと思うか、といったことを継続的に考える機会を設けることが重要であるだろう。そのうえで、いのちをつなぐということの、自分にとっての意味づけを再構築していくことができるような関わりや支えが必要となる。こうした心理教育的な支援が、生殖物語や家族像の喪失に対処するのに非常に有効であるといえるだろう。

また、このように不妊の喪失感情に対処することができるように支援することは、治療をやめる選択に関する支援と密接にむすびついてもいる。とりわけ、不妊治療をやめる選択は、治療を始める最初の段階で情報提供と心理教育により、生殖補助医療技術の可能性と限界を認識する機会を得て、いつまで治療を続けるのかといったおよその展望を夫婦で検討するということと、治療中における種々の喪失への対処とがセットになった時、より適切になされるものと考えられる。

4　男女それぞれの喪失への対処の展望 ―― カップル関係を視野に入れて

夫婦間であっても、喪失の感じ方や感情の処理の仕方には、男女それぞれに違いがあるといえる。したがって、不妊原因を考慮に入れ、夫と妻別々に、当事者グループあるいは個別のカウンセリングにおいて、それぞれがそれぞれの喪失に対処することができるように支援することもまた重要である。そのうえで、夫婦間でお互いの喪失感情への理解を促すことができるように、夫婦を対象としたカウンセリングもしくは心理教育が不可欠である。不妊であることや不妊治療に対して、夫婦でどのように向き合い関わったのか、お互いに支え合える関係になり得たかということが、治療過程における夫と妻それぞれの精神状態や夫婦関係にはもちろんのこと、治療後の夫婦関係や子どもに関する何らかの問題が生じた時の対応の仕方にも、見過ごすことのできない重要な影響を与える。また、不妊治療過程における夫婦の精神的・実質的な支え合う関係性や協力体制は、生涯発達心理学の観点から捉えられる、発達における喪失の意義（やまだ 1995）、すなわち、不妊というマイナスでしかないと感じられた喪失経験への意味づけの有り様にも、大きな影響を及ぼすのである。

第3節　不妊経験の社会的共有――時空を超えた支援

1　当事者経験の社会的共有の意義

第1節では、不妊に悩んだ最初の時点での、情報提供と心理教育による選択支援について述べた。そして、第2節では、不妊治療中における、不妊のスティグマと喪失に対処するための支援について検討した。また、治療中における、子どもをもつかもたないかという価値基準でははかることのできない人生を展望する視点を培う心理教育は、不妊の喪失に対処するための支援であると同時に、不妊治療をやめる選択に関する支援と重なるものであることを述べた。

しかし、こうした支援を直接利用することができない人々もまた実際に存在する。住まう地域社会に支援が整備されていない、老親介護を同時に抱えている――実際、治療に通う人々の年齢層が高くなっている現状がある――、費用のかさむ不妊治療と経済基盤を整えるための仕事とが両立し得ないといった環境的・経済的な要因、当事者グループやカウンセリングに抵抗を感じる、精神的に不安定であるため支援を利用できる状態にないといった心理的な要因などにより、実践的な支援を直接活用することができない不妊当事者も存在する。しかし、こうした人々もまた、不妊治療を始めたらどのようなことが生じうるのか、こんな場合はどう対処したら良いのか、いつまで治療を続けたら良いのか、治療をやめる選択を考えた方がいいのだろうか、養子縁組という方法はどうなのだろうかと、さまざまに漠然とした不安や悩みを抱え、支援へのニーズを潜在的に有している。

したがって、子どもをもちたいと望む当事者夫婦が、諸事情によりたとえ直接的に支援を利用できる状況になくても、感情を処理したり、進む方向性を選択したりするヒントを得ることができるような支援が必要である。それは、具体的には、冊子や著書などの刊行物、あるいは電子媒体を通じて、不妊や不妊治療の経験を社会的に共有できるように提示する、というかたちでの支援である。このように不妊にまつわる経験が社会的に共有されていれば、当事者は必要に応じて、過去に同様に子どもをもちたいと悩んだ先人の経験に、アクセスすることができるだろう。そして、知り得た他者の経験を、不妊で悩んでいるのは自分だけではないと心の支えにしたり、さらには、不妊の喪失に対処したり不妊治療との関わり方を決定したりする際の、道標にすることができるのである。

2　当事者経験に研究者の視点が介在することの意義

ここで、社会的に共有される不妊経験が、経験した当事者のライフストーリーを第三者（研究者）の視点によって再構成したものである場合があり、そうした研究者の視点が介在することの意義を確認しておきたい。やまだ（2007e）は、ライフストーリーのナラティヴは多重のレベルの現場からなると指摘し、各レベルにおける現場の特徴を、次の4水準に分けてモデル化した。それらは、「I　実在のレベル（当事者の人生の現場）」「II　相互行為のレベル（当事者と研究者の相互行為の現場）」「III　テクスト・レベル（研究者のテクスト行為の現場）」「IV　モデル・レベル（研究者のモデル構成の現場）」である。このやまだのモデル化によると、再構成され提示された経験は、「モデル・レベル（研究者のモデル構成の現場）」のものであるということができる。また香川（2009）は、時間論の観点から、描き出されるライフストーリーには、「純粋持続という時間」「語りの時間」「復元の時間」という異種の時間が何段階にも重なるように多層（時間）的になっていると述べ、こうした時間を多重時間性（polychrony）と呼んだ。香川のこの見解に照らせば、分析され提示された経験は、「復元の時間」において研究者の視点によって捉えられた経験だということができるだろう。

一方、当事者グループでの経験や感情の共有は、「語りの時間」（香川 2009）における「相互行為のレベル（当事者と研究者の相互行為の現場）」（やまだ 2007e）の、双方向性のあるものだといえる。しかし、こうした双方向性から時間と距離を置き、「復元の時間」において研究者の視点から捉え提示した経験を共有することもまた意義あることである。なぜならば、人の行動や選択は、歴史的・文化的・社会的な背景を有し、社会文化的な諸力に牽引されるようにしてなされる場合があり、したがって、当事者同士の経験の共有では、その当事者性の強さゆえに、自らの行動や選択の方向性が明瞭に意識化されにくいとも考えられるからである。それは実際に、不妊治療過程で、心身ともに苦痛を経験し、また、生殖補助医療技術の可能性に限界を感じ始めたとしても、治療をやめるという選択肢が意識化されにくいという面に表れている。

こうしたことを踏まえれば、第三者の視点から、ある行動や選択に焦点をあてて、その時どのように振舞ったのか、他者との関係性はどうであったのか、そうした状況下で次にどういう方向に歩み進めていったのか、さらには、他に可能性があったのかということを捉え提示することにより、子どもをもちたいと望み不妊に悩む当事者に、自分は今後どうするのかを選択する際の有用な視点を提供することができる。もっとも、眼前に示された他者の経験が、そっくりそのまま機能するわけではない。それぞれが、異なる人間関係や背景をもつ個別多様な経験なのである。しかし、今後どうしたらよいのだろうかと思い悩んでいる当事者が、他者が辿ってきた経験を1つのモデルとして、少しでも視点を切り替えられることの意義は大きい。つまり、自分自身がこれまで辿ってきた道筋と、他者との関係性を含めた現在の状況、そして、志向する生活設計や人生展望を踏まえつつ、他者のモデルともむすびながら、これから進むべき方向性を選択していくことができるのである。

3　複線径路・等至性モデル（TEM）を用いることの意義 ── 社会啓発と教育への示唆

さて、このように行動や選択に焦点をあてて不妊経験を捉え提示するには、複線径路・等至性モデル（TEM）の枠組みが有効である。不妊経験者のライフストーリーに埋め込まれた出来事や行動や選択を、時間軸に沿って人生径路に組み込み提示することは、不妊に悩む当事者が、長期的な人生展望を見据えつつその時々で歩みを進めていくことを支援する効果的なツールになる。

こうしたTEMの意義をより明確にするために、次に示す1つの問いとそれに対する回答を、ここで取りあげたい。TEMに関して、「インタビューによって聴き取られた物語を、客観的な事実のように見える径路として描くことの是非」を問う指摘が、少なからず寄せられる。こうした問いかけには、次のような2つの問題提起が含まれていると考えられる。1つは、インタビューでは、語り手が事実ではないことを語ることがあるのではないかという問題提起であり、もう1つは、物語を、客観色の濃い径路として示すことは正しいことなのかという問題提起である。

前者については、ナラティヴ・アプローチに依拠する本書において、インタビューで聴き取った物語は「事実であるか否か」を判定するものではない、という回答を用意することができる。物語とは、経験を有機的に組織化して意味づける、意味の行為（ブルーナー 1999/1990）なのである（やまだ 2006b）。後者については、ライフストーリーに埋め込まれた出来事や行動や選択を、人生径路に組み込み描き出すことは、当事者の生活設計や人生展望に根ざした個別の意味世界への理解を促す重要な提示の仕方である、ということができる。つまり、提示された経験は、不妊に悩む人々にとって、今後の行動や選択を決定する指針となることに加え、自らの不妊経験への意味づけにも役立ちうるのである。このように、TEMによって、ライフストーリーを、径路と選択の観点から視覚的に提示し社会的に共有するという支援により、子どもを望み不妊に悩む当事者夫婦が、諸事情によりたとえ直接的な現場での支援を利用できない状況にあっても、感情を処理したり、進む方向性を選択したりする指針を得ることができると考えられる。

また、ライフストーリーに埋め込まれた出来事や行動や選択を、生涯発達の観点から人生径路に組み込み、時間軸に沿って当事者の意味世界として描き出すことは、当事者経験への非当事者による理解を促すという点からも意義深い。それは1つに、不妊に悩む当事者に対する周囲の人々の支援意欲を刺激し、対処策の検討につなげることができるという点で有用である。たとえば、不妊治療にともにむかう夫はもとより、親やきょうだい、友人、そして近所の人々などの周囲の身近な人物や、治療に携わる医療従事者が、不妊にまつわる当事者経験を理解し、関わり方や必要とされる支援を検討することに役立つだろう。そして2つ目に、当事者も非当事者も含めた社会に生きる1人1人に、不妊治療の現実や不妊に関する理解を促し、人の生き方や家族のあり方の多様性を認識するものの見方を培うという点で有用である。つまり、より広い観点から、不妊経験を社会的に提示するというかたちでのこうした支援のあり方は、生殖補助医療技術や当事者の不妊経験、家族を築く多様性への理解を促すための社会への啓発にもなり、ひいては、社会におけるスティグマ視の低減に功を奏するものになる。また、冊子や著書などの刊行物ならびに電子媒体を用い、TEMを活用した不妊経験の提示は、公共の場における、不妊や不妊治療の現実や当事者経験、そして多様な家族像への理解を促す生涯発達を見据えた教育を提供する際の効果的なツールになると考えられる。

4　社会的共有を媒介にした語り手の発達的変容

このように、当事者グループや個人カウンセリングという心理臨床的支援の枠を超えて、過去に不妊を経験した人のライフストーリーを聴き取る営みそのものに、語り手の発達的変容を支える要素が含まれているといえるだろう。つまり、不妊経験に関するライフストーリーをむすぶ行為に伴走し、その相互行為の一端を担うことが、スティグマと喪失に塗り重ねられマイナスでしかなかった不妊経験へのプラスの意味転換を促すという点で、発達を促す意義をもっと考えられる。実際、第4章でみたように、本書における協力者の現在における語りは、社会に向けて自らの意思を投げかけるように発信されていた。もちろん、今後、不妊経験を語り直す中で、不妊経験への意味づけや子どもをもつことへの意味づけに、揺り戻しがくることがあるかもしれない。揺らぐ語りは、第6章で捉えた事例に顕著であった。しかし、そうした語りの揺らぎも含めてライフストーリーを聴き取る営みそのものが、語り手の今後に向かう意思を支えるかたちでの、生涯発達に資する支援になるのである。

第4節　新たな生殖補助医療技術を受ける人々への支援――多様な立場の当事者の視点

近年急速に高度化・先端化している生殖補助医療技術の今後を考えた時、第三者の卵子・精子・胚の提供による不妊治療を選択する当事者夫婦や、生まれてくる子どもたちの視点に沿った支援についても検討する必要があるだろう。

２００１年７月より、第三者の精子・卵子・胚の提供による生殖補助医療制度の具体化が議論されて（厚生科学審議会生殖補助医療部会 2003）以降、こうした動向に付随するかたちで、生殖補助医療の安全管理と心理社会的支援を含む統合的運用システムの構築を目的に、医学、看護学、心理学、社会学、および社会福祉学の各領域が個別にあるいは連携して、多角的な研究が行われている。その一環として、第三者の精子・卵子・胚の提供による生殖補助医療技術で生まれてきた子どもの出自を知る権利や子どもへの告知の問題を含め、心理社会的な支援のあり方の検討を目的に、研究が実施されている（岩崎ら 2005, 2006, 2007; 森ら 2007; 才村 2008a; 安田 2007）。ＡＩＤで、子どもをもった人々の大多数が、出自の事実の一切を秘密にすることを前提に不妊治療を受けてきたことによる弊害を考えると、第三者の精子・卵子・胚の提供による不妊治療に関し、子どもの視点を組み込み、治療を選択する当事者の視点から、子どもの出自を知る権利と子どもへの告知、非血縁の家族の築きなどについて検討することが、今後ますます重要になってくる。
このことに関わって、非配偶者間の不妊治療で子どもをもつ場合の家族関係や親子関係における困難と課題、とりわけ告知を受けていることの子どもにとっての意味を考えるに際し、非血縁であることを告知しつつ関係を築く養親子の事例から得た知見が、貴重な示唆を提供するといわれている（古澤ら 2005; 岩崎ら 2007）。本書の協力者たちは、不妊治療をやめて養子縁組で非血縁の家族を築くことを選択したが、不妊治療を受ける人々の中には、ＡＩＤで子どもをもつことを選択する夫婦もいる。実際、ＡＩＤを受けた経験のあるＩさんには、ＡＩＤで受胎し出産した子どもを育てる可能性もあった。

こう考えるなら、第6章や第7章において、非血縁の家族や親子関係の築きに関して捉えた経験は、不妊に悩み養子縁組で子どもをもつことを考える人々や、実際に養子縁組で子どもの委託を受けた人々に対してはもとより、ＡＩＤを含む非配偶者間の不妊治療で子どもをもつことを考えている人々にとっても役立つ知見となる。ただし、養子縁組の事例とＡＩＤの事例とでは根本的な異なりがあるのだということが、ＡＩＤで生まれた当事者から指摘されている。それは、養子縁組では戸籍を通じて多少とも出自を辿ることができ、他方で、ＡＩＤの場合は全くその可能性がないこと、そして、社会制度の仕組みや一般の人々の理解の点においても、見過ごすことのできない大きな違いがあるということである。ＡＩＤで生まれた人々は、その苦悩を受けとめる相談窓口はおろか、そうした治療で生まれてきたことを信じてもらう社会的基盤すらない中で、誰にも理解されないという苦悩を深めてきた（宮嶋 2008b）。したがって、養子縁組の事例で捉えられたことをＡＩＤの事例に適用できるかに関しては、その限定性に十分留意する必要がある。

もっとも、日本におけるＡＩＤをとりまく諸情勢は、生殖補助医療の法制化の動向に伴い、医療従事者の秘密主義からの脱却やＡＩＤに関わる人々の当事者性の獲得など、急激に変化してきてもいる（宮嶋 2008b）。こうした社会動向を加味すればなおさら、第三者の卵子・精子・胚の提供による不妊治療について検討するにあたり、ＡＩＤとの共通点と差異に十分注意する必要があるだろう。長沖（2002）は、生殖補助医療技術の発展、とりわけ第三者の卵子・精子・胚の提供による不妊治療の実施に際しては、選択肢の提示とともに、そうした治療を選んだ人が何を考え、提供者になった人が何を訴えているかを、当事者の視点から捉える必要があると述べる。子どもをもつことについての選択可能な社会制度──不妊治療（ＡＩＤ）や養子縁組──によって家族を築くことを選んだ夫婦、遺伝上の親、子どもの視点から、それぞれに語られる経験を捉える作業は重要かつ必須である。このようにして語りを聴き取る実践の積み重ねが、非血縁の家族を築くという社会的少数派を生きる選択をした人々にスティグマを負わせたり、あるいは十把一絡げにするような強固な社会の価値観をほどき、ひいては、社会にはびこる「あるべき」価値意識を突き崩す力となることが期待される。

社会的少数派として生きる選択をした人々もまた安心して多様な人生を築いていくことができるように、オールタナティヴなものの見方を提示し、家族を築く多様性を理解する社会の土壌を肥やしていくことは、科学技術の力に絡め取られることのない人の豊かな生涯発達を見据えればなお、非常に重要なことである。

第５節　今後の課題

１　不妊に悩む当事者への支援に関する課題──カップルカウンセリングに資する知見に向けて

不妊に悩む当事者への支援に関する課題は２つある。１つは、不妊治療過程における夫婦の関係性を捉えることであり、もう１つは、不妊の喪失への支援に関してより具体的に検討することである。

１つ目は、子どもをもつことに関する夫婦間におけるコミュニケーションの有り様や支え合う関係性は、後々の

――不妊治療後にも及ぶ――夫婦関係や家族関係に大きな影響をもたらす可能性があることを踏まえたものである。

不妊治療や養子縁組で子どもをもったとしても、不妊であった経験や治療経験をうまく意味づけることができない人がいる。また逆に、不妊治療や養子縁組で子どもをもつことができなくても、不妊であった経験や治療経験、そして子どもをもたない現在の状況をうまく意味づけている人がいる。その違いには、不妊治療あるいは養子縁組を試みる過程での夫婦関係の有り様が影響している面があると考えられる。つまり、子どもをもとうと試みる過程で、夫婦間でコミュニケーションがとれていたり、支え合う関係性が成り立っていることが、結果として子どもをもつことができるかどうかにかかわらず、経験への意味づけへの良さに関係しているのである。

不妊治療過程における夫婦の関係性を捉えるための、実際上の研究方法は次の通りである。まず、過去に不妊に悩んだ人々を対象にライフストーリー・インタビューを行う。そして、不妊治療や養子縁組により子どもをもった場合のその状況に至る有り様と、逆に子どもをもつことができなかった場合のその状況に至る有り様とを比較し、夫婦の関わりに焦点をあてて分析する。こうした分析を通して、不妊治療や養子縁組を試みる過程における支え合う関係性とはどういうものか、夫婦でともに支え合いながら不妊治療や養子縁組に臨むために援助が必要であるとすれば、それはどのようなものなのかを、具体的に検討することができる。また、そこから得た知見は、不妊のカップルカウンセリングに重要な示唆を与えるだろう。なお、こうした分析には、本書で用いた複線径路・等至性モデル（ＴＥＭ）の思考枠組みが有用である。つまり、過去に不妊に悩み不妊治療や養子縁組を試みた人々の経験を、「子どもをもつ」あるいは「子どもをもたない」状況に至るプロセスとして捉えたうえで、夫婦間でのコミュニケーションの有り様や関係性の維持と変容過程に留意して分析するという方法が有効であると考えられる。

２つ目は、不妊の喪失への支援について具体的に検討することである。不妊の喪失に関しては、男女間で喪失の感じ方や対処の仕方に違いがあるが、そうしたずれを放置しておくと、不妊治療過程におけるサポーティブな協力体制はもとより、治療後の夫婦関係にも悪影響をもたらすものとなる。よって、妻と夫のそれぞれの喪失への感じ方とその対処の仕方を明らかにし、必要な支援を検討することは重要である。このことは、カップルカウンセリングにも有益な知見をもたらすものとなり、1つ目の課題と目的が重なり合うことでもある。

2　語りを聴き取る行為に関する課題 ── ナラティヴを媒介にした生涯発達に資する知見に向けて

語りを聴き取る行為に関する課題として、過去に不妊を経験した人の語りにどう向き合うかという、語り手の語り方、ならびに語り手と聴き手による対話的なインタビュープロセスに焦点をあてた分析があげられる。ライフストーリーを聴き取る営みは、語る当事者の経験への意味づけを促すという点で、語り手の生涯発達を支えるものとなる。不妊治療を終えた後でも、子どもをもつ（もつことができなかった）ことへの意味づけをうまく行うことができないままの女性が存在する。筆者は、不妊カウンセリングに直接携わっているわけではないが、女性がライフサイクルにおいて直面するさまざまなつまずきや困難や苦悩をカウンセリングにおいて聴き取る中で、不妊経験が付随的に語り出される場面に遭遇したことがあった。

夫婦関係のうまくいかなさを主訴にカウンセリングに訪れたある女性は、実生活で生殖の困難に直面した経験があったが、現在の夫婦関係の問題に、子どもをもつことができなかったという不妊に悩んだ経験が関連しているとは思っておらず、ゆえに、最初の時点では、カウンセリングに不妊経験のことをもちださなかった。しかし、語り‐聴き取る対話的なやりとりを重ねる中で、不妊に悩んだ経験を夫婦関係の不具合に影響を及ぼしている問題の1つとして意識するようになったのだろう、その時点で始めて不妊経験が語り出された。それは、心理臨床的な観点からすれば、なぜかうまくいかないという漠然とした大づかみの把握でしかなかった夫婦関係について、何らかの気づきを得た転換点であった、ということができる。あるいは、不妊の経験や治療経験、治療でも子どもをもつことができなかったということを、夫婦で向き合う必要のある（必要のあった）課題としてしかと認識した変容点であった、という捉え方ができるだろう。さらには、現在進行形で直面している夫婦の不仲の問題と過去の不妊経験とをむすびつけて双方への理解や意味づけを促し、今後のよりよいパートナーシップに向かっていこうとするひとつの分岐点であったとも考えられる。

カウンセリングの場では、経験への明確な意味づけがなされずに、揺らぐ語りが吐露されることがしばしばある。カウンセリングに訪れたその女性もまた、最初は、夫婦関係のうまくいかなさを不妊の経験と関連づけて語ったわけではなかった。不妊に悩んだ過去の経験と夫婦の問題とをむすびつけて考えられないほど、その時点で他の心的外傷（トラウマティックな）体験に圧倒されていたのかもしれない。そもそも、不妊経験や結果として子どもをもつことができなかったことを、女性である自分の問題として独り抱え込んでいた――そこには、不妊にまつわる女性としてのさまざまな喪失感が影響を及ぼしている可能性があり、また、不妊にマイナスのレッテルを貼る社会的な価値意識の存在が影響しているかもしれない――という見方もありうる。それゆえに、不妊であった経験や治療の経験への明確な意味づけができずにいた、と解釈することもできるだろう。しかし一方で、意味づけし難く、ある出来事の周辺をなぞり、あるいは表層を浮遊するような訥々とした語りにも、語る当事者の、直面している問題に向き合い解決を図ろうとする志向性が見え隠れする。語りをむすぶ行為には、今後の意味づけにつなげていこうとする発達的変容の可能性が秘められているのである（第5章を参照）。

こうしたことを踏まえれば、不妊経験に関するライフストーリーが、夫婦といった重要で身近な他者との関係性、社会通念など、語ろうとする内容や対象や出来事によって、いかに力動的に組織化され、経験に生成的な意味づけがなされるかに焦点をあてて、その語りを聴き取ることが重要である。このような焦点のあて方は、インタビュー場面にせよカウンセリング場面にせよ、対話的な相互行為の中で、聴き手としての位置取りの自己調整も含めて語りへの向き合い方を省察《リフレクション》しつつ、語りに映し出される語り手の生涯発達の様相を捉えるような関わりをいかに構成すべきかを検討する際に、貴重な示唆を与えるものと考えられる。

おわりに――当事者から捉えられる受胎をめぐる選択肢

本書では、不妊治療でも受胎することのなかった当事者女性の子どもをもつことをめぐる経験を、不妊治療をやめる選択および養子縁組する選択に焦点をあてて捉え、長期的な時間軸に沿って描き出した。

養子縁組という選択肢は、現代の日本で、子どもをもつ選択肢として社会一般に認識されているとは言い難い。また、不妊治療による受胎が叶わなかったすべての人が、養子縁組で子どもをもつことを考えるわけではない。しかし、養子縁組により子どもを育てる選択をし、治療でも受胎しなった自分自身の家族観や人生展望を再構築していこうとする人々が実際に存在する。第4章から第7章で、長い時間軸に沿って子どもをもつことをめぐる経験を捉えた女性たちが、その当事者である。他方で、養子縁組で子どもを育てようとする選択の背景には、望まない受胎をし、中絶をする選択をせずに、あるいは中絶することができずに出産し、しかし諸事情により養育することができないために、子どもを里子や養子に出す選択をする人々がいる。そうした養育環境に恵まれなかった子どもが、不妊治療で受胎しなかった女性と、養子縁組を通じて出会うことになる。つまり、養子縁組は、産みの親のもとで養育されない子どものいのちを育む受け皿となっているといえ、不妊治療でも受胎することのなかった女性のライフと、家庭での養育環境に恵まれなかった子どものライフとをむすぶ社会制度として位置づけることができる。

養親の家庭に委託された子どもたちは、その家庭環境で生活を営み、固有の人生を築いていく。そうした子どもの人生は、不妊治療で受胎することなく子どもに恵まれなかった女性の生活設計や人生展望ともむすび合わされる。つまり、不妊という事態に直面した女性の、子どもと生活をともにする中でのアイデンティティの再構築、血縁にこだわるわけではない家族の築き、次世代の育成および自らの人生の継承が可能となるのである。こうしたことは、とりもなおさず、マイナスでしかなかった不妊経験のプラスへの意味づけを支えている。

なお本書は、非血縁の子どもを育てる選択を過度に価値づける立場に立つものではなく、また、不妊に悩む人々に、養子縁組という選択肢を画一的に勧めることが最良の支援だと主張するものでもない。当事者にとって、養子縁組を選択肢として考慮すべきだという強制がかかるようでは、単に不妊治療と養子縁組との間で価値の重みづけが移動しただけのことであり、当事者の生活設計や人生展望に沿った支援となるものではないだろう。第9章第1節で検討した選択支援に際し、不妊に悩む当事者1人1人の個別の状況を加味した調整が必要であることはいうまでもない。

さて、第8章で扱ったのは、中絶手術を選択した女性の経験である。よって、中絶しなかった場合に生まれてくるであろう子どもとの接点は存在しようもない。しかし、第8章で取りあげた未婚の若年女性たちが、年齢面や経済面や学業面などにおけるさまざまな障壁により、産むという選択肢を検討しようもなかったこと、そして、支援体制が養子縁組という選択肢の情報提供も含めて整えられていれば、中絶をしない選択もあり得たことを思い出して欲しい。それは同時に、芽生えた胎児のいのちを救うことにもなる。こう考えるなら、中絶を選択せざるを得ない境遇にある女性たちに、その意思決定過程において、養子縁組が1つの選択肢として明確に提示されていることもまた重要であるといえるだろう。すなわち、養子縁組という選択肢を軸にして、「不妊治療でも受胎することなく、しかし子どもを育てたいと望む女性の生活設計や人生展望の再構築」、「望まない妊娠をし、芽生えたいのちを中絶することしか考えられない女性の選択肢と視野の広がり」、「この世に生を受けた子どものいのちと生活の保障」が可能になると考えられるのである。ここでは、不妊治療をやめ、養子縁組をするという選択によって、女性と子どものライフがむすび合わされる有り様と、そうした選択径路が社会的に明示化されることの意義を、不妊治療、養子縁組、中絶手術という受胎をめぐる選択肢との関連から明らかにするものであった。人の多様なライフは、社会文化的・現実的な制約を受けつつも、選択の可能性に開かれた網目の社会構造の中で、他者のライフとつながりうるのである。

ところで、明治初期から昭和初期にかけて、日本各地で、子どもをもつことは自力で獲得していく種類の事柄ではなく、自分以外の何か他の力に願ったり、頼ったり、あやかったりすることによって妊娠するものだという意識が存在していた。そもそも人間の生と死は、2つの連続する世界を移動するものであり、その移動が繰り返され循環するものであると考えられていた。子どものいのちもまた、「あの世」から「この世」にステップバイステップで移動してくるもので、時には死によって「この世」から「あの世」に戻り、あるいはまた「一度戻ったあの世」から再生し「この世」にやってくるといった具合に、2つの世界を「行き交うもの」として考えられていた（中山 1995）。

生と死に関する先人のこうした考えからは、子どもをもつことや人間のいのちが、人為でコントロールできるものではなく、目には見えない大いなる力にゆだねられる神秘的なものであるという思いが呼び起こされる。子どもをもつことに関するこうした先人の考えを、現代に引き戻すことは、もはや難しいことなのかもしれない。しかし、当事者の視点から得られる知見を、共有し活かすことはできる。生殖補助医療技術が高度化・先端化し、ややもすればいのちを人為的にコントロールできるという幻想を抱いてしまいかねない現代においては、先人から伝達される根源的ないのちの尊さを認識しつつ、受胎をめぐる選択をする当事者の経験から学びながら、科学技術の力に牽引されるばかりではない人の生涯にわたる発達を検討することが極めて重要であると考えられる。

さて、本書は、2009年度に京都大学大学院教育学研究科に提出した博士論文『不妊治療者の人生選択のナラティヴ――子どもをもつことをめぐって』に大幅に加筆・修正を加え、完成させたものである。博士論文の審査において主査をしてくださったやまだようこ教授、副査をしてくださった明和政子准教授に、ここにあらためてお礼申し上げる。やまだようこ先生にはナラティヴ（語り）のおもしろさや生きたことばの力を、明和政子先生からは、質的研究の意義をわかりやすく伝えることの大切さを、しっかりと教えていただいた。そして、立命館大学のサトウタツヤ先生には、修士課程に在籍した当初から、質的研究の醍醐味を存分に教えていただいた。立命館大学大学院の村本邦子先生からは、修士論文の主査として、また、女性ライフサイクル研究所の所長として、心理臨床の領域において、女性の立場から現象を捉える豊かな視点と深い洞察力を、たっぷり伝えていただいた。同じく、中村正先生、団士郎先生もまた、修士論文の指導に始まる教育的関わりを通じて、質的研究者であり対人援助職者である現在の私をかたちづくるのに、欠かすことのできない存在である。先生方に、あらためて感謝申し上げたい。

社団法人家庭養護促進協会大阪事務所の岩﨑美枝子先生には、本研究にとりかかるフィールドを提供していただいた。岩﨑美枝子先生のご協力なくしては、今の私の研究はなかっただろうし、不妊治療経験を経て養子縁組をされた当事者の方々との出会いも決して実現し得なかった。研究にご協力いただいたみなさまからも、貴重なお話を聴かせていただいたのみならず、たくさんの温かい励ましのお言葉を頂戴した。本当に、とても有り難く思っている。なかには、病いを患い、若くしてあの世に逝かれた方もいる。ご冥福をお祈りしている。

他にも、京都大学や立命館大学において時間と場をともにしてきた仲間たち、さまざまによりよい研究環境を与えてくださった先生方、大学を越えて多様に協働させていただいた方々、普段の関わりの中でたくさんの励ましと支えをくださった職場の仲間や先輩など、多くの人の支えによって現在の私があることはいうまでもない。みなさまのお名前をすべて列記することはできないが、ここにお礼申し上げる。

そして、博士論文を本書にまとめることができたのは、新曜社の塩浦暲氏の大変なご尽力によるものである。塩浦さんがいなければ、そして手厚いご対応、ならびにご指導なくしては、まだまだ駆け出しの私が、このように単著を世に送り出すことは決してできなかっただろう。塩浦さんに、心から感謝申し上げる。

最後に、家族による日常的な協力なくしては、執筆作業を決して進めることはできなかっただろうと思う。日々この作業を見守ってくれた家族に、感謝したい。

なお、本書は、「立命館大学学術図書出版推進プログラム」の助成を受けた出版物である。

2012年7月

注

［1］顕微授精には、透明帯部分切除法（PZD）、囲卵腔内精子注入法（SUZI）、卵細胞質内精子注入法（ICSI《イクシー》）があるが、今日では、技術と豊富な臨床成績に裏づけられ、顕微授精といえばイクシーと認識されるに至っている。

［2］臨床妊娠率とは、超音波断層診断で胎嚢《たいのう》（胎児を包む液体の入っている袋のこと）を確認した妊娠率である。妊娠初期にはまず胎嚢が確認でき、その後、胎嚢の中に胎児が確認できる。超音波断層診断では妊娠4～5週になると子宮内に胎嚢が見えるようになり、妊娠の確認が可能となる。なお、産科婦人科学会は、体外受精の成功率について、1993年の発表（1991年度成績）まで「胚移植あたりの化学妊娠率」を使用していた。化学妊娠とは、血液中のヒト絨毛性ゴナドトロピンというホルモンの増加を指標にしたもので、出産にむすびつかない子宮外妊娠や流産・死産になる場合も含まれる。また、「胚移植あたり」であるため、不妊治療に入ったものの胚移植までいかなかったケースは含まれないことになる。胚移植の前段階の、排卵誘発、採卵、受精を含めたものが「治療周期」である。つまり、「胚移植あたりの化学妊娠率」の算出にあたり、胚移植以前の段階を含める場合と比較して分母が小さくなり、よって、実際に出産に至った人の割合よりも高くなる。また、生産率とは、採卵あたり、あるいは胚移植あたりの出産した人の数である。双生児を出産した場合でも1人と考えて割合を算出する。算出に際し、採卵あたりの数値と胚移植あたりの数値のいずれを採用するかは医療機関による。治療過程において、採卵することができたとしても、受精しない、受精卵が育たないなどにより、胚移植をするまでに至らない場合があり、したがって、採卵あたりの数値と胚移植あたりの数値のいずれかを採用するかによって、算出される割合が異なる。胚移植あたりが採用された場合、分母の数値が小さくなるため、生産率は高く算出されることに注意を向ける必要がある。

［3］正式名は配偶子卵管内移植（GIFT《ギフト》）である。受精卵を子宮内に移植する体外受精と対比して、卵管内移植とも呼ばれる。1994年に、原因不明の不妊に対する新たな治療法として開発された。成熟した卵子を採取し、精子と一緒にそのまま卵管内に注入するという、基本的には精子と卵子の出会いを助ける治療法である。ギフトの場合、受精を始めとした初期発生のプロセスはすべて卵管内で起こり、自然妊娠の場合と変わりがない。卵子の排出障害やピックアップ障害、精子の卵管内輸送障害に対して、

非常に有効な治療法とされる。その利点は体外受精に比べてより生理的なことである。欠点は、受精を確認できないこと、卵管閉塞など高度な卵管性不妊には適応できないことである。ギフトの絶対的な適応はなく、同時に、ギフト適応の不妊症患者のすべてが体外受精の適応でもある（日本不妊学会 1996）。

［4］毎日新聞大阪本社社会部、大阪府、大阪市の各児童相談所の協力を得て、昭和39年から大阪で「愛の手運動」を続けてきた団体である。現在日本でただ1つの里親さがしのための、民間の社会福祉団体（厚生労働省認可）である（社団法人家庭養護促進協会大阪事務所 1999）。

［5］インタビュー実施年に関する「200X年」という表記は、臨床心理学の事例研究における記述の仕方に基づく。協力者全員の年齢の特定を一挙に不可能にするという点で、個人情報の取り扱いに配慮を施した1つの方法である。質的研究では、日常生活の中に深く入り込み、協力者の「私的な世界」に関わることが多い。よって、個人的な情報の取り扱いを一歩間違えると、その権利を侵害してしまう危険性が生じかねない。そのため、協力者の個人的な情報の取り扱いに関して、倫理的な面での十分な配慮は欠かせない（都筑 2004）。

［6］日本産科婦人科学会の倫理規定により、体外受精を受けることのできる夫婦は法律上の婚姻関係にある夫婦に限られているため、不妊症で体外受精をするために、いったん法律婚のかたちをとらざるを得なかった事実婚の夫婦もいる（まさの 2004）。

［7］非配偶者間人工授精で生まれた子どもの会。日本では非配偶者間人工授精を Artificial Insemination by Donor の頭文字を取りAIDと省略するが、英語ではDIの方が一般的である。以前は英語でもAIDが使われていたが、1980年代からHIVの感染によるAIDS（エイズ）という用語が一般に広まり、紛らわしいためにDIと呼ばれることが多くなった。

［8］2003年より、AIDに関わった当事者の現状・意識を明らかにすることを目的に調査を行っている。DI研究会ともいう。

［9］かぎ括弧による強調は、厚生労働省のウェブサイトの表記のままである。こうしたかぎ括弧を用いた表記の仕方からも、厚生労働省が、20歳未満の中絶実施率を強調して示していることがうかがえる。なお、強調を示す括弧は、引用を示す「　」と区分するために『　』とした。

［10］TEMは、行動や選択を、生起順序にしたがって整理するのに効果的な方法である。しかし、単に、各事象を羅列するだけのものではない。社会文化的な背景を加味しながら、時間とともにある生きた当事者経験を捉え提示するための、分析的・思考的な方法論的枠組みである。

［11］具体的には、パートナー、親、きょうだい、親戚、友人、知人、医療従事者、教育に携わる者などである。関わり方や距離、

親密性の程度の差こそあれ、誰もが中絶を選択する未婚の女性と接点をもちうる存在であるといえる。スティグマを負いがちな中絶経験について、当事者女性の視点から捉え、理解を促す立場性からすると、現代社会に生きる一般の人々に働きかけてこそより意義があると考えられる。もっとも、社会におけるスティグマ視が完全になくなるのは難しいことかもしれない。また、中絶することが良い、とするわけではない。しかし、中絶を選択する未婚の若年女性に対し十把一絡げにスティグマを押し付ける固定的な価値観をほどき、当事者女性の中絶経験への理解を促すことは、意味あることである。理解を促すことは支援の検討にもつながる。

[12]〈中絶手術を受ける〉ことを等至点として焦点化することで明らかになった、〈身体的変化に気づく〉、〈「不安」と「気づきたくない」との葛藤の開始〉、〈病院を探し、訪れる〉、〈医師による妊娠の診断を受ける〉、〈承諾書にサインする〉という必須通過点を含む行動や選択の連なりは、決して自明のものではなく、実は、社会システムや現実的な制約によって必然的にかたちづくられたものである、という捉え方ができる。既存の社会文化的現実の中で日々生きている私たちが、通常見えにくくそれゆえ当然だと思っている事象は、実は歴史的・文化的・社会的な影響を受けて成り立っているのである。

[13]もともと日本の心理学では「随伴性」という語で訳されていたが、近年では哲学や心理学などで「偶有性」と訳す例が散見される（高木 2003; 杉尾 2005）。偶然の一致にむすびついているが、単に偶然事象であるという意に留まらない。ある種の文脈の中では一回性で必然的で反復不可能な事象で、その出来事との遭遇によって、その後が非可逆的に変化していくという新たな次元の生成を可能とすることを含意して用いる。

[14]生殖医療の実施に際し、心理的ケアとしてのカウンセリングの学術的研究の向上と会員相互の知識の交流を図り、生殖医療の発展に寄与することを目的に、２００３年に発足した。構成メンバーは、医師、心理士、看護師や胚培養士などであり、当事者グループや養子縁組を仲介する団体と連携し、生殖医療に心理社会的な支援を構築する活動を堅実に積み重ねている。

著者紹介

安田裕子（やすだ　ゆうこ）

立命館大学大学院応用人間科学研究科修士課程修了，同文学研究科博士課程中退。博士（教育学，京都大学）。京都大学大学院教育学研究科教務補佐員，研究員を経て，現在，立命館大学衣笠総合研究機構ポストドクトラルフェロー，女性ライフサイクル研究所臨床心理士。専門は，臨床心理学，生涯発達心理学。5年間の社会人経験を経て，心理臨床をライフワークにしたいと目指して行った大学院で質的研究に魅せられ，現在は臨床と研究と教育に従事。

新曜社

不妊治療者の人生選択

ライフストーリーを捉えるナラティヴ・アプローチ

初版第1刷発行　2012年9月20日

著　者　安田裕子

発行者　塩浦　暲

発行所　株式会社 新曜社

〒101-0051 東京都千代田区神田神保町2－10

電話(03)3264-4973(代)・Fax(03)3239-2958

E-mail: info@shin-yo-sha.co.jp

URL http://www.shin-yo-sha.co.jp/

印刷所　銀河

製本所　イマキ製本所

ISBN978-4-7885-1304-4　C1011

人名索引

■や　行

■ら　行

事項索引

■や　行

■ら　行

引用文献

阿部正子・宮田久枝（2002）．不妊の女性の不妊治療に対する「認知」に関する文献研究．新潟県立看護短期大学紀要，*8*，3-10．

阿部正子・宮田久枝・岡部恵子（2002）．女性の体外受精を継続する意思決定における価値体系．第33回母性看護，46-48．

Adler, N. E., David, H. P., Major, B. N., Roth, S. H., Russo, N. F., & Wyatt, G. E.（1992）. Psychological factors in abortion. *American Psychologist, 47*, 1194-1204.

安藤香織（2004）．データを整理する ── 図解を利用するKJ法．無藤隆・やまだようこ・南博文・麻生武・サトウタツヤ（編），質的心理学 ── 創造的に活用するコツ（pp.192-198）．新曜社．

荒木晃子（2009）．不妊心理をめぐる「生殖と医療」の援助臨床実践報告 ── サイレントマイノリティの社会化．立命館人間科学研究，*18*，63-75．

荒木重雄（1998）．不妊治療ガイダンス改訂第2版．医学書院．

浅井美智子（2005）．ジェンダーフレイムから見た新生殖技術．上杉富之（編），現代生殖医療 ── 社会科学からのアプローチ（pp.59-77）．世界思想社．

アトキンソン，R.（2006）．私たちの中にある物語 ── 人生のストーリーを書く意義と方法（塚田守，訳）．ミネルヴァ書房．（Atkinson, R.（1995）. *The gift of story*. New York: Bergin & Garvey.）

Bell, J. S.（1981）. Psychological problems among patients attending an infertility clinic, *Psychosomatic Research, 25*, 1-3.

ベルタランフィ，L. フォン（1973）．一般システム理論 ── その基礎・発展・応用（長野敬・太田邦昌，訳）．みすず書房．（Bertalanffy, L. von（1968）. *General system theory*. New York: G. Braziller.）

Blenner, J. L.（1990）. Passage through infertility treatment: A stage theory, IMAGE: *Journal of Nursing Scholarship, 22*, 153-158.

Boklage, C. E.（1990）. Survival probability of human conceptions from fertilization to term, *International Journal of Fertility, 35*, 75-94.

ボス，P.（2005）．「さよなら」のない別れ 別れのない「さよなら」── あいまいな喪失（南山浩二，訳）．学文社．（Boss, P.（1999）. *Ambiguous loss*. Cambridge, MA: Harvard University Press.）

Bright sex life（2005）．未成年の中絶．
http://mbsp.jp/ch.php?ID=se2010&c_num=/29579/（情報取得 2006/11/15）

Bruner, J. S.（1987）. Life as narrative. *Social Research, 54*, 11-32.

Bruner, J. S. (1991). The narrative construction of reality. *Critical Inquiry, 18*, 1-21.
ブルーナー, J. S. (1998). 可能世界の心理（田中一彦, 訳). みすず書房. (Bruner, J. S. (1986). *Actual minds, possible world*. Cambridge, MA: Harvard University Press.)
ブルーナー, J. S. (1999). 意味の復権 ── フォークサイコロジーに向けて（岡本夏木・仲渡一美・吉村啓子, 訳). ミネルヴァ書房. (Bruner, J. S. (1990). *Acts of meaning*. Cambridge, MA: Harvard University Press.)
ブライアン, E., & ヒギンズ, R. (2002). 不妊症 ── 新たな選択とジレンマ（今泉洋子・大木秀一・野中浩一・横山美江・吉田啓治, 訳). メディカ出版. (Bryan, E., & Higgins, R. (1995). *Infertility: New choices, new dilemmas*. London: Greene & Heaton Ltd.)
Burns, L. H., & Covington, S. N. (Eds.). (1999). *Infertility counseling: A comprehensive handbook for clinicians*. New York: The Parthenon Pnblishing Group.
千葉ヒロ子・森岡由起子・柏倉昌樹・斎藤英和・平山寿雄（1996). 不妊症女性の治療継続にともなう精神心理的研究. 母性衛生, *37*, 497-508.
Craig, S. (1990). A medical model for infertility counselling, *Australian Family Physician*, 19, 491-501.
Davis, C. D. (1987). A conceptual framework for infertility, *JOGNJ*, 30-35.
Debra, C. D., & Catherine, N. D. (1991). Coping strategies of infertility women, *The Journal of Obstetric, Gynecologic, & Neonatal Nursing, 20*, 221-228.
デーケン, アルフォンス（1983). 悲嘆プロセスを通じての人格成長. 看護展望, *8*, 17-21.
デーケン, アルフォンス（1991). 公認されていない悲嘆. ターミナルケア, *1*, 391-394.
DI Offspring Group. AIDで生まれた子どもたちからのメッセージ（パンフレット).
Domar, A. D., Seibel, M. M., & Benson, H. (1990). The mind / body program for infertility: A new behavioral treatment approarch for women with infertility. *Fertility And Sterility, 53*, 246-249.
江原由美子・長沖暁子・市野川容孝（2000). 女性の視点からみた先端生殖技術に関する研究. 財団法人東京女性財団.
江口重幸（2000). 病いの語りと人生の変容 ──「慢性分裂病」への臨床民族誌的アプローチ. やまだようこ（編), 人生を物語る ── 生成のライフヒストリー（pp.39-72). ミネルヴァ書房.
江口重幸・野村直樹・斎藤清二（編）(2006). ナラティヴと医療. 金剛出版.
Elliot, J. (2005). *Using narrative in social research*. London: Sage Publications.
遠藤恵子・森恵美・前原澄子・斎藤英和（1996). 体外受精を受ける女性の不確かさに関する研究. 母性衛生, *37*, 473-480.
フィンレージの会（編）(2000). 新・レポート不妊 ── 不妊治療の実態と生殖技術についての意識調査報告. 港洋社.
Flick, U. (2000). Episodic interviewing. In Bauer, M., & Gaskell, G. (Eds.), *Qualitative researching with text, image and sound: A handbook* (pp.75-92). London: Sage Publications.

フリック, U.（2002）. 質的研究入門 ──〈人間の科学〉のための方法論（小田博志・山本則子・春日常・宮地尚子, 訳）. 春秋社.（Flick, U.（1995）. *Qualitative forschung*. Humburg: Rowohlt Taschenbuch Verlag GmbH.）

フランク, A. W.（2002）. 傷ついた物語の語り手 ── 身体・病い・倫理（鈴木智之, 訳）. ゆみる出版.（Frank, A. W.（1995）. *The wounded storyteller: Body, illness, and ethics*. Chicago: The University of Chicago Press.）

Freeman, E. W., Boxer, A. S., Rickels, K., Tureck, R., & Mastroianni, L. Jr.（1985）. Psychological evaluation and support in a program of in vitro fertilization and embryo transfer, *Fertility and Sterility, 43*, 48-53.

Gergen, K. J.（1985）. The social constructionist movement in modern psychology. *American Psychologist, 40*, 266-275.

Goffman, E.（1963）. *Stigma: Notes on the management of a spoiled identity*. New York: Simon & Schuster（Touchstone）.

Goffman, E.（1981）. *Forms of talk*. Oxford: Blackwell.

グッド, B. J.（2001）. 医療・合理性・経験 ── バイロン・グッドの医療人類学講義（江口重幸・五木田紳・下地明友・大月康義・三脇康生, 訳）. 誠信書房.（Good, B. J.（1994）. *Medicine, rationality, and experience: An anthropological perspective*. Cambridge: Cambridge University Press.）

グリーンハル, T.（2008）. グリーンハル教授の物語医療学講座（斎藤清二, 訳）. 三輪書店.（Greenhalgh, T.（2006）. *What seems to be the trouble? : Stories in illness and healthcare*. Oxford: Radcliffe Publishing.）

グリーンハル, T., & ハーウィッツ, B.（編）.（2001）. ナラティブ・ベイスト・メディスン ── 臨床における物語りと対話（斎藤清二・山本和利・岸本寛史, 監訳）. 金剛出版.（Greenhalgh, T., & Hurwitz, B.（1998）. *Narrative based medicine: Dialogue and discourse in clinical practice*. London: BMJ Books.）

ハーヴェイ, J. H.（2002）. 悲しみに言葉を ── 喪失とトラウマの心理学（安藤清志, 訳）. 誠信書房.（Harvey, J. H.（2000）. *Give sorrow words: Perspectives on loss and trauma*. London: Mark Paterson & Associates.）

ハーヴェイ, J. H.（2003）. 喪失体験とトラウマ ── 喪失心理学入門（和田実・増田匡裕, 編訳）. 北大路書房.（Harvey, J. H.（2002）. *Perspectives on loss and trauma: Assaults on the self*. London: Sage Publications.）

長谷瑠美子（2003）. 中絶前後のカウンセリング. 助産雑誌, *57*, 14-17.

Hermanns, H.（1984）. Ingenieurleben: Der berufsverlauf von ingenieuren in biographischer perspektive. In Kohli, M., & Robert, G.（Eds.）, *Biographie und soziale wirklichkeit: Neuere beiträge und forschungsperspektiven*（pp.164-191）. Stuttgart: Metzler.

Hermanns, H. (1995). Narrative interview. In Flick, U., Kardorff, E.v., Keupp, H., Rosenstiel, L.v., & Wolff, S. (Eds.), *Handbuch qualitative sozialforschung* (2nd. Ed.) (pp.182-185). München: Psychologie Verlags Union.

非配偶者間人工授精の現状に関する調査研究会 (2003). 日本の AID 事情. http://www.hc.keio.ac.jp/aid/condition.html/ (情報取得 2008/10/11)

平井真由子・宮崎郁子・工藤ハツヨ (2002). 人工妊娠中絶について —— 性教育の必要性. 飯田女子短期大学看護学科年報, *5*, 167-181.

平野睦男 (1995). 女性不妊症. 星和彦 (編), 不妊治療とそのケア (pp.11-13). メディカ出版.

平山史朗 (2001). 長期不妊症患者に対するカウンセリング. 久保春海 (編), 不妊カウンセリングマニュアル (pp.160-168). メジカルビュー社.

平山史朗 (2002). わが国における不妊の人々の心理と不妊心理カウンセラーの役割. 日本心理臨床学会第 21 回大会.

平山史朗・吉岡千代美・出口美寿恵・向田哲規・高橋克彦 (1998). ART に対する患者の心理調査. 日本受精着床学会雑誌, *15*, 145-149.

Holstein, J. A., & Gubrium, J. F. (2000). *The self we live by: Narrative identity in a postmodern world*. New York: Oxford University Press.

ホルスタイン, J. A., & グブリアム, J. F. (2004). アクティヴ・インタビュー —— 相互行為としての社会調査 (山田富秋・兼子一・倉石一郎・矢原隆行, 訳). せりか書房. (Holstein, J. A., & Gubrium, J. F. (1995). *The active interview*. London: Sage Publications.)

Hoopes, J. L. (1990). Adoption and identity formation. Brodzinsky D. M., & Schechter M. D. (Eds.), *The psychology of adoption* (pp.144-166). Oxford: Oxford University Press.

星和彦 (2003). 不妊治療の実際. 産婦人科治療, *87*, 43-49.

Howard, G. S. (1991). Culture tales: A narrative approach to thinking, cross-cultural psychology and psychotherapy. *American Psychologist*, *46*, 187-197.

ハワード, T., & リフキン, J. (1979). 遺伝工学の時代 —— 誰が神に代りうるか (磯野直秀, 訳). 岩波書店 (岩波現代選書 NS 版). (Howard, T., & Rifkin, J. (1977). *Who should play god?* Dell Publishing.)

市野川容孝 (2001). 日本における不妊治療の現状と問題点 (シンポジウム最先端医療への社会学的焦点化). 保健医療社会学論集, *12*, 32-38.

稲熊利和 (2007). 生殖補助医療への法規制をめぐる諸問題 —— 代理懐胎の是非と親子関係法制の整備等について. 参議院事務局企画調整室 (編), 立法と調査, *263*, 128-136.

井上眞理子 (2005). 生殖の家族からの分離. 上杉富之 (編), 現代生殖医療 —— 社会科学からのアプローチ (pp.78-99). 世界思想社.

医療法人社団 清新会 東府中病院 (1999, 9 月 15 日). 妊娠検査薬・妊娠反応. http://www5a.biglobe.ne.jp/~hhhp/pregnancy-test/pregnancy-test.htm/ (情報取得 2006/04/17)

石原理（1998）. 生殖革命. 筑摩書房.
石原理（2005）.「生殖革命」の進展. 上杉富之（編）, 現代生殖医療 ── 社会科学からのアプローチ（pp.20-39）. 世界思想社.
石井トク（2001）. 非配偶者間人工授精で出生した子と父親の法的関係. 助産婦雑誌, *55*, 84-86.
石井トク（2006）. 生殖医療における倫理的問題と対応 ──「出自を知る権利」をめぐる諸問題. 日本不妊看護学会誌, *3*, 25-28.
伊藤晴夫（2006）. 生殖医療の何が問題か. 緑風出版.
伊藤弥生（2007）. 不妊治療における心理臨床にみる女性たち. 園田雅代・平木典子・下山晴彦（編）, 女性の発達臨床心理学（pp.155-166）. 金剛出版.
伊藤弥生（2009）. 不妊で困っている女性についての心理臨床学的理解 ── 不妊治療施設における相互支援のためのグループの利用の仕方の検討. 心理臨床学研究, *27*, 237-242.
伊藤弥生・福田貴美子・蔵本武志（2002）. 不妊治療におけるメンタルケアのためのグループアプローチの有用性. 日本不妊学会雑誌, *47*, 19-24.
伊東祐子・鈴木ひで・鹿戸佳代子・佐藤優子・渡辺由香・関香織・柳田節子（2001）. 不妊カウンセリングの役割と必要性 ── 不妊治療を受ける患者へのアンケート調査より. 母性看護, *32*, 52-54.
岩崎美枝子（1997）. 特別養子縁組・普通養子縁組についての法律と手続き. 親子への道標. 社団法人家庭養護促進協会.
岩崎美枝子（2001）. 家庭養護とは何か ── キイワードで綴る愛の手運動のあゆみ. 社団法人家庭養護促進協会.
岩崎美枝子（2004）. 真実告知事例集 うちあける（改訂版）. 社団法人家庭養護促進協会.
岩崎美枝子（2007）. 改正に向けて ── よりよい特別養子法の運用を考える. 社団法人家庭養護促進協会.
岩崎美枝子・梅澤彩・安田裕子（2005）. 配偶子・胚提供による親子関係への心理的支援. 吉村泰典（編著）, 平成 16 年度厚生労働科学研究費補助金 子ども家庭総合研究事業「生殖補助医療の安全管理および心理的支援を含む統合的運用システムに関する研究」（pp.145-180）.
岩崎美枝子・梅澤彩・安田裕子（2006）. 配偶子・胚提供による親子への心理的支援. 吉村泰典（編著）, 平成 17 年度厚生労働科学研究費補助金 子ども家庭総合研究事業「生殖補助医療の安全管理および心理的支援を含む統合的運用システムに関する研究」（pp.174-224）.
岩崎美枝子・梅澤彩・安田裕子（2007）. 提供型生殖補助医療を受けて生まれた子どもとその親への心理的社会的サポートについてⅡ ── 配偶子・胚の提供を受けて生まれた子への告知はいかにあるべきか. 吉村泰典（編著）, 平成 18 年度厚生労働科学研究費補助金 子ども家庭総合研究事業「生殖補助医療の安全管理および心理的支援を含む統合的運用システムに関する研究」（pp.248-288）.
飯塚理八・小林俊文（1976）. 不妊患者の心理. 産婦人科の世界, *28*, 3-6.

Josselson, R., & Lieblich, A. (Eds.). (1993). *The narrative study of lives*. London: Sage Publications.
株式会社アラクス (1998). チェックワンについて.
http://www.arax.co.jp/checkone/about/index.html/ (情報取得 2006/07/26)
香川秀太 (2009). 異種の時間が交差する発達 ── 発達時間論の新展開へ向けて. サトウタツヤ (編), TEM ではじめる質的研究 ── 時間とプロセスを扱う研究をめざして. 誠信書房.
柏木恵子 (2001). 子どもという価値 ── 少子化時代の女性の心理. 中央公論新社.
河合蘭 (2006). 未妊 ──「産む」と決められない. NHK 出版.
川喜田二郎 (1967). 発想法 ── 創造性開発のために. 中央公論社.
木戸久美子・中村仁志・林隆 (2004). 10 代での人工妊娠中絶および出産と抑うつとの関連. 山口県立大学看護学部紀要, *8*, 25-32.
木村好秀・齋藤益子 (2002). 人工妊娠中絶実施前後のこころのケア. 周産期医学, *32*, 87-90.
杵淵恵美子・高橋真理 (2004a). 女性達の人工妊娠中絶における意思決定過程. 日本母性看護学会誌, *4*, 7-16.
杵淵恵美子・高橋真理 (2004b). 人工妊娠中絶を経験した女性の心理経過. 石川看護雑誌, *1*, 39-47.
岸田佐智 (1995). 体外受精適応となった不妊女性の情緒的反応. 高知女子大学紀要, *44*, 51-63.
岸田佐智・近藤潤子 (1986). 体外受精適応となった不妊女性の対処行動. 聖路加看護大学大学院 1986 年度修士論文.
岸田泰子 (2002). 若年者の人工妊娠中絶前後に必要とされる援助に関する一考察. 思春期学, *20*, 266-272.
北村郁子・藤島由美子・岡永真由美 (2002). 自尊感情が低下した不妊女性を支える看護. 第 33 回母性看護, 49-51.
北村邦夫 (2007). 日本におけるリプロダクティブ・ヘルスの現状. 北九州市男女共同参画センター "ムーブ" (編), ムーブ叢書 ジェンダー白書 6 ── 女性と健康 (pp.39-53). 明石書店.
クライン, R. (1991). 不妊 ── いま何が行われているのか (フィンレージの会, 訳). 晶文社. (Klein, R. (1989). *Infertility: Women speak out about their experiences of reproductive medicine*. London: Unwin Hyman.)
クラインマン, A. (1996). 病いの語り ── 慢性の病いをめぐる臨床人類学 (江口重幸・五木田紳・上野豪志, 訳). 誠信書房. (Kleinman, A. (1988). *The illness narratives: Suffering, healing and the human condition*. New York: Basic Books.)
小林多寿子 (2005). ライフストーリー・インタビューをおこなう. 桜井厚・小林多寿子 (編著), ライフストーリー・インタビュー ── 質的研究入門 (pp.71-128). せりか書房.
小池隆一 (1960). 人工授精の法的側面. 小池隆一・田中實・人見康子 (編), 人工授精の諸問題 ── その實態と法的側面 (pp.27-47). 慶應義塾大学法學研究会.

小泉智恵・平山史朗・上野桂子・菅沼真樹・照井裕子・柏木惠子（2009）. 生殖医療と家族の発達 ―― 非典型的な家族を生きる（1）医療現場で何が起こっているか. 日本発達心理学会第20回大会自主シンポジウム.

小泉カツミ（2001）. 産めない母と産みの母. 竹内書店新社.

古澤頼雄・富田庸子・渡辺久子・清水きよみ・加藤英明・柏木惠子・榎本博明.（2005）. 生まれた子どもがなぜ悩まなければならないのか ―― AIDと子どもの出自. 日本発達心理学会第16回大会会員企画シンポジウム.

小竹久美子（2003）. 中絶をする人・した人のケアの実際. 助産雑誌, *57*, 185-189.

河野美代子（2002）. 若年者の人工妊娠中絶. 周産期医学, *32*, 179-183.

厚生科学審議会生殖補助医療部会（2003）. 精子・卵子・胚の提供等による生殖補助医療制度の整備に関する報告書. 厚生労働省.

厚生労働省（2005a）. 不妊に悩む夫婦への支援について Ⅱ不妊専門相談センターにおける相談対応について.

http://www.mhlw.go.jp/houdou/2007/03/h0327-2.html/（情報取得 2007/04/22）

厚生労働省（2005b）. 平成15年度 保健・衛生行政業務報告結果の概要（衛生行政報告例） 4 母体保護関係.

http://www.mhlw.go.jp/toukei/saikin/hw/eisei/03/kekka4.html/（情報取得 2006/07/26）

厚生労働省（2007, 10月19日）. 平成18年度 保健・衛生行政業務報告（衛生行政報告例）結果の概況 5 母体保護関係.

http://www.mhlw.go.jp/toukei/saikin/hw/eisei/06-2/index.html（情報取得 2012/03/27）

厚生労働省（2010）.「健やか親子21」第2回中間評価報告書 Ⅲ第2回中間評価の結果について.

http://www.mhlw.go.jp/shingi/2010/03/dl/s0331-13a004.pdf（情報取得 2012/03/27）

厚生労働省（2011）. 不妊専門相談センター事業の概要.

http://www.mhlw.go.jp/bunya/kodomo/boshi-hoken03/（情報取得 2012/03/27）

久保春海（編）（2001）. 不妊カウンセリングマニュアル. メジカルビュー社.

久慈直昭・堀井雅子・雨宮香・高垣栄美・田中宏明・松田紀子・福地智恵・谷垣礼子・土屋慎一・浜谷敏生・小澤伸晃・末岡浩・吉村泰典.（2000）. 非配偶者間人工授精により挙児に至った男性不妊患者の意識調査. 日本不妊学会雑誌, *45*, 41-47.

Labov, W.（1972）. *Language in the inner city*. Philadelphia: University of Pennsylvania Press.

Lentner, E., & Glazer, G.（1991）. Infertile couples' perceptions of infertility support-group participation. *Health Care for Women International, 12*, 317-330.

レヴィン, K.（1956）. 社会科学における場の理論（猪股佐登留, 訳）. 誠信書房.（Lewin, K.（1951）. *Field theory in social science: Selected theoretical papers*. New York: Harper & Row.）

MacIntyre, A.（1981）. *After virtue: A Study in moral theory*. London: Duckworth.

Mair, M.（1989）. *Beyond psychology and psychotherapy: A poetics of experience*. London: Routledge.

Major, B., Cozzarelli, C., Cooper, M. L., Zubek, J., Richards, C., Wilhite, M., & Gramzow, R.（2000）. Psychological responses of women after first-trimester abortion. *Archives of General Psychiatry, 57*, 777-784.

Malik, S. H., & Coulson, N. S.（2008）. Computer-mediated infertility support groups: An exploratory study of online experiences. *Patient Education and Counseling, 73*, 105-113.

真々田いつ子（2006）. 不妊 その先の人生にむかって. 新風舎.

眞庭絵里・白井瑞子・内藤直子・片山理恵・益岡享代・山本文子・真鍋由紀子（2002）. 高校生の人工妊娠中絶に対するイメージの検討 ── 避妊と人工妊娠中絶の性教育への一考察. 香川母性衛生学会誌, *2*, 40-41.

Mann, S. J.（1992）. Telling a life story: Issues for research. *Management education and development, 23*（*3*）, 271-280.

まさのあつこ（2004）. 日本で不妊治療を受けるということ. 岩波書店.

松嶋秀明（2004）. 質的研究に, もっと研究プロセスの探求を. 発達心理学研究, *15*, 243-245.

松島紀子（2003）. 子どもが生まれても不妊 ──〈不妊の経験〉の語り. 桜井厚（編）, ライフストーリーとジェンダー（pp.103-118）. せりか書房.

Mattingly, C.（1998）. *Healing dreams and clinical plots: The narrative structure of experience*. New York: Cambridge University Press.

Mattingly, C. & Garro, L. C.（2000）. *Narrative and cultural construction of illness and healing*. Berkeley, CA: University of California Press.

McAdams, D. P.（1993）. Agency and communion. In McAdams, D. P.（Ed.）, *The stories we live by: Personal myths and the making of the self*（pp.281-291）. New York: The Guilford Press.

McAdams, D. P., & Bowman, P. J.（2001）. Narrating life's turning points: Redemption and contamination. In McAdams, D. P., Josselson, R., & Lieblich, A.（Eds.）, *Turns in the road: Narrative studies of lives in transition*（pp.3-34）. Washington, DC: American Psychological Association.

McAdams, D. P., Diamond, A., de St. Aubin, E., & Mansfield, E. D.（1997）. Stories of commitment: The psychosocial construction of generative lives. *Journal of Personality and Social Psychology, 72*, 678-694.

マクレオッド, J.（2007）. 物語りとしての心理療法 ── ナラティヴ・セラピィの魅力（下山晴彦・野村晴夫, 訳）. 誠信書房.（McLeod, J.（1997）. *Narrative and psychotherapy*. London: Sage Publications.）

Menning, B. E.（1980）. Psychological issues in infertility. In Blum, B. L.（Ed.）, *Psychological aspects of pregnancy, birthing, and bonding*（pp.33-55）. An Official Publication of the National Institute for the Psychotherapies.

Mishel, M. H. (1988). Uncertainty in illness. IMAGE: *Journal of Nursing Scholarship, 20*, 225-232.

Mishler, E. G. (1986). *Research Interviewing: Context and narrative*. Cambridge, MA: Harvard University Press.

三浦一陽 (2004). 男性不妊症患者の原因分類. 吉村泰典 (編), 生殖医療のコツと落とし穴 (pp. 28-29). 中山書店.

宮嶋淳 (2008a).「人工授精子」誕生の時代 (1949 ~ 1978 年). 才村眞理 (編), 生殖補助医療で生まれた子どもの出自を知る権利 (pp.12-28). 福村出版.

宮嶋淳 (2008b). 社会的虐待からの解放 ── ナラティブ・アプローチの試み. 才村眞理 (編), 生殖補助医療で生まれた子どもの出自を知る権利 (pp.216-228). 福村出版.

宮田久枝 (2004). 高度生殖医療におけるクライエントの新たな心理・社会的困難の検討 (1) ── 先行研究の分析を通して. 立命館産業社会論集, *39*, 91-103.

森明子・村本淳子 (1997). 不妊夫婦の治療生活および夫婦関係の認知に関する分析. 日本助産学会第 11 回大会.

森恵美 (1995). 体外受精を受けるクライエントの心理. 看護研究, *28*, 25-33.

森恵美・遠藤恵子・前原澄子 (1994). 不妊女性の心理と情緒的なサポート源の特徴 ── 体外受精を受けている女性を対象にして. 日本看護科学学会誌, *14*, 356-357.

森恵美・森岡由紀子・斎藤英和 (1994). 体外受精・胚移植法による治療患者の心身医学的研究 (第 1 報) ── 不妊治療女性の心理状態について. 母性衛生, *35*, 332-340.

森和子 (2004).「親になる」意思決定についての一考察 ── 実子を授からず里親になった夫婦の語りを通して. 家族関係学, *23*, 103-115.

森和子 (2005). 養親子における「真実告知」に関する一考察 ── 養子は自分の境遇をどのように理解していくのか. 文京学院大学人間学部研究紀要, *7*, 61-88.

森和子・梅澤彩・安田裕子 (2007). 生殖補助医療を受けて生まれた子どもとその家族への心理的社会的サポートシステムの構築 I. 吉村泰典 (編著), 平成 18 年度厚生労働科学研究費補助金 子ども家庭総合研究事業「生殖補助医療の安全管理および心理的支援を含む統合的運用システムに関する研究」(pp.194-247).

森崇高 (2005). 体外受精学小史. 医学のあゆみ, *213*, 163-168.

Morse, J. M. (1998). Designing funded qualitative research. In Denzin, N., & Lincoln, Y. S. (Eds.), *Strategies of qualitative research* (pp.56-85). London: Sage Publications.

村本邦子 (2005). 子産み・子育てをめぐる成人の危機と援助. 岡本祐子 (編), 成人期の危機と心理臨床 ── 壮年期に灯る危険信号とその援助 (pp. 135-185). ゆまに書房.

武藤香織 (2007). 不妊をめぐる施策と想像力 ──「俺の産んだ子」は誕生しないのか. 北九州市男女共同参画センター "ムーブ" (編), ムーブ叢書 ジェンダー白書 6 ── 女性と健康 (pp.54-66). 明石書店.

無藤隆（1995）. 現代社会の変貌と生涯発達という見方. 無藤隆・やまだようこ（編），　講座 生涯発達心理学-1 ── 生涯発達心理学とは何か 理論と方法（pp.1-9）. 金子書房.
無藤隆・やまだようこ（編）（1995）. 講座 生涯発達心理学-1 ── 生涯発達心理学とは何か 理論と方法. 金子書房.
永井聖一郎・星和彦（2001）. 男性不妊症の診察と進歩. 産婦人科治療, *83*, 35-40.
長岡由起子.（2001）. 不妊治療を受けている女性の抱えている悩みと取り組み. 日本助産学会誌, *14*, 18-27.
長沖暁子（2002）. 生殖補助医療の進歩 ── 女性のからだへの自己決定権と生殖技術の発達. 産科と婦人科, *69*, 709-714.
長沖暁子（2005）. オーストラリア調査報告 ── 告知に対する親の態度. 非配偶者間人工授精の現状に関する調査研究会（DI 研究会）公開研究会.
中山まき子（1995）. 子どもを持つこととは ── 生命の誕生をめぐる日本人の考え方. 浅井美智子・柘植あづみ（編），つくられる生殖神話 ── 生殖技術・家族・生命（pp.15-53）. 制作同人社.
中澤直子（2001）. 不妊とコンサルテーション. 日本不妊学会雑誌, *46*（1）, 1-6.
日本不妊学会（編）.（1996）. 新しい生殖医療技術のガイドライン. 金原出版株式会社.
日本経済新聞夕刊（2004, 11 月 02 日）. 19 歳の中絶 50 人に 1 人.
二本松鮎美・北林ちなみ・杉浦恵子.（2004）. 人工妊娠中絶における心のケア. 飯田女子短期大学看護学科年報, *7*, 45-56.
新津浩子・篠原朝江・森井泉小百合・花里美保子（2001）. 不妊外来通院中の妻及びその夫の心理・社会的特徴. 母性看護, *32*, 49-51.
西村正子・湯舟貞子・中村祐美・馬場綾子・松尾祐美子（2001）. 不妊症治療後の妊婦の不安 ── 自然妊娠による妊婦との比較. 岐阜大学医療技術短期大学部紀要, *7*, 17-25.
西脇美春（2000）. 不妊治療中の女性の及ぼすストレス因子の分析. 山梨医科大学紀要, *17*, 48-51.
西脇美春・神林玲子・菅野美香（2001）. 不妊治療後に妊娠した妊婦の不安, 自己受容性および対児感情に関する縦断的研究. 山梨医科大学紀要, *18*, 35-40.
信岡利枝・鈴木敦子（2001）. 体外受精・胚移植を受けることをめぐり女性が経験していることに関する研究. 看護学統合研究, *2*, 25-40.
野口裕二（2005）. ナラティヴの臨床社会学. 勁草書房.
野口裕二（2009）. ナラティヴ・アプローチの展開. 野口裕二（編），ナラティヴ・アプローチ（pp.1-25）. 勁草書房.
大橋英寿・やまだようこ（2005）. 質的心理学の来し方と行方 ── 日本質的心理学会設立集会「対談」. 質的心理学研究, *4*, 6-15.
大日向雅美（2001）. 不妊と向き合う人々の心理. 久保春海（編），不妊カウンセリングマニュアル（pp.16-23）. メジカルビュー社.

岡本依子・菅野幸恵・根ヶ山光一（2003）. 胎動に対する語りにみられる妊娠期の主観的な母子関係 ── 胎動日記における胎児への意味づけ. 発達心理学研究, *14*, 64-76.
大川聡子（2012）. 若年出産がもたらす社会的経験の意義 ── 妊娠・出産・育児を通した関係性の再構築過程. 立命館大学大学院社会学研究科 2011 年度博士論文.
大久保美保（2002）. 人工妊娠中絶をした女性のケア ── 看護・助産職の調査から. 齋藤有紀子（編著）, 母体保護法とわたしたち ── 中絶・多胎減数・不妊手術をめぐる制度と社会（pp.123-139）. 明石書店.
Olshansky, E. F.（1987）. Identity of self as infertile: an example of theory-generation research. *Advanced Nursing Science, 9*, 54-63.
Olshansky, E. F.（1988）. Responses to high technology infertility treatment. *Journal of Nursing Scholarship, 20*, 128-131.
O'Moore, A. M., O'Moore, R. R., Harrison, R. F., Murphy, G., & Carruthers, M. E.（1983）. Psychosomatic aspects in indiopathic training, *Psychosomatic Research, 27*, 145-151.
大野虎之進・椎名正樹・高橋茂雄・山口順・佐藤博久・小林俊文・飯塚理八（1980）. AID 児の知的ならびに身体的発育の follow-up. 周産期医学, *10*, 21-25.
大島清（1999）. ふまじめな脳 ── 人生を気楽に生きるヒント. PHP 研究所.
押尾祥子（1994）. アメリカにおける体外受精と派生する問題そして看護. 助産婦雑誌, *48*, 55-60.
Patton, M. Q.（1990）. *Qualitative evaluation and research methods*（2nd. Ed.）. London: Sage Publications.
Plummer, K.（2001）. *Documents of life 2: An invitation to a critical humanism*. London: Sage Publications.
Ricœur, P.（1981）. Mimesis and representation. *Annals of Scholarship, 2*, 15-32.
Rosen, A., & Rosen, J.（Eds.）.（2005）. *Frozen dreams: Psychodynamic dimenions of infertility and assisted reproduction*. London: The Analytic Press.
Rubin, L.（2004）. Abortion and mental health: What therapists need to know. *Woman & Therapy, 27*, 69-90.
Russell, R. L., & Luciarello, J.（1992）. Narrative, Yes: Narrative ad infinitum, No! *American Psychologist, 47*, 671-672.
才村眞理（編）（2008a）. 生殖補助医療で生まれた子どもの出自を知る権利. 福村出版.
才村眞理（2008b）. ドイツにおける ART の動向. 才村眞理（編）, 生殖補助医療で生まれた子どもの出自を知る権利（pp.62-84）. 福村出版.
斎藤真緒（2007）. セクシュアルヘルスプロモーションの射程 ── 新しいアジェンダとしての若者のセクシュアルヘルスを中心に. 立命館人間科学研究, *14*, 167-181.
斎藤清二・岸本寛史（2003）. ナラティブ・ベイスト・メディスンの実践. 金剛出版.
坂上裕子（2003）. 歩行開始期における母子の共発達 ── 子どもの反抗・自己主張への母親の適

応過程の検討. 発達心理学研究, *14*, 257-271.
坂井律子・春日真人（2004）. つくられる命 ── AID・卵子提供・クローン技術. NHK出版.
桜井厚（2005a）. ライフストーリー・インタビューをはじめる. 桜井厚・小林多寿子（編著）, ライフストーリー・インタビュー ── 質的研究入門（pp.11-70）. せりか書房.
桜井厚（2005b）. インタビュー・テクストを解釈する. 桜井厚・小林多寿子（編著）, ライフストーリー・インタビュー ── 質的研究入門（pp.129-208）. せりか書房.
桜井厚・小林多寿子（2005）. ライフストーリー・インタビュー ── 質的研究入門. せりか書房.
Sandelowski, M.（1987）. The color gray: Ambiguity and infertility. IMAGE: *Journal of Nursing Scholarship, 19*, 54-63.
Sandelowski, M., & Pollock, C.（1986）. Women's experiences of infertility: Ambiguity and infertility. IMAGE: *Journal of Nursing Scholarship, 18*, 140-144.
Sarbin, T. R.（1986）. The narrative as a root metaphor for psychology. In Sarbin, T. R.（Ed.）, *Narrative psychology: The storied nature of human conduct*（pp.1-37）. New York: Praeger.
Sarbin, T. R.（1989a）. Emotions as situated actions. In Cirillo, L., Kaplan, B., & Wapner, S.（Eds.）, *Emotions in ideal human development*（pp.77-99）. Hillsdale, NJ: Erlbaum.
Sarbin, T. R.（1989b）. Emotions as narrative emplotmemts. In Packer, M. J., & Addison, R. B.（Eds.）, *Entering the circle: Hermeneutic investigation in psychology*（pp.185-201）. Albany, NY: State University of New York Press.
佐藤達哉（編）（2004）. ボトムアップ人間科学の可能性 現代のエスプリ 441. 至文堂.
サトウタツヤ（編）.（2009）. TEMではじめる質的研究 ── 時間とプロセスを扱う研究をめざして. 誠信書房.
Sato, T. , Yasuda, Y., & Kido, A.（2004）. Historically Structured Sampling（HSS）model: A contribution from cultural psychology. The 28th International Congress of Psychology.
Sato, T., Yasuda, Y., Kido, A., Arakawa, A., Mizoguchi, H., & Valsiner, J.（2007）. Sampling reconsidered: Personal histories-in-the-making as cultural constructions. In Valsiner, J., & Rosa, A.（Eds.）, *Cambridge handbook of socio-cultural psychology*（pp.82-106）. New York: Cambridge University Press.
サトウタツヤ・安田裕子・木戸彩恵・髙田沙織・Valsiner, J.（2006）. 複線径路・等至性モデル ── 人生径路の多様性を描く質的心理学の新しい方法論を目指して. 質的心理学研究, *5*, 255-275.
Schütze, F.（1976）. Zur hervorlockung und analyse von erzählungen thematisch relevanter geschichten im rahmen soziologischer feldforschung. In Arbeitsgruppe Bielefelder Soziologen（Eds.）, *Kommunikative sozialforschung*（pp.159-260）. München: Fink.
Schütze, F.（1983）. Biographieforschung und narratives interview. *Neue Praxis, 3*, 283-293.
社団法人家庭養護促進協会大阪事務所（1999, 3月18日）. 協会ってどんな所??

http://ss7.inet-osaka.or.jp/~fureai/kyoukai.htm/（情報取得 2008/10/11）
柴原浩章（2004）. ICSI が必要な症例を見分ける方法. 吉村泰典（編）, 生殖医療のコツと落とし穴（pp. 44-45）. 中山書店.
清水哲也・千石一雄（1991）. 不妊症患者への心理的ケア. 助産婦雑誌, *45*, 21-24.
下開千春（2007）. 妊娠・出産に対する意識と不妊治療. 丸尾直美・川野辺裕幸・的場康子（編著）, 出生率の回復とワークライフバランス —— 少子化社会の子育て支援策（pp.96-108）. 中央法規.
白井千晶（2004）. 男性不妊の歴史と文化. 青弓社（編）, 不妊と男性（pp.151-192）. 青弓社.
シンプソン, C.（2006）. 10 代のセルフケア 4 —— もしかして妊娠…そこからの選択肢（村瀬幸浩, 監修・冨永星, 訳）. 大月書店.（Simpson, C.（1990）. *Coping with unplanned pregnancy*. New York: The Rosen Publishing Group.）
Smith, D. E.（1987）. *The everyday life as problematic: A feminist sociology*. Boston: Northeastern University Press.
曽我部恵美子・遠藤治子・川崎佳代子（1999）. 人工妊娠中絶における自己決定. 自治医科大学看護短期大学紀要, *7*, 37-46.
総理府広報室（1986）. 家族・家庭に関する世論調査. 総理府広報室（編）, 月刊世論調査 10 月号.
総理府広報室（1991）. 家族・家庭に関する世論調査. 総理府広報室（編）, 月刊世論調査 11 月号.
Spence, D. P.（1982）. *Narrative truth and historical truth: Meaning and interpretation in psychoanalysis*. New York: Norton.
末次美子・森恵美（2001）. 不妊夫婦の社会的承認を示した小冊子の効果について. 日本母性看護学会, *2*, 39-47.
菅村玄二（2003）. カウンセリングの条件の再考 —— 構成主義によるクライエント中心療法の再解釈を通して. 心理学評論, *46*, 233-248.
菅沼信彦（2001）. 生殖医療 —— 試験管ベビーから卵子提供・クローン技術まで. 名古屋大学出版会.
菅沼信彦・若原靖典・小谷美幸（2000）. 多胎妊娠. 臨床婦人科産科, *54*, 608-614.
杉尾宏.（2005）.「始まり」としてのコミュニケーション —— 他者経験としてのコミュニケーション. 兵庫教育大学研究紀要, *26*, 1-7.
杉山陽一（1993）. 婦人科学 —— MINOR TEXT BOOK. 金芳堂.
鈴井江三子（1997）. わが国における人口妊娠中絶の実態について —— その対策とケアのあり方を問う. 川崎医療福祉学会誌, *7*, 237-248.
鈴井江三子・柳修平・三宅馨（2001）. 人工妊娠中絶を経験した女性の不安の経時的変化 —— 術前・術直後・3 ヵ月後・6 ヵ月後. 母性衛生, *42*, 394-400.
鈴木良子（2002）. 生殖補助医療の進歩 —— 歯止めなき生殖技術と不妊女性の“幸福”. 産科と婦人科, *6*, 701-706.

高木光太郎（2003）. 最近接発達領域における内的論理の変形可能性と接触可能性. 国際教育評論, *1*, 61-67.
竹家一美（2007）. 子どものいない中年期女性のライフストーリー ── 転機の語りと生成継承性の様相に着目して. 京都大学大学院教育学研究科 2006 年度修士論文.
田間泰子（2001）. 母性愛という制度 ── 子殺しと中絶のポリティクス. 勁草書房.
田中俊之（2004）.「男性問題」としての不妊 ──〈男らしさ〉と生殖能力の関係をめぐって. 青弓社（編）, 不妊と男性（pp.193-224）. 青弓社.
立岩真也（1997）. 私的所有論. 勁草書房.
立岩真也（2005）. そこに起こること. 上杉富之（編）, 現代生殖医療 ── 社会科学からのアプローチ（pp.119-136）. 世界思想社.
Tentoni, S. C.（1995）. A therapeutic approach to reduce post abortion grief in university women. *Journal of American College Health*, *44*, 35-37.
ソーン, P., & ダニエルズ, K. R.（2008）. DI を利用するファミリービルディングのグループワークによる取り組み ── 社会からの阻害を感じている人々に力を与える（才村眞理, 訳）. 福村出版.（Thorn, P. & Daniels, K. R.（2003）. A group-work approach in family building by donor insemination: Empowering the marginalized. *Human Fertility, 6*（*1*）, 46-50. London: Taylor & Francis Ltd.）
常盤洋子・土江田奈留美・渡辺尚（2003）. 人工妊娠中絶前後の心理的反応と心のケアに関する研究の現状と課題. 群馬保健学紀要, *24*, 53-64.
所彩子（2000）.「AID 児の自己の出自を知る権利」について ── 憲法上の権利と構成する必要性. 法政法学, *25*, 65-114.
徳田治子（2004）. ナラティヴから捉える子育て期女性の意味づけ ── 生涯発達の視点から. 発達心理学研究, *15*, 13-26.
徳田治子（2007）. 半構造化インタビュー. やまだようこ（編）, 質的心理学の方法 ── 語りをきく（pp.100-113）. 新曜社.
殿村琴子（2007）. 生殖補助医療と親子関係について. 第一生命経済研究ライフデザイン研究本部（編）, Life design report. 第一生命経済研究ライフデザイン研究本部.
柘植あづみ（1995）. 生殖技術の現状に対する多角的視点 ──「序」にかえて. 浅井美智子・柘植あづみ（編）, つくられる生殖神話 ── 生殖技術・家族・生命（pp.15-53）. 制作同人社.
柘植あづみ（1996a）.「不妊治療」をめぐるフェミニズムの言説再考. 江原由美子（編）, 生殖技術とジェンダー ── フェミニズムの主張 3（pp.219-254）. 勁草書房.
柘植あづみ（1996b）. 医師の生殖医療技術観 ──「不妊治療」における日本の産婦人科医の意識と行動における事例研究. お茶の水女子大学人間文化研究科博士論文.
柘植あづみ（1999）. 文化としての生殖技術 ── 不妊治療にたずさわる医師の語り. 松籟社.
柘植あづみ（2000）. 生殖技術と女性の身体のあいだ. 思想, *908*, 181-198.

柘植あづみ（2003）. 精子・卵子・胚提供による生殖補助技術と「家族」. 家族社会学研究, *15*, 48-54.

堤治（2002）. 新版・生殖医療のすべて. 丸善.

堤治（2004）. 授かる —— 不妊治療と子どもをもつこと. 朝日出版社.

都筑学（2004）. 倫理的に配慮する —— 研究協力者との関係のあり方. 無藤隆・やまだようこ・南博文・麻生武・サトウタツヤ（編）, 質的心理学 —— 創造的に活用するコツ（pp.233-239）. 新曜社.

氏家達夫・高濱裕子（1994）. 3人の母親 —— その適応過程についての追跡的研究. 発達心理学研究, *5*, 123-136.

Valsiner, J.（2001）. *Comparative study of human cultural development*. Madrid: Fundacion Infancia y Aprendizaje.

Valsiner, J., & Sato, T.（2006）. Historically Structured Sampling（HSS）: How can psychology's methodology become tuned in to the reality of the historical nature of cultural psychology? In Straub, J., Kölbl, C., Weidemann, D., & Zielke, B.（Eds.）, *Pursuit of meaning: Advances in cultural and cross-cultural psychology*（pp.215-251）. Bielefeld: Transcript Verlag.

Vogel, D.（1994）. Narrative perspectives in theory and therapy. *Journal of Constructivist Psychology, 7*, 243-261.

ワーノック, M.（2000）. 生命操作はどこまで許されるか —— 人間の受精と発生学に関するワーノック・レポート（上見幸司, 訳）. 協同出版.（Warnock, M.（1985）. *A question of life: The warnock report on human fertilisation and embryology*. Oxford: Basil Blackwell.）

ホワイト, M., & エプストン, D.（1992）. 物語としての家族（小森康永, 訳）. 金剛出版.（White, M., & Epston, D.（1990）. *Narrative means to therapeutic ends*. New York: W. W. Norton & Company.）

ウィリッグ, C.（2003）. 心理学のための質的研究法入門（上淵寿・大家まゆみ・小松孝至, 訳）. 培風館.（Willig, C.（2001）. *Introducing qualitative research in psychology: Adventures in theory and method*. Buckingham: Open University Press.）

Woods, N., Olshansky, E., & Draye, M.（1991）. Infertility: Women's experiences. *Health Care for Women International, 12*, 179-190.

やまだようこ（1995）. 生涯発達をとらえるモデル. 無藤隆・やまだようこ（編）, 講座 生涯発達心理学-1 —— 生涯発達心理学とは何か 理論と方法（pp.57-92）. 金子書房.

やまだようこ（編）（2000a）. 人生を物語る —— 生成のライフストーリー. ミネルヴァ書房.

やまだようこ（2000b）. 人生を物語ることの意味 —— ライフストーリーの心理学. やまだようこ（編）, 人生を物語る —— 生成のライフストーリー（pp.1-38）. ミネルヴァ書房.

やまだようこ（2000c）. 喪失と生成のライフストーリー —— F1 ヒーローの死とファンの人生. やまだようこ（編）, 人生を物語る —— 生成のライフストーリー（pp.77-108）. ミネルヴァ書房.

やまだようこ（2006a）. 非構造化インタビューにおける問う技法 ── 質問と語り直しプロセスのマイクロアナリシス. 質的心理学研究, *5*, 194-216.
やまだようこ（2006b）. 質的心理学とナラティヴ研究の基礎概念 ── ナラティヴ・ターンと物語的自己. 心理学評論, *49*, 436-463.
やまだようこ（2007a）. 質的心理学とは. やまだようこ（編）, 質的心理学の方法 ── 語りをきく（pp.2-15）. 新曜社.
やまだようこ（2007b）. ナラティヴ研究. やまだようこ（編）, 質的心理学の方法 ── 語りをきく（pp.54-71）. 新曜社.
やまだようこ（2007c）. ライフストーリー・インタビュー. やまだようこ（編）, 質的心理学の方法 ── 語りをきく（pp.124-143）. 新曜社.
やまだようこ（2007d）. ナラティヴ研究の基礎実習. やまだようこ（編）, 質的心理学の方法 ── 語りをきく（pp.206-222）. 新曜社.
やまだようこ（2007e）. 質的研究における対話的モデル構成法 ── 多重の現実, ナラティヴ・テクスト, 対話的省察性《リフレクシヴィティ》. 質的心理学研究, *6*, 174-194.
やまだようこ（2007f）. 喪失の語り ── 生成のライフストーリー. 新曜社.
やまだようこ（2008）. 人生と病いの語り. やまだようこ（編）, 質的心理学講座 2 人生と病いの語り（pp.1-12）. 新曜社.
やまだようこ・山田千積（2006）.「ライフストーリーの樹」モデル ── 専門家と生活者の場所と糖尿病のナラティヴ. 看護研究, *39*, 51-63.
山口智子（2004）. 人生の語りの発達臨床心理. ナカニシヤ出版.
安田裕子（2005a）. 不妊という経験を通じた自己の問い直し過程 ── 治療では子どもが授からなかった当事者の選択岐路から. 質的心理学研究, *4*, 201-226.
安田裕子（2005b）. 生殖補助医療を受けた女性の語りから ── 不妊治療の場からみえてくること. 城山英明・小長谷有紀・佐藤達哉（編）, クリニカル・ガバナンス ── 共に治療に取り組む人間関係 現代のエスプリ 458（pp.43-51）. 至文堂.
安田裕子（2006a）. 血のつながりのない家族関係を築くということ ── 非配偶者間人工授精を試み, その後, 養子縁組で子どもをもった女性の語りから. 立命館人間科学研究, *11*, 107-123.
安田裕子（2006b）. 女性が不妊治療を選択するということ ── 治療をやめる選択肢をみすえて. 教育方法学の探究, *9*, 9-16.
安田裕子（2007）. 精子・卵子・胚の提供による生殖補助医療で親子関係を築く人々への支援 ── 子どもへの告知に焦点をあてて. 日立家庭教育研究所, *29*, 57-66.
安田裕子（2009）. 不妊治療の場を越えるために ── 生活の場との境界を行き交って. 荒川歩・川喜田敦子・谷川竜一・内藤順子・柴田晃芳（編）,〈境界〉の今を生きる ── 身体から世界空間へ・若手一五人の視点（pp. 35-37）. 東信堂.
安田裕子・サトウタツヤ（編）.（2012）. TEM でわかる人生の径路 ── 質的研究の新展開. 誠信

書房.
イン, R. K. (1996). ケース・スタディの方法（近藤公彦, 訳). 千倉書房. (Yin, R. K. (1994). *Case study research: Design and methods*. London: Sage Publications.)
吉村泰典（2002). 生殖医療のあり方を問う. 診断と治療社.
吉村泰典（編）(2004). 生殖医療のコツと落とし穴. 中山書店.
吉村泰典・久慈直昭（2002). 精子提供により子どもを得た日本人夫婦の告知に関する考え方. 平成 14 年度厚生労働科学研究.